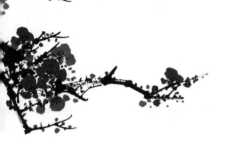

U0269440

跟王付学经方

GEN WANGFU XUE JINGFANG

王付◎编著

中原出版传媒集团
大地传媒

河南科学技术出版社

内容提要

本书由全国著名经方大师王付教授编著。王付教授总结数十年经方教学及临床运用经方辨治常见病、多发病及疑难杂病的宝贵经验，撰写此书。本书既突出理论教学要旨又结合临床应用典范，重在点拨学用经方最佳思路与方法。全书第一篇为学好用活经方36讲，第二篇为经方防治常见病、疑难病18讲。本书内容新颖，思路独特，便于学习掌握、融会贯通，是医学院校中西医临床工作者学好用活经方的重要参考书。

图书在版编目（CIP）数据

跟王付学经方 / 王付编著. —郑州：河南科学技术出版社，2017. 9
（2021. 3 重印）
ISBN 978-7-5349-8858-5

Ⅰ. ①跟… Ⅱ. ①王… Ⅲ. ①经方-汇编 Ⅳ. ①R289. 2

中国版本图书馆 CIP 数据核字（2017）第 166586 号

出版发行：河南科学技术出版社
　　　　　地址：郑州市经五路 66 号　邮编：450002
　　　　　电话：(0371) 65788613　65788629
　　　　　网址：www.hnstp.cn
策划编辑：邓　为
责任编辑：邓　为
责任校对：王俪燕
封面设计：中文天地
责任印制：朱　飞
印　　刷：河南省环发印务有限公司
经　　销：全国新华书店
幅面尺寸：170mm×240mm　　印张：19　　字数：274 千字
版　　次：2017 年 9 月第 1 版　　2021 年 3 月第 5 次印刷
定　　价：49.00 元

如发现印、装质量问题，影响阅读，请与出版社联系并调换。

前言

　　学习经方的宗旨是学好，应用经方的目的是用活。怎样才能更好地学好经方，怎样才能更好地用活经方，怎样才能应用到临床诊治之中，这是非常重要而又难以解决的一个问题，也是人人皆知而又非常渴望解决的一个问题。笔者结合数十年的经方教学和临床运用经方治病经验体会，再反复思考、琢磨、推敲、总结，并认真分析、归纳、提炼、检验，始有学好用活经方之心得。

　　学好经方的基本思路有哪些？用活经方的基本方法有哪些？学好经方的标准是什么？用活经方的指标是什么？以张仲景论附子泻心汤主治"心下痞，而复恶寒汗出者"为例，探讨分析学用经方的思路、方法、标准及指标，并结合张仲景所论辨治精神，得出的辨治结论，即病变是阳明胃热和卫气不固相兼，亦即病变部位在阳明胃，胃气不降而浊热壅滞以痞满为主；病变在卫，卫气不固而失摄以恶寒汗出为主。再根据学好用活经方基本指导方针与要求，还可以得出一个结论，即胃有热肾有寒可以用附子泻心汤，胃有热卫虚不固可以用附子泻心汤，上有热下有寒可以用附子泻心汤，上有寒下有热可以用附子泻心汤，里有热外有寒可以用附子泻心汤，里有寒外有热可以用附子泻心汤；亦即附子既可温上寒又可温下寒，既可以温里寒又散外寒，无论病变部位在何处，只要病变属性是寒，均可选用附子，附子针对病证不是针对病变部位而是针对病变属性；大黄、黄连、黄芩既可针对上热又可针对下热，既可针对外热又可针对内热，在治疗病变部位方面没有确定性，在治疗病变属性方面具有绝对性，以此类推即可学好用活经方辨治诸疾，达到举一反三、触类旁通、融会贯通的目的。

研究经方配伍用药只有从经方基本组成原则及方法为切入点，才能进一步认清经方配伍的合理性与切机性，才能更好地运用经方辨治疾病。只有不断探索经方用药治病思路与方法，才能更好地提炼经方治病必须遵循的三项基本原则，即针对病变证机而选用方药，如病变是寒选择热药，病变是寒热夹杂选用寒热药并用，即有什么样的病变证机用什么样的药；针对脏腑生理特性而选用方药，如心主神明应酌情配伍安神药，肝主疏泄应酌情配伍疏肝药，肾主藏精应酌情配伍固精药等；针对方药弊端而选用方药，用药虽可治病，但可能有其治病之偏性，合理配伍可纠正方药偏性以提高疗效。以此研究经方配伍基本原则，方可打开学习思路，完善用方治病方法，才能将临床疗效真正落到实处。

学习研究应用经方，掌握学习思路及应用方法，常常可事半功倍。以麻黄汤为例，全面剖析学好麻黄汤用药用量的基本准则，仔细研究用活麻黄汤变化细则的最佳切入，系统阐述衍生麻黄汤以变应变的思维方式，点明衍生变化的基本准则与应用技巧，常常可达到预期学好用活经方的目的。如衍生麻黄汤既可辨治肺寒证（小青龙汤）又可辨治肺热证（麻杏石甘汤），既可辨治风寒湿证（麻黄加术汤）又可辨治风湿热证（麻杏薏甘汤），既可辨治溢饮夹热证（大青龙汤）又可辨治溢饮夹寒证（小青龙汤），既可辨治胃热贪饮证（文蛤汤）又可辨治寒热夹杂下利证（麻黄升麻汤），等等，以此类推。用活经方重在衍生变化，从而达到更好地辨治常见病、多发病及疑难杂病的目的。

王　付

2017 年 3 月

目录

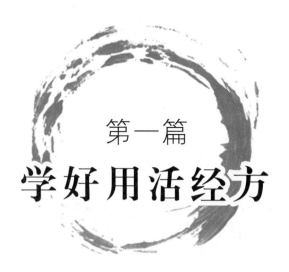

第一篇
学好用活经方

大家都知道，目前我们说的经方，主要指的是仲景的方，学好用活经方，对我们临床至关重要。下面我会就如何学好用活经方，分成几部分来进行讲解。

第1讲

什么是经方

    什么是经方？一般人很快就会想到经方就是张仲景的方，我们再想一个问题，经方这个"经"的寓意是什么？"方"的寓意是什么呢？"经"，我查了一下，有关研究这个"经"字有46个含义，收集了几个方面，它有编织、设计、长久、经过、治理、技能、亲身所见、完成、结果，等等。我概括了一下，这个"经"就是技能通过检验的意思。那么什么叫作方呢？"方"的含义有立体、正当、拥有，还有什么呢？实施、规律、规则、指向、终点，也就是说这个方，是实施既定目标。总结一下，"经方"之"经"，人们想到经验的"经"，经方如果我们不是从医学角度理解，经方是什么含义呢？我认为就是指技能通过检验实施既定目标。我们要开一个方，要经过哪些程序？首先，开方要具备一个技能，这个技能还必须是什么呢？通过检验这个技能，要达到一个什么样的目标。例如，我们在开方的时候，开的方针对的病证是既定的还是随意的？来了一个病人，他说了一下他的症状。如一个人说他感冒了。感冒了，开个方是既定要达到一个目的，还是随意达到目的呢？我认为是通过人们的技能要达到一个目的。总的来说，经方从非医学角度，就是技能通过检验实施既定目标。

    如果从医学角度讲，经方是什么含义呢？就是经历代医家临床验证并且治病效果显著的特有方剂。为何提到特有方剂呢？就是我们在认识问题的时候，要考虑到经方源流与演变。这是我下面要重点讲的。

    人们是怎样认识经方呢？经方，一般而言，是对两汉及其以前有关医药方书中的方剂的总结。班固说："右（上）经方十一家，二百七十四卷。经方者，本草石之寒温，量疾病之浅深，假药味之滋，因气感之宜，辨五苦六辛，致水火之齐，以通闭解结，反之于平。"我们今天研究经方，重点研究哪些内容呢？这是需要大家思考的，不是说研究经方就是单纯研究药味和药量的。

学习经方要重点研究上面几个字。"本"，是告诉我们，对待经方要进行研究，进行探讨。研究探讨组方用药，组方用药就是各种各样的中药如何组成方剂。"寒温"是什么意思？"寒温"代表寒性的药、热性的药，表示的是药物的治疗作用。这样我们就知道"本草石之寒温"，重点就是研究探讨处方用药的治疗作用。

"量疾病之浅深"，"量"就是思辨权衡疾病。总的来说，疾病有三大类：第一大类是内伤疾病，第二大类是外感疾病，第三大类就是既有外感又有内伤，简单地说就是内外夹杂疾病。相对而言既有内伤病又有外感病是比较难治的。"浅深"，就是告诉我们，在认识疾病的时候要重视疾病有轻重、有缓急的问题。

"假药味之滋"，这个"假"就是推断验证。推断验证药物的四气五味。比如说，学中药的时候，有一个药叫人参，我们对人参的印象认为是好的，因为具有两个要点，第一是温性的，这是人参的一个好处。第二个好处，人参其中有一个味是甘，甘是什么？甜，甜当然是好的。说句通俗的话，就是让病人有温暖，更甜蜜。这就叫研究药物的四气五味。通过研究推断，人们一开始不一定知道人参就是补的，经过推断验证才发现这样的功效。"滋"是什么？"滋"，实际上就是治疗病证表现的，这是对"假药味之滋"的认识。

"因气感之宜"，"因"就是根据、依据。"气感"在某种程度上就是告诉人们致病原因。这个"气"，包括两个方面，正气、邪气。一个人即使没有邪气的侵入，也会出现问题，就是正气不足，就会虚。"感"指的是内生，也可以是外感。大家想一想，一个人总是比一般人穿得多，有没有可能是受凉？也有这个可能性。但还有一种情况，比一般人穿得多，也没有受凉，但就是怕冷。这是外感还是内生？前一段时间我在门诊上班，有一个女同志，她说她就是怕冷，1个月前来找我看病的时候，穿的是棉裤棉衣。她一进来，我没有问她，我就说：你怕冷！然后我让我的研究生把空调关上。最近她来看病的时候，穿的衣服还没有我今天穿的衣服多，说明她吃我们所开的方，达到了应该达到的治疗效果，但是还没有痊愈。当时我给她开的就是张仲景的茯苓四逆汤，茯苓四逆汤就是茯苓、人参、附子、干姜、甘草五味药。"宜"就是采取合理的治疗措施。

"辨五苦六辛"，"辨"就是我们通常所说的辨别、区别、识别。五苦六辛，现在也没有统一的认识，总的来说，苦，是一种致病原因，六辛也是一种致病原因。再一种情况指的是一种病证表现：多种痛苦及辛酸的表现，痛苦、辛酸都是人不舒服的感受。另外，五苦六辛指的是一种治疗方法，就是治疗五脏六腑的疾病时选用药味的"味"是有区别的。通常情况下，我们在临床中治病，要重视五脏病变，多用苦味药。六腑病变，多用辛味药。当然，五脏病也能用辛味的药，六腑病也能用苦味的药，只是在用药的时候要有所侧重。

"致水火之齐"，"致"就是给予、求证、治疗。"水火"是告诉我们辨别疾病的一个核心，就是遇到任何疾病，都是要辨寒热的。在学习中药的时候，尽管中药有很多，但中药的属性，一个就是偏于寒，一个就是偏于热。"齐"是什么？达到、完整、调整，到最后形成了方剂。这样，我们研究经方重点要知道，"本"就是研究，"量"就是思辨，"假"就是验证，"因"就是依据，"辨"就是识辨，"致"就是治疗。

学习经方，不能简简单单地认为经方就是一个方，里面的药与量涉及从辨证到最后取得预期治疗效果的多个方面。第一个，"经方"指的是东汉对西汉之前有关医学方面的方书的称呼。第二个，这个经方的概念又发生变化了，指的是东汉及唐代以前有关医药方书中方剂的总结。我们大家都知道孙思邈，他曾经这样说过，"凡欲为大医，必须谙《素问》《甲乙》……张仲景、王叔和、阮河南、范东阳、张苗、靳邵等诸部经方。"孙思邈说"诸部经方"，已经发生变化了。第一个概念指的是经方十一家，经方十一家都没有见过，说明失传了，没有流传到今天。王叔和、阮河南、范东阳、张苗、靳邵，这几个人的书，哪一个人的书流传到了今天？都没有。

从某种程度上讲，张仲景所著的《伤寒杂病论》为我们中医临床医学之鼻祖，为我们中医事业发展留下了精神物质财富，这说明张仲景不保守。我个人认为王叔和保守和不保守各占一半，为何这样说呢？我们学习诊断学的时候，认为摸脉象非常重要，但是摸脉象难度很大。王叔和用了八个字概括。他说，"心中易了，指下难明"，这就告诉人们，摸脉象是非常不容易的，理论上是非常清楚的，手指的感觉难以搞清楚，所以他把搞不清楚的告诉我们了，搞清楚的经方自己带走了。这就是我对王叔和的认识，保守不保守各占一半，人们为何知道张仲景？因为他大公无私，毫不保留地把自己和总结别人的经验留给了我们。王叔和，摸摸脉象，开方没有开方，他没有告诉我们。阮河南、范东阳、张苗、靳邵，他们这几个人我认为他们是保守的，也没有东西流传下来。孙思邈还是相当不错的，把他们的名字留下来了。如果孙思邈知道他们那样保守的话，我估计孙思邈也不记载他们。

第三个方面，我们在认识经方的时候，要明白，原来经方是十一家，后来变成六家了，再后来就变成一家了，最后提到经方，指的就是《伤寒杂病论》中所收载的方剂。根据张仲景所说的"勤求古训，博采众方"，推测《伤寒杂病论》中的方剂，有很多是收集和整理别人的，张仲景通过临床验证，好的方收集下来，一般的方、比较差的方，张仲景就没有收入《伤寒杂病论》中。从这个角度讲，张仲景是一个伟大的医学家，不仅编写了《伤寒杂病论》，而且他的精神境界与精神财富，为我们中医事业的发展及壮大，奠定了理论与实践相结合的坚实基础。

我们简单地考虑一下，经方流传到今天，是越来越多还是越来越少呢？由原来的十一家变成了六家，最后变成了一家，今天人们把《伤寒杂病论》中的方剂称为经方。为何把它称为经方？有几方面的原因，其中一个方面的原因，来源于经方十一家，所以仍然把它命名为经方。当然，肯定有来源于其他书籍的，但主要是来源于经方十一家，这是我们认识的一个问题。

再一个方面，之所以把它叫作经方，而没有叫作其他方，是因为经方是一种技能，这种技能是通过了检验的，最后要实施既定的目标，学习经方之前，把什么叫经方这个概念搞清楚了，很多问题就迎刃而解了。

第 2 讲

为何要学习经方

下面我们来讲一讲为何要学习经方。方有很多，从目前来看，人们对方的概括有四大类，一个叫经方，一个叫时方，一个叫单方，一个叫验方。经方相对来说是成熟的一个方，它是经过历代医家临床验证并且治病效果显著的方剂。时方就是告诉人们这些方剂还需要时间的验证，在理论方面不够完善，在临床方面还需要进一步改进和完善。单方是缺乏理论指导性的，仅仅是在某一方面有一定的治疗作用。验方就是人们仅仅是某一种经验的认识，也没有上升到理论。经方已经上升到理论了，上升到理论突出的是前面我们讲的几个字，就是本、量、假、因、辨、致。

我们今天为何要学习理论呢？是为了让理论指导实践。从目前来看，方剂数量发展的速度触目惊心，从《黄帝内经》13 方到《伤寒杂病论》260 首方，到了今天已经超过了十万余首方。作为一般的医学生或中医从业者，有没有必要学如此之多的方剂呢？我们假设一下，如果一天学会 2 首方剂，一个月才能学会 60 首。一年也不过 720 首方。10 万首方需要学多少年呢？这是个很恐怖的数字。假如说一个临床大夫，平均一天看 30 个病人，30 个病人是不是就一定要用 30 首方呢？现在分科比较明显，有消化科、呼吸科等，消化科的病人，有没有可能上一个病人和下一个病人的症状表现差不多？从我们中医辨证是同一个证型。用一首方还是换另一首方呢？肯定还是用同一首方。一天用 30 首方也不容易，一年又能用多少呢？10 万首方多少年才能用尽？恐怕是用着用着就忘了。从古到今，哪一个大夫敢说他头脑中记了 10 万首方？这是不可能的。实际上，我们通过仔细研究、认真分析、科学归纳，发现目前的这 10 万首方剂，绝大多数都是在经方基础上的加减变化方。

《中医方剂大辞典》收载了 9 万 6 千多首方。我大致翻了一下，很多方都是在经方基础上加一味药，加两味药，结果名字变了，成了一首新方。尽管有 10 万多首方，但这些方都是以经方为基础方发展而来的。

在临床中根据病人的需要，把张仲景的方学好了，能不能加药，能不能减药？能不能既加又减？如果我们从这个角度去考虑问题，从这个角度去学习，进行研究，我们可以用较少的时间获取精确有效的方，可以学有限的方，实现用方变化无穷。

学习张仲景的方就是要以经方为起点，应用以经方为切入，并能科学、合理地在经方基础上根据病人的病证表现进行加减变化用药。学好一个方能演变为诸多有效的方。我们把张仲景的一个方学好，就可以举一反 X，而不仅仅是举一反三。张仲景有一个方叫麻黄汤。麻黄汤有四味药：麻黄、桂枝、杏仁、甘草。在这个基础上，可以加补气的药，加补血的药，加滋阴的药，加理气的药，等等。我们学习固定的方，要知道固定方治疗的病证。在临床中，关键要突出变化性与灵活性。

用经方治病，只有将学经方固定性和用经方变化性相结合，才能更好地运用经方，随症加减变化以适应不断变化的病证，达到学习有限的经方而能治无限变化的病证的目标，这就是我们要学用经方的真正目的与现实意义。

下面举一个例子。有一个人耳鸣，2011 年 1 月 15 日就诊，他说半年前出现剧烈头痛，服用中西药未能有效控制症状表现，到了 1 月 11 日，在某人民医院检查，结果得出结论是脑囊虫病。脑囊虫病是一个真的病还是一个假的病？经过头颅 CT、磁共振检查和有关专家会诊，得出的结论是：①脑囊虫（陈旧病变为主）；②中脑导水管狭窄致脑室、侧脑室脑积水。当时医院建议病人住院进行手术治疗，但由于诸多原因未进行手术治疗，经一个老师介绍前来诊治。他的病证表现有这些：头痛，头沉，身热，轻微咳嗽，舌质红，苔黄略腻，脉略浮，头痛是剧烈性的头痛。这个人 36 岁，他说每次头痛不流泪不罢休，一疼痛，他就不愿意看人，总是害怕别人说他对病比较娇气，他说他能忍受，但就是要流眼泪，是非常痛苦的，当时根据他的病证表现，我把他辨为郁热上扰，水湿郁结。为何把他辨为热？舌红苔黄。为何又把他辨为湿？有头沉。这个人他不仅仅是脑囊虫，更重要的一个方面，是脑有积水压迫造成的，当时我给他开的方，有麻黄、桂枝、杏仁、石膏、鸦胆子、甘遂、炙甘草。用的药味不多。当时我给他开了 6 剂，每天 1 剂，水煎服，每天服 3 次。到了 1 月 22 日第二诊，病人说剧烈头痛消除，仍有头沉、身热，仍按 1 月 15 日的方加甘遂为 1.5g，20 剂，服用方法同前。为何要加大甘遂的用量？因为头痛被解除了，仍然头沉。到了 2 月 12 日第三诊，没有出现头痛，仍有轻微头沉，说明他的头沉仍然有，比原来轻了一点，身还热，按 1 月 15 日方，加大戟 0.5g、芫花 0.5g，开了 12 剂，服用方法仍然同前。到了 3 月 26 日第四诊，病人没有出现头痛。刚来找我看病的时候，他说吃了西药但没有效果，我说西药可以停掉，吃我开的中药。通过一段时间的调理，到了 3 月 26 日，没有出现头痛。这个人吃了辛辣的东西，上火了，在这样的情况下，一个什么症状比较难以解决？头沉。病证的表现是错综复杂的，就是一个头沉，有时候就不太好治，这种情况下，按 1 月 15 日的方，我给他加甘遂为 1.5g，石膏用到了 50g，为何要加上石膏，主要就是治疗他当前上火的情况，到了 4 月 9 日，依然没有出现头痛，身热消除了。这个身热消除了，其中一个原因就是与他饮食有一定关系，方做了一个调整，以十枣汤加减治疗，实际上就是减了一个大枣，以十枣汤加减治疗 12 剂。到了 4 月 23 日第六诊，没有出现头痛，又上火了，我按照 4 月 9 日的方，又加石膏 50g。到了 5 月 7 日第七诊，没有出现头痛，病情稳定，略有乏力，我按照 4 月 9 日的方，加海藻 15g、白术 10g，12 剂，服用方法同前。到了 5 月 21 日第八诊，没有出现头痛，病情稳定。我们所说的病情稳定，就是症状控制得差不多了。按 5 月 7 日方，12 剂，服用方法同前。到了 6 月 4 日第九诊，病人说 5 月 23 日他做了一个磁共振复查，结果是脑实质内未见明显异常信号，两侧侧脑室及第三脑室对称性扩大，与原片对比，较前细小，第四脑室大小正常，中线结构无移位。脑囊虫病痊愈。在这种情况下，某人民医院邀请了几个专家，又对他进行了一个复查，问他吃什么药，他说吃中药。问他用西药了没，他说没有用。他们总是怀疑我们中医不可能取得预期治疗效果。

根据脑囊虫病病变部位在头，再根据头痛身热，我辨为郁热上扰，又因为头沉，辨为水湿郁结，又因为舌质红，苔黄略腻，脉略浮，辨为郁热水湿阻遏清阳，用麻杏石甘汤辛散寒清，这是辨治郁热上扰证的基础方，十枣汤苦辛降泄是辨治水湿郁结的基础方。在用方的时候用麻杏石甘汤清宣郁热。在一般情况下，麻杏石甘汤是治疗肺热证的基础方，但我们治疗疾病的时候，没有局限在肺。麻黄治疗的病证表现，可以说从头到脚，哪里需要哪里去。头痛能不能用麻黄？麻黄在治疗头痛的时候是治疗外感头痛还是内伤头痛？哪里需要哪里去。为何这样说呢？外感头痛风热能不能用？风热单用麻黄，肯定不能用，配伍能不能用？肯定能用。这就是配伍。我们要认识到麻黄是能治疗头痛的，还能治疗关节疼痛，还可以治疗心的病证。张仲景说过，"心下悸者，半夏麻黄丸主之。"半夏麻黄丸有两味药。张仲景在《伤寒论》第35条说："太阳病，头痛，发热，身痛，腰痛，骨节疼痛，恶风，无汗而喘者，麻黄汤主之。"这里的症状有多少？头痛、腰痛、关节疼痛、肌肉疼痛、发热、怕冷，等等。不要把一个方治疗的病证局限在一个方面。如果我们学一个方，把这个方的作用局限在某一个方面，学多少方都是不够用的。如果我们在学方的时候抓住了这个方的特点是清宣郁热，只要有郁热，我们都可以用麻杏石甘汤。加鸦胆子主要就是清热解毒，加甘遂主要就是攻逐水郁。又因为湿邪比较盛，改用十枣汤为基础方，加海藻软坚散结，加白术健脾燥湿，桂枝主要的作用就是通经化气。这里给大家说一下，结合本人多年临床治病体会，本人常常用甘草配甘遂、大戟、芫花、海藻，辨治水湿郁结证。这其实就是用了十八反的药。

第3讲

怎样学习经方（一）

下面我们来谈谈怎样学习经方。在第一讲的时候，我们讨论了什么是经方。第二讲讨论了为何要学经方。学经方的最大一个好处，就是可以用较少的方治较多的病，换言之，就是学有限的经方治疗无限变化的病证。临床上很多疑难杂病，都是可以通过经方来治愈的，这也是我们学习经方的初衷。

怎样学习经方呢？学习经方何种思维方式能使学习进步最快？哪些思维方法能使学习记忆最深？哪些思辨能力能使学习收效最佳？何种诊治技巧能使运用能力提升？我个人认为，在学习中要及时发现问题，认识问题，分析问题，研究问题，最终的目标是解决问题。我们学习中医会遇到很多问题。这些问题需要我们一步一步地解决，从而达到合理运用经方科学指导临床实践的目的。

今天，我们先学第一个方面：发现问题。学习经方首要的问题，就是会发现问题。欲发现问题，就必须对所学内容多提几个为什么。我们在学习中问的问题越多，说明在学习的过程中发现的问题越多，为了病人而学习。这就是要发现问题。

下面举一个例子，学习桂枝汤是治疗太阳中风证的重要方，但是如果不是太阳中风证为何还要用桂枝汤？为何又能起到显著治疗效果呢？桂枝汤有五味药，分别是桂枝、芍药、甘草、生姜、大枣。太阳中风证就是受凉感冒。受凉感冒从我们中医认识，两大证型，一个证型就是太阳伤寒证，一个就是太阳中风证。张仲景在《伤寒论》中第 12 条说："太阳中风，阳浮而阴弱，阳浮者热自发，阴弱者汗自出，啬啬恶寒，淅淅恶风，翕翕发热，鼻鸣干呕者。"这就需要用我们学习的桂枝汤。桂枝汤是治疗太阳中风的，为何不是太阳中风证也能用桂枝汤？现在我们要发现一个问题，太阳中风证与桂枝汤之间是什么关系？太阳中风证与桂枝汤证是什么关系？是一对一的关系，一是什么？就是太阳中风证，对应的一就是桂枝汤，换一句话说，就是方证对应的关系。比如说，一个太阳中风证，不用桂枝汤是完全可以的。就是说太阳中风证，选方不用桂枝汤，也可以达到治疗目的。相对而言，用桂枝汤是最好的。

桂枝汤治疗的病证，辨证的要点有两个，一个汗出，一个舌淡、苔白。为何要抓住两个要点？一个要点汗出，如果不汗出，就不是太阳中风证，而是太阳伤寒证。为何要辨舌质舌苔？告诉我们病变的属性不是热而是寒。太阳中风证与桂枝汤之间是一对一的关系。太阳中风证与桂枝汤证之间是一对多的关系。比如说，桂枝汤五味药，补药有三味，发的药有桂枝、生姜。这里五味药，补的药就占了三味，这三味药治表治里？想一想，芍药在通常情况下用来干什么的？是治疗里证还是表证？应该是里证。大枣呢？里证？甘草呢？是补气的，也是偏于治里的。

第二个可以治疗脾胃病证，脾胃病证是偏于虚了。张仲景说："病人脏无他病，时发热，自汗出，而不愈者，此卫气不和也，先其时发汗则愈，宜桂枝汤。"这一点，说明这个人有汗出，有发热。

再举一个例子，张仲景是这样说的，"病常自汗出，此为荣气和，荣气和者，外不谐，以卫气不共荣气谐和故而，以荣行脉中，卫行脉外，复发其汗。"要用我们学习的桂枝汤，这个人就是一个出汗，算内伤杂病，就是上面所说的桂枝汤治疗的病证，不过，这和太阳中风证是不是一对一的关系？我们可以发现，在太阳中风证与桂枝汤之间仅仅加了一个证字，就不一样了，这就告诉我们，学任何一个方都不要把它的作用局限在一个方面。

再思考一个问题，桂枝汤是一个补益为主的方，补益的过程中可以发汗，发汗是通过药物发汗，还是通过药物协助正气发汗？两方面都有，其中一个主要方面是协助正气，正气积极抗邪。桂枝汤治疗的病证是以治表证为主，还是以里证为主呢？应该说是里证偏多的，尽管我们在学习方剂的时候把桂枝汤作为一个解表的方，在学习《伤寒论》的时候把它作为一个治疗太阳病的一个方。但我们学习桂枝汤要发现里面的重点问题，得出一个结论，治疗的病证不是以表证为主而是以里证为主。当然我们绝对不能否认桂枝汤不是解表方，我们还要去发现问题。桂枝汤是以发汗为主，还是以止汗为主？病人本身出汗了没有？本身出了，是让他发还是止？不发行不行？不止行不行？是一个什么方？是一个发汗止汗方，也就是说先把邪汗发出去，然后紧接着是止汗的。首先用桂枝、生姜把邪汗发出去。发出了邪汗，汗出的要少，会伤人的正气，紧接着用芍药、大枣、甘草，协助正气，达到的目的就是发的是邪汗，止的是阴津，祛的是邪气，留的是正气。

再如温经汤，是温经散寒的有效方，为何方中要配伍寒凉的药？如牡丹皮、麦冬，不用牡丹皮、麦冬为何直接影响治疗效果？这个问题也是要求我们认真思考的。

第二个我们要认识问题，认识问题是发现问题的深化，是凝聚集合问题的核心，而在认识问题的过程中，必须是全方位、多层次、多角度权衡问题的本质是什么。在认识问题之中再认识问题。比如说，我们学习理中丸是治疗脾胃虚寒证的一个重要方，而我们在认识理中丸的时候，既要从本质上认清方药组成，是以补虚为主还是以散寒为主。又要在变化中认清理中丸不仅仅能治疗胸，不仅仅能治疗脾胃虚寒证，还可以治疗胸痹证、霍乱证，等等。因此，就需要全面剖析理中丸主治病证的本质是什么，而主治变化的病证又是什么。大家可以思考一下，理中丸是以补为主还是以散为主？人参、白术、甘草，补。干姜，散。应该是以补为主。当我们在学习《方剂学》的时候，理中丸属于温里剂。这样我们在认识温里剂的时候，要认识到温里剂实际上就是以补益药、温热药为主组成的方。温里剂实际上就是补益剂的一个类型。我们在学习的过程中，还要知道，"理"是什么意思，"中"是什么意思，我们现在要知道，"中"的病变部位是在哪里，中是一个相对的概念。张仲景是怎样说呢？他说，"胸痹，心中痞，留气结在胸，胸满，胁下逆抢心。"张仲景没有说理中丸，而是说用人参汤。

人参汤和理中丸用的药一模一样，用的量一个也没有差别，说明理中丸和人参汤是一个方两个名，能不能治疗中焦、下焦？张仲景说："霍乱，头痛，发热，身疼痛，热多欲饮水者，五苓散主之；寒多不饮水者，理中丸主之。"

学习经方，只有循序渐进地、不断地认识问题，才能使我们学习与应用经方有新的收获与进步。比如说，在背经方的时候，背一个方，有麻黄，有桂枝，有杏仁，有甘草，就是这样背，如果要问，麻黄汤中为何要用杏仁？病人是感冒了，没有咳嗽没有痰，宣什么肺？降什么肺？人感冒了会咳嗽，也会不出现咳嗽。咳嗽了用杏仁可以，没有咳嗽呢？这都是我们在学习经方的时候需要思考的。

第4讲

怎样学习经方（二）

分析问题，是认识问题的深入，是提炼分化问题的集中体现。举一个例子，大家知道张仲景的方有260首，我们可以想一个问题，260首方算多还是算少呢？学起来是容易还是不太容易呢？这就出现了一个矛盾，方并不太多，学起来并不太容易，260首方，从数字上来看并不太多，但是在学习的时候我们要想把一个一个方学好，并不容易。我们考虑问题，不要把问题扩大化。怎样叫作扩大化？260首方，我背会了又忘了，忘了我又背会了，又忘了，越想花费的时间越多，收获越少，不要把问题扩大化。我们在学习的时候，在头脑中要有这样一个认识，学不一定要马上把260首方都学会，先一个一个地学，计划一下，一天学几个，多长时间学完。尽管有260首方，但不要害怕；第二个方面，对260首方要一个一个地击破，最后达到的目标就是要学好用活经方。认识问题之后分析问题，对问题要进行分化，不要把问题扩大化。

再一个方面，我们见到一个病人，是肿瘤，肿瘤前面再加两个字就是恶性肿瘤，恶性肿瘤这样的病人，在考虑他的病的时候，从当今实际情况来看，都是自己把病扩大化了，没有想积极地治疗，有效地控制病情，减轻痛苦，总有一天人要战胜疾病的，没有这样想，往往是把病想的是没有办法治疗的，活到今天能不能到明天，越想他的积极因素越少，战胜疾病的信心也就越小，很多病人都是自己把自己吓死了。

学习经方不要害怕，经方是害怕我们的，只要我们能够提炼分化问题，就能够实现我们学习经方的目的，这就是认识问题的深入，是提炼分化问题的集中体现。而在分析问题过程中，必须对问题提出设想与构思，比如说我们在学习经方的时候，有什么设想？是不是为了以后当名医呢？

从今天来看，从事中医工作的大夫不算多，从事中医的大夫成为名副其实的名医的更不多，这其中一个主要原因就是没有设想如何学好用活经方，我们要进行设想，还要有一个构思。比如我们学习经方，对经方的基本概念、临床应用，涉及的诸多方面都要进行构思。张仲景有一个方，叫人参汤。对这个方我们怎样去构思？从方名来看应该是补气的。再考虑一个问题，人参汤，人参是补气的，它的性是偏于寒还是偏于温？进一步我们再进行一个构思，不学我们就知道这个气虚是寒证还是热证？应该是寒证，学任何一个方都要进行构思，构思的过程中，接着就是要反复思考，思考什么？人参汤就用一个人参就行了？人参既补又温，治疗虚寒没有问题，为何还要配伍其他药呢？要反复地思考。比如说人参是补气的，白术是不是补气的？白术补气和人参补气的共同点知道了，不同点是什么？对于问题，一开始不要搞得复杂化，一定要简单。简单之后，有一句话叫作步步为营，步步深入，一步一个脚印，通过一步一步地再深入，反复思考，得出一个结论，人参、白术都是补气的，它们的主要区别，人参是通过补气而达到健脾，而白术是通过健脾而达到补气，它们出发点不完全相同，达到的目的是完全相同的，都是为了健脾补气。白术是温性，人参是温性。温的作用增强了没有？补气的作用增强了没有？怎样叫作健脾，怎样叫作补气？这些问题我们都要对问题切中要害，层层剖析，化繁为简，这是我们学习到以后应用必须要重视的，也就是说我们在分析问题的时候，对问题不要扩大化，要把繁变为简。例如，人参、白术健脾补气怎样理解？我是这样认为的，比如说吃饭相当于补气，见效快不快，肚子饿了，一吃饭肚子怎样呢？肚子还饿不饿？就是补气。怎样叫作健脾，健脾相当于我们天天学习，学习觉得见效快不快？和吃饭哪一个见效快，吃饭学习哪一个重要？吃饭是为了什么？更好地学习，学习是为了什么？提高生活水平。健脾是为了什么？达到补气。补气是为了什么？更好地健脾。一定要把问题搞清楚。

学习黄土汤，治疗的病证是阳虚出血证。对此，既要分析阳虚出血证的病变证机，又要分析方药组成与病变证机之间的内在关系，进而分析阳虚病变证机。为何要配伍苦寒药黄芩？在通常情况下，如何把一个病辨为阳虚？阳虚是由几个部分组成的？阳虚实际上就是有寒证，想一想阳虚是不是怕冷呢？是的。寒证是不是怕冷呢？是的。寒证和阳虚共同点都是寒，为何见到一个病人，不说是寒证而说是阳虚呢？如何分析这个问题呢？都是怕冷，为何把这个人叫作寒证？为何把那个人叫作阳虚呢？这个问题我们在认识的时候要抓住阳虚是寒证加气虚。如果没有气虚，叫什么？这是我们认识问题要注意的，寒会不会引起出血？寒从我们中医这个角度是什么？是凝。寒出血是解释不通的，凡是寒证引起的出血，我们中医都不叫寒证，而叫阳虚。阳虚，里面有气虚，气有个什么特点？气主固摄。运用温热的药，治疗阳虚出血，有没有弊端？思考一个问题，出血在绝大多数情况下，因热出血多还是因寒出血多？本身出血用温热的药，很容易引起新的出血。为了避免这样的弊端，必须配伍黄芩。黄芩在这个方中所起到的作用，有两大方面。第一个大的方面，黄芩本身就有止血的作用。第二个大的方面，是寒性，可以制约温热之性助热伤络，这样我们就知道学习经方，只有全面分析问题，才能使学习经方有新的理论思维与运用能力。

下面我们学习研究问题，研究问题是分析问题的钥匙。钥匙重要不重要？哪一个同学没有钥匙？钥匙是干什么的？打开学习之门，是开启理论实践与探索未知的大门。今天学习经方是不是学习掌握运用钥匙呢？在研究问题的过程中，必须对问题仔细琢磨，逻辑推理，科学论证，并且具有严谨务实的治学态度。如何研究问题？举一个例子。我们学习肾气丸，治疗的病证是消渴证，在学习的过程中既要研究肾气丸方药组成，又要研究肾气丸功效与主治消渴之间的关系。我们要知道肾气丸由几味药组成？八味药。寒性药用量是多少？温热药用量是多少？平性药用量是多少？通过研究肾气丸，我们可以得出一个准确的结论。就是肾气丸治疗的病证是阴虚、阳虚，还是阴阳都虚？阴阳俱虚，有没有根据？寒性药用了生地、丹皮、泽泻，用的量是多少？生地 8 两、丹皮 3 两、泽泻 3 两；加起来是多少？14 两。温热的药附子 1 两、桂枝 1 两、山茱萸 4 两，加起来是多少？

是 6 两。平性的药茯苓 3 两、山药 4 两，加起来是多少？这个方相对而言，附子是大辛大热。桂枝呢？是辛温辛热之药，可以看出来肾气丸用量决定了这个方应该是治疗阴阳俱虚的。现在，我们再考虑一个问题，消渴在某种程度上相当于我们今天所说的糖尿病，糖尿病这样的病人，是阴虚还是阳虚，还是阴阳俱虚？阴虚想喝水，阳虚不得固摄，小便多，应该属于阴阳俱虚。糖尿病这样的病治疗的难度是比较大的，在临床实际中，我们用肾气丸治疗糖尿病效果是显著的。

长期以来，人们往往认为糖尿病属于阴虚，而忽视了小便多，阳虚；在临床实际中对于糖尿病血糖比较高，在通常情况下，人们会选西药，认为西药作用明显。我在门诊上班，治疗糖尿病，以肾气丸为基础方，尤其是治疗有些病人，他说吃西药，又用上了胰岛素，血糖总是在 8 点多、7 点多，始终没有恢复到正常，我怎样说呢？我们给你开上一个方，吃上 2 周、3 周，血糖就能恢复到正常范围之内，有些病人觉得中医疗效比较慢，作用比较和缓，认为吃中药在较短时间内难以把血糖控制在正常范围。在这种情况下，我在用肾气丸的时候，适当地调整下用量，我告诉他下次来找我们看病的时候，做一个化验。这说明我们中医降血糖效果也是非常显著的，要想降血糖显著，必须考虑几个问题，一个问题是阴虚，一个问题是阳虚，或是任何一个方面都影响治疗效果，学习经方，只有系统研究问题，才能使学习经方既有理论指导，又能联系临床实践。

最后一个就要解决问题，解决问题是研究问题的归结，是获取知识而通向成功的必由之路。修路重要不重要？要想建设，要想发展，没有路行不行？我们学习经方，解决问题，就是什么？就是通向成功的必由之路，而在解决问题的过程中，必须对问题全面了解，系统掌握，统筹兼顾，入细入微，切实化解问题的每一个细节。

举一个例子，乌梅丸治疗蛔厥证。蛔厥证相当于今天所说的胆道蛔虫证。既要懂得乌梅丸是治疗蛔厥证的重要方，又要认清乌梅丸中没有用驱虫药而能够治疗蛔厥证，这个问题我们怎样去解决？同时还要懂得乌梅丸是治疗寒热错杂证的重要方。古人总结了几句话，一句话，蛔得酸则静；又总结一句话，蛔得甘则动；也就是说胆道蛔虫证能不能用驱虫杀虫的药？

严格地说是不能用的。为何不能用？一用蛔虫中毒了，死到胆道里面了，后边的问题更加复杂。应该是怎样？想尽办法让蛔虫从胆道里面退出来，这就是乌梅丸治疗蛔厥证的原理。我们要考虑到一个问题，蛔与酸苦辛甘有一定的关系，在认识问题的时候，还要考虑到张仲景在论述的时候明确提出了乌梅丸又主久痢。治疗久痢，指的就是上有热下有寒，很像今天所说的慢性非特异性溃疡性结肠炎。用了几个性字？慢性、非特异性、溃疡性，这样的病，根据刚才所说的，应该说治疗的难度是偏大的。这样的病，其中主要症状就是腹泻。西医在认识这样的病的时候，从症状表现归纳为两大类。一大类是消化道症状，一大类就是口腔症状。消化道症状就是一吃凉的东西就拉肚，一吃热的东西就口腔溃疡，这说明这样的结肠炎是上热下寒。能不能治疗？有没有苦寒的药？有没有温热的药？病久了有没有补的药？有没有收敛固涩的药？收敛固涩的药是什么药？乌梅。乌梅是酸的。酸有什么特点？收敛固涩。再想一个问题，有一个什么东西比乌梅还酸？醋。酸醋。用这个方要想取得好的疗效，应该加上醋，张仲景用的时候就主张用醋的。这样我们就知道，只有如实解决问题，才能达到学习经方，而能运用经方，并指导临床实践的目标。我们学习经方，应该重视几个方面。第一大问题是要去发现问题。怎样发现问题？我们坐在这里，为何要学习经方呢？要发现这里面的问题，紧接着就是要认识问题。接着就要想一想，经方有什么好处呢？紧接着就是什么？要分析问题，分析经方在临床应用中的效果，对于我们以后当一个名副其实、病人信得过的大夫奠定重要的基础。再一个，对问题一定要进行反复的研究，有效地研究问题，比如说，我们在前面说了，肾气丸治疗什么病？糖尿病。一个人是糖尿病的时候，忽视了病变证机，忽视了肾气丸组方的思路与方法，治疗的效果不够理想。如果我们在认识之后，认真地研究，就会得出这个方是治疗什么证，什么样的证就要用什么样的方。最后一个目的就是要解决问题。解决问题是我们运用经方并指导临床实践的最终目的。

第 5 讲

经方有多少首

　　前面我们说过，经方有 260 首，为何还要专门对经方有多少首做一个讨论呢？因为到目前为止，人们在认识张仲景方的时候，没有一个统一的认识。今天社会进步了，科学发达了，为何对张仲景《伤寒杂病论》中所收载的方没有一个准确的数目呢？主要原因是到目前为止，没有将《伤寒杂病论》完整地保存下来，几经变迁，经王叔和等人编次整理，将《伤寒杂病论》分为《伤寒论》和《金匮要略》两书。

　　经过王叔和等人整理以后，导致一种现象，当今研究《伤寒论》者统计《伤寒论》的方剂，研究《金匮要略》者统计《金匮要略》方面的方剂，加上当时在统计数字方面具有一定的难度。再加上很多统计两书的方剂数目，喜欢借鉴前人的统计数目，基本上不愿再亲自做大量烦琐、细致、详尽的统计工作，这样就导致对《伤寒杂病论》中所收载的方剂，没有准确的数字。《伤寒论》究竟有多少方？到目前为止，具有代表性的其中一个就是高保衡等人所说的："除重复，定有一百一十二方。"朱肱在《类证活人书》中说"张仲景伤寒方一百一十三首"，《伤寒论》有的教材说是 112 首方，有的教材说是 113 首方。教材后边常常附方的索引，可以发现一个问题，教材前面所说 112 首方或者说 113 首方，后边在统计的时候，与前面的数字都是不吻合的。我在写经方著作的时候，把《伤寒论》和《金匮要略》这两本书合在一起，重新编排，进行了整理，发现和古人所说的数字，总是不吻合。其中《伤寒论》我数了好多遍，是 115 首方。我们学习经方，首先，要把《伤寒论》中115首方都背会。除了背方，还要记住药物的组成，记住药量。

其次，要记住这个方的功用是什么。另外，根据功用要记住这个方是干什么的。对《伤寒论》中115首方，要把方名、药物组成、功用、治疗的病证都记住。

当然，还要知道这个方是如何应用的。比如说有一个方，叫十枣汤。十枣汤，方名要记住，从方名来看，这个方应该是一个补的方。为何说补的方？最起码有十个大枣。十个大枣，作用就是补。这个方剂中，有大戟、甘遂、芫花，这三味药哪一个药是补的？从方名来看是补的，从用药来看是泻的，说明是既补又泻。干大枣，一枚大枣，大概就是2.5g，十枚大枣就是25g，大戟、甘遂、芫花的量，不说1g，各用0.5g。三个药加起来是1.5g。1.5g，研成粉状，比25g大枣作用就峻猛。

现在我们要思考一个问题。大戟、甘遂、芫花，和大枣相比，谁起到主要作用了？大戟、甘遂、芫花，起到主要作用了。治疗的病证是以实证为主，以泻为主。我们学习古人的方，也可以适当地变化古人的方。我们认识十枣汤的时候得出一个结论，可以治疗虚证，可以治疗虚证实证夹杂，还可以治疗实证。当然从张仲景论述十枣汤的角度，主要是治疗实证的。十枣汤是一个汤散合剂，大戟、甘遂、芫花，是散剂，十枣汤煎的是汤剂。还要再说一个小小的问题，大戟、甘遂、芫花如果用散剂，一次用量，在通常情况下，一味药不超过1g，就能取得显著疗效。大戟、甘遂、芫花这三味药，如果用汤剂，可以用到2g、4g、6g，这主要是汤剂和散剂在服用时的不同所决定的。

明明是《伤寒论》，治疗的病证是寒证多还是热证多呢？从理论上说应该是寒证多，事实上呢？张仲景论述的方是115首，我进行了一个统计，清热的方是37首，占32.18%，既清又温，是26首，占到了22.60%，温补的方52首，占到了45.22%，115首方，温的方没有占到一半。

下面我把这115首方列下来，这些方，都需要掌握。〔（1）十枣汤（2）三物白散（3）干姜附子汤（4）干姜黄连黄芩人参汤（5）土瓜根汁方（6）大承气汤（7）大柴胡汤（8）大青龙汤（9）大陷胸汤（10）大陷胸丸（11）大黄黄连泻心汤（12）小青龙汤（13）小柴胡汤（14）小承气汤（15）小建中汤（16）小陷胸汤（17）五苓散（18）文蛤散（19）乌梅丸（20）四逆汤（21）四逆加人参汤（22）四逆散（23）甘草汤（24）甘草干姜汤（25）甘草附子汤（26）甘草泻心汤（27）生姜泻心汤（28）白头翁汤（29）白虎汤（30）白虎加人参汤（31）白通汤（32）白通加猪胆汁汤（33）瓜蒂散（34）半夏泻心汤（35）半夏散及汤（36）当归四逆汤（37）当归四逆加吴茱萸生姜汤（38）竹叶石膏汤（39）芍药甘草汤（40）芍药甘草附子汤（41）赤石脂禹余粮汤（42）吴茱萸汤（43）牡蛎泽泻散（44）附子汤（45）附子泻心汤（46）抵当丸（47）抵当汤（48）苦酒汤（49）炙甘草汤（50）茵陈蒿汤（51）茯苓甘草汤（52）茯苓四逆汤（53）茯苓桂枝甘草大枣汤（54）茯苓桂枝白术甘草汤（55）枳实栀子豉汤（56）栀子豉汤（57）栀子甘草豉汤（58）栀子生姜豉汤（59）栀子柏皮汤（60）栀子厚朴汤（61）栀子干姜汤（62）厚朴生姜半夏甘草人参汤（63）禹余粮丸（64）真武汤（65）桂枝汤（66）桂枝二麻黄一汤（67）桂枝二越婢一汤（68）桂枝麻黄各半汤（69）桂枝人参汤（70）桂枝甘草汤（71）桂枝甘草龙骨牡蛎汤（72）桂枝附子汤（73）桂枝去芍药加附子汤（74）桂枝去芍药加蜀漆牡蛎龙骨救逆汤（75）桂枝去芍药汤（76）桂枝去桂加茯苓白术汤（77）桂枝附子去桂加白术汤（78）桂枝加桂汤（79）桂枝加芍药汤（80）桂枝加大黄汤（81）桂枝加芍药生姜各一两人参三两新加汤（82）桂枝加附子汤（83）桂枝加葛根汤（84）桂枝加厚朴杏仁汤（85）桃花汤（86）桃核承气汤（87）桔梗汤（88）柴胡加芒硝汤（89）柴胡桂枝汤（90）柴胡桂枝干姜汤（91）柴胡加龙骨牡蛎汤（92）调胃承气汤（93）烧裈散（94）通脉四逆汤（95）通脉四逆加猪胆汁汤（96）理中丸（97）黄芩汤（98）黄芩加半夏生姜汤（99）黄连汤（100）黄连阿胶汤（101）猪苓汤（102）猪肤汤（103）猪胆汁方（104）旋覆代赭汤（105）麻黄汤（106）麻黄附子甘草汤（107）麻黄连轺赤小豆汤（108）麻黄附子细辛汤（109）麻黄杏仁石膏甘草汤（110）麻黄升麻汤（111）麻子仁丸（112）葛根汤（113）葛根加半夏汤（114）葛根黄芩黄连汤（115）蜜煎导]。

　　下面，举个例子。有一个女同志，经常口腔溃疡。服用消炎类西药以及清热类中药，用药都有治疗效果，但是口腔溃疡还是反复发作。我们根据病证表现，把她辨为热证，用栀子干姜汤。当时我给她开栀子30g，加大了一倍的用量，干姜没有变化，吃了6剂取得治疗效果。随访1年，口腔溃疡未再发作。明明是一个热证，为何还要用干姜？比如说一个人说上火了，吃了消炎药，消炎药有治疗作用，消炎药属于我们中药苦寒药，这个人上火了，西医是苦寒药，吃了有作用，吃中药，清热泻火的药，也应该有作用。有作用为何还是反反复复呢？这是为什么呢？要思考一个问题，寒性的药肯定能清热，从我们中医组方用药这个角度考虑问题，寒凉的药，在发挥作用的时候，大部分是以凝为主还是以通为主？寒凝，首先想一个问题，热清了没有？往往是这样的，这个人是热，用了寒的药，出现了一种什么情况呢？是大热被清除了，余热被寒凝而留于体内，留于体内，大热去了，余热留在体内，乘机反复。我们在临床中总结，凡是治疗中医所说的热证，用中药有治疗作用，反反复复，在治疗的时候，既要用寒凉的药又要用温热的药。寒要凝，温要通，使余热不能被寒的药所凝，而向外透达，达到预期治疗目的。

　　下面再举一个例子，有个人经常胃痛，就是西医所说的慢性胃炎。他又说非常喜欢温热的东西，怕冷。就是胃寒证，其他症状都没有。他说治疗无论用何种温热药，都能缓解胃痛。但是胃痛仍然反复发作。我根据他的病证表现是寒证，用了栀子干姜汤，做了一个调整，我把栀子的量减少了二分之一，把姜的用量加大了2倍，达到了预期治疗目的。也就是说，一个病人病的时间久了，用温热的药，肯定能散寒，在散寒的过程中，有没有可能把大部分的寒祛除了，把少量的寒掩盖了的情况？我们在认识问题的时候，对于特殊的病证用张仲景寒、清、温、补方的时候，要注意调整用量。

　　《金匮要略》所收载的方，有的书上说是262首方，有的书上说是205首方，我在统计的时候，发现是184首方，当然，我们今天所见到的《金匮要略》后人在整理的时候，有千金的方、外台的方以及肘后的方。在统计的时候不能把千金、外台、肘后的方统计进去，目前有些书就是把这些方统计进去了。

关于对《伤寒论》和《金匮要略》两书方剂数目的统计，有一个人叫邹澍，在《本经疏注》中说：伤寒论、金匮要略，两书中凡为方二百五十。我认为邹澍统计的基本上与我们今天所统计的数目差距不太大。究竟《伤寒杂病论》中方剂数目有多少？一个是115首，一个是184首，加起来就是299首。同时还要注意一个问题，《伤寒论》中有大承气汤，《金匮要略》也有大承气汤。《伤寒论》中有小青龙汤，《金匮要略》也有。在统计的时候，发现异名的重复的共有39首方。最后结论就是260首方。这260首方，我们把方名记住了，功用记住了，治疗的病证记住了，用的方法掌握了，我们一定能够成为一个名副其实的张仲景的忠实信徒和传人。

第6讲

怎样换算经方用量及如何服用方药

这一讲分两个方面，第一个方面是怎样换算经方用量；第二个方面是如何服用方药。

第一个方面，怎样换算经方用量，人们是这样说的：中医之秘不在药而在量。这一句话重要不重要？非常重要。全面不全面？非常不全面。为何这样说呢？中医之秘既在药又在量，缺少任何一个方面，要想达到预期治疗目的都有一定的难度。古人所说的中医之秘不在药而在量，相对而言，选用药物比较容易，用量难度偏大，为何这样说呢？举一个例子。柴胡的作用有很多，最少应该有4个，一个作用是升举，一个作用是解表，一个作用是疏肝，一个作用是清热。学过柴胡都知道有这几个作用，当我们在临床中应用的时候，用多大的量是升举？用多大的量是清热？用多大的量是解表或者是疏肝呢？说起来容易，做起来是要思考的。

当今为何有的医生用张仲景《伤寒杂病论》中的方有良好的治疗作用，为何有的人用了经方不仅没有取得良好治疗效果，反而还认为经方没有治疗作用呢？如果按照仲景方中的用量去治病，效果都是显著的。如果我们用仲景方中的药物组成，而忽视了用量的调配，用了方但没有达到治疗效果，就要考虑是不是用量的问题。

治病用药究竟用多少药最合适呢？仅仅凭一个人在临床中摸索、探索、积累与总结，既花费大量精力又难以得出确切结论，对此只有借鉴历代医家治病用药经验，才能更好地运用经方辨治病证。经方是张仲景在"勤求古训，博采众方"的基础之上进行提炼、归纳、总结而成的，也就是说经方用量是对前人经验认识与临床实践的总结与结晶。我们今天要想当一个名副其实的、病人信得过的大夫，在用量方面要高度重视。张仲景在《伤寒杂病论》中所设的 260 个方，用量与今天的用量不一样。今天用的剂量单位是克。张仲景在《伤寒杂病论》中用的是两、分、铢、钱匕、升、个等，目前争议最大的就是一两是多少克。主要有两种认识，一种认识是 1 两等于 3g，一种认识就是 1 两等于 13.8g 或者是 15.625g，主张 15.625g 的人还比较多。可以这样推算一下，《伤寒杂病论》中，麻黄汤用麻黄是 3 两，我们想一个问题，假如遇到一个感冒这样的病人，有没有必要用麻黄用到 40 多克？再看一个方，叫大承气汤，方中用的大黄是 4 两，折算一下就是 50 多克到 60 多克。大黄，我们一个正常的人，用 10g 大黄，煮点水会不会出现大便溏泄？如果不会说明这个大黄是假的，一个正常人用大黄 10g 就会腹泻。如果一个病人用了 10g 不会腹泻，达到的目的又是什么呢？我觉得是没有必要用 50 克的。张仲景用大黄，在大陷胸汤中用大黄是六两，这样一算 80g 或 90g 左右，临床一般也不会这样用。

一两应该是多少？根据李时珍在《本草纲目》中说"今古异制，古之一两，今用一钱可也"。又如程知在《伤寒经注》中说"大约古之一两，今用一钱足也"。李时珍、程知所言的古是什么朝代？应该是东汉时期，他们所说的今和今天所说的今没有太大的差距，当然，他们所说今天的今，应该是他们所说的时代。不过我们要知道，李时珍的时代和程知的时代和我们所处的时代，剂量是没有大的变化的。据此我们可以推算一下麻黄汤中麻黄用量在 9g 左右。大承气汤用的就是 12g，大青龙汤用的麻黄是 18g 左右，大陷胸汤用大黄是 18g 左右。我们再看一下桂枝汤，如果按 15.625g，桂枝用多少？46g，芍药 46g，生姜 46g，如果按一两等于 3g 计算，应该是符合当今临床实际的。

到目前为止，有的人认为经方用量应该是一两即 15.625g，进行了好多的考证工作。我们今天要取一个中间值，不能完全靠考证而考证，而要以考证结合当今的临床实际，才符合实际。我不仅在发表文章的时候用的是这样的量，在临床中用的也是这样的量。在临床中用经方治疗效果应该是显著的，得出的结论是用经方一两按3g计算，疗效是显著的。

关于经方用量的问题，我们还要重视张仲景所说的升、方寸匕。张仲景《伤寒杂病论》中的钱匕，要去做一个考证。张仲景在说药的用量的时候，他说如鸡子大。张仲景所说的如鸡子大，实际上就是如鸡子黄大，一个鸡蛋黄大小的一个石头，大概就是50g左右，这个工作我是亲自去验证的。比如说杏仁，张仲景在多数情况下都没有说是几两，而是说几个杏仁。我们可以去验证，亲自抓上一把，有大有小，一称就知道了。我对张仲景所用的一枚、一个、一只等，我都亲自去做了一个验证，比如说《伤寒杂病论》中一枚附子，我就亲自去称一下，一枚附子在一般情况下，有小的3g左右，大的有9g左右。大部分都是在5g左右。这是我对用量做了一个认识。

第二个方面就是如何服用方药。服药是非常重要的，辨证准确，用方无误，而服用方法未能恰到好处，同样影响治疗效果。凡是对胃没有刺激性的药物，统统饭前服用。一定要注意服药在饭前服的优越性。其中需要胃的参与，中医说是要有胃气。

第二个方面，凡是对胃有刺激性的药物，都要在饭后服。如果这个药刺激性比较强，刺激到胃，胃的反应比较大，会加重病情。

再一个方面，凡是疾病表现有规律性，都要在发作之前增加一次服药。

下面我再举一个例子。我在门诊上班，有一个病人，他说他夜间低热，我问他低热有多长时间了，他说30年了。他的手脱皮，脱了一层又一层，我问夜里低热，体温呢？他说有时是自觉发热，有时比正常的体温要高到0.2~0.5℃，这种情况，既有生理性又有病理性的。生理性的发热是自觉发热，病理性发热就是体温还真高了。他是在夜里太阴所主的时间发热，并且舌质偏淡、舌苔偏白，对这个发热不能用寒凉的药，而要用温热的药。我在给他开方治疗的时候，我专门给他说，你在自觉发热或者是真正的发热之前半个小时，增加一次吃药，他吃了一个星期，第二周来找我的时候，他说这个热完全退了。当时我给他开的方是两个方。一个方就是张仲景的四逆汤，第二个由于病人得病时间久了我又给他开了一个方是桂枝人参汤。

第7讲

经方配伍原则有哪些

所谓经方配伍原则就是指组方用药必须遵循的基本原则与方法，经方配伍原则对组方用药具有重要的指导性与规范性。

常用方剂配伍原则主要有三大方面，第一个方面是针对病机选用方药。中医在认识病因的时候，因人因体质不同所演变的病机是不完全相同的，中医和西医治疗原则和方法是不完全相同的，西医主要针对病因，西医治疗病毒性感冒或者说病毒性肝炎、病毒性肺炎，主要是针对病毒用药，而中医药在治疗的时候同样是一个病毒，中医可以辨为热证，可以辨为寒证，还可以辨为瘀血、虚证。西医在治病的时候具有规范性，中医在治病过程中因人不同而具有灵活性。在临床实际中辨治任何疾病所组成的任何一个方剂，都必须做到选用的方药与治疗的病变证机相应，只有这样，组方才能取得更好的治疗效果。

麻黄汤主要针对风寒表实证，而四逆汤辨治的病证，应该是少阴阳虚阴寒证。在临床实际中，辨证如果是寒证，首先要辨清病变是表寒还是里寒，大方向搞清楚了才能组方。我们见到一个人是胃痛，如果胃痛是热证，应该选用寒凉的药；如果选用了温热的药就是大方向搞错了，热证又用了温热的药，以热助热，热势更盛。

在临床中，相对而言，单一的热证容易治疗，单一的寒证也容易治疗；可怕的是既有寒又有热。在临床实际中并不是说热证都是热证，寒证都是寒证，在通常情况下，人们说上有热下有寒。张仲景在《伤寒杂病论》中说：

"胸上有寒，丹田有热。"这一句话好多人在解释的时候认为是张仲景笔下之误或者是传抄错了，应该是什么，胸中有热，丹田有寒，我认为张仲景在论述这一句话的时候就是告诉人们，我们中医辨证思维不要局限在某一个方面。

张仲景有一个方叫附子泻心汤，附子泻心汤我们在理解的时候，不要把它的治疗局限在一个方面，不能局限在就是人们通常所说的肾阳虚胃有热，不要这样去认识，如果这样去理解，把这个方就局限在一个方面了。这个方既可以治疗上热又可以治疗下寒，既可以治疗上寒又可以治疗下热，还可以治疗里热外寒，还可以治疗里寒外热。如果从这个角度去学习，可以说把方学活了用活了，因为病是错综复杂的，单一的病相对而言治疗会容易一些，错综复杂的病治疗的难度会大一些。如果这个人有虚，应该考虑哪方面用药呢？补益药。如果这个人是心阴阳俱虚呢？首选的方就是炙甘草汤；如果是肾阴阳俱虚就应该首先考虑选择肾气丸。

第二个大的方面，就是针对脏腑生理特性而选用方药。辨治任何疾病都必须做到在选方用药方面符合脏腑生理特性，也可以这样说，治疗疾病要考虑到疾病之间的共性，中医在治病的时候怎样突出优势，怎样突出特色？要针对脏腑生理特性，也就是我刚才所说的，既要考虑治病的共性又要考虑脏腑之间的个性。

我们简单地想一个问题，肺热证、心热证能不能用黄芩？黄芩清心热，能清肺热，但是我们要考虑一个什么问题呢，心的生理特性是主神明的；肺的生理特性是主宣发肃降的，治疗心热可以用黄芩，治疗肺热可以用黄芩，达到最好治疗效果有一定的困难。要想解决这个问题，必须考虑到既要用清热的药又要考虑到如果在肺应该选用宣肺药、降肺药，如果在心应该考虑到心主神明用安神的药，这就是要考虑到脏腑的生理特性，为何同样是阴阳俱虚在心要用炙甘草汤，在肾要用肾气丸呢？这同样是考虑到脏腑的生理特性。肾的生理特性是以固藏为主，肾主藏精，所以在临床实际中只要是治疗肾的病证，不管是肾阴虚还是肾阳虚，还是肾不纳气等，在针对病变证机用药的时候必须选用固精的药。例如，西医所说的前列腺炎，从中医辨证可以是寒证，可以是热证，可以是虚证，可以是痰饮，可以是瘀血，不管是哪一个，我们在针对病变证机的时候都要考虑选用固精的药，这是因为我们把前列腺炎辨为与肾有关的。

假如说从中医辨证没有与肾有关系，与肝有关系，我们一定要考虑到肝的生理特性是主疏泄，在清热或散寒的时候应该重视配伍疏肝的药。我们在临床实际中治疗前列腺这一类的疾病，从表面上看我们开的方与其他大夫开的方作用差不多，都是这样的药，但在绝大多数情况下病人常常说我们开的方治疗效果明显一些。为何明显，因为我们在治疗方面考虑到了脏腑的生理特性。

第三大方面，针对方药弊端而选用方药。中药有一个砒霜，砒霜一次能不能吃20g？很多中药是有毒性的，中药在治病的过程中为何没有出现毒性呢？这就告诉我们辨治疾病选用任何一味药的时候，既有特定的治病效果又有特定的不良反应。比如说，人参，在我们的印象中是没有毒性的，事实上人参是有毒的。如一个正常人，一天吃5g人参，连续吃1周或10天，常常会出现口腔溃疡。任何一味药既有特定的治疗作用又有不良反应，我们在开方的时候既要治病又要纠正方药的弊端。

大虚证用人参量应该是偏大的，在偏大的过程中有没有可能虚还没有补上又出现上火呢？这种可能性是有的。老祖宗总结了一句话，虚不受补，虚应当补，但是补不上，在这种情况下稍微用一点相反的药来制约，就能达到良好治疗效果。张仲景在《伤寒杂病论》中有一个大黄甘遂汤，大黄是泻药，甘遂是泻药，但是配伍了一个阿胶，阿胶是补药，阿胶在这个方中所起到的作用不是针对实证而是针对大黄、甘遂的副作用，换一句话说就是纠正方药的副作用。《伤寒杂病论》中有一个方叫小陷胸汤，是治疗痰热证的重要基础方，为何还要配伍辛温的半夏呢？这就告诉人们寒凉虽然能清热，但是有寒凝的弊端，应该选用制约寒凉药弊端的药，这是我们学习经方配伍的重要方面。

我们通过学习、研究、应用、探索经方配伍用药的三项基本原则，可以知道在临床中无论是辨治疑难杂病，还是辨治一般性常见病等，只要我们牢牢把握第一个方面针对病变证机而选用方药，第二个方面针对脏腑生理特性而选用方药，第三个方面针对方药弊端而选用方药，这样，我们所开的方就是完整的方，就能取得良好治疗效果。

第8讲

经方配伍方法有哪些

方法是在治病过程中所采用的具体治疗方法，原则是指导组方用药必须遵循的大政方针。方剂的配伍方法，早在《神农本草经》中就有"七情"记载。

七情就是单行、相须、相使、相畏、相杀、相恶、相反。我们首先要知道单行不属于配伍用药，配伍最起码应该有两个药。相恶不属于治病配伍用药，什么叫作相恶呢？就是说两种药物配伍作用相互抵消而不能达到预期治疗目的。

相须配伍指的是两种药物作用是相互一致的，达到的目的是更好地治疗病证。一个大夫要想治病效果好，必须首先考虑相须配伍，治病仅仅用一味药很难达到预期治疗目的。如麻黄汤中麻黄配桂枝，麻黄是发汗的，桂枝是发汗的，它们配伍在一起就是加强发汗；又如大承气汤，大黄泻下，芒硝泻下，这两个药配合在一起，共同目的是泻下，这就是相须配伍。

要重视相使配伍，所谓相使配伍，即两种药物功用既有相同又有不同，在通常情况下，以一味药为主，以另一味药起到协助作用。如张仲景一个方叫麻子仁丸，大黄配厚朴，大黄主要作用是泻下，厚朴主要作用是理气。大便不通，会出现气滞，气滞会加重不通，首先考虑用大黄，接着考虑用厚朴，厚朴协助大黄更好地泻下。用厚朴一个方面协助大黄，另外一个方面又消除了腹部胀满。

又如防己茯苓汤中黄芪配茯苓，黄芪治疗的病证是以气虚为主，茯苓既能增强黄芪益气作用，又能利水消肿。如果脾虚的同时又出现了水肿，应该选用防己茯苓汤。防己不是补气的，是降泄辛苦行水的，说明防己与茯苓就是相伍作用。再如当归四逆汤中用的当归与大枣，大枣是补气药，大枣既有协助当归补血的作用，又有补益中气的作用。

第三大方面叫作相畏相杀，"七情"中单行不属于配伍，相恶指的是两味药配伍之后作用相互抵消，这也不属于组方用药的一种配伍方法。相畏相杀所用的文字表述不一样，实际上它们所表述的含义是完全相同的，都是一味药在治病过程中有不良反应，在组方的时候应该把不良反应消除掉，也就是说一种药有毒性或不良反应能用另一味药来制约或消除，方药经过合理配伍而不影响正常发挥治疗作用，且能更好地收到治疗效果，这就是相畏相杀。我在治病过程中很少用姜半夏、法半夏，在多数情况下用的是生半夏。结合我在临床中治病体会以及学习经方的认识，我发现张仲景在用半夏的时候，没有说法半夏，也没有说姜半夏，也没有在半夏之后加一个字"炮"字，就写了一个半夏，没有写生的也没有写制的，有时在半夏的后面加一个"洗"字，说明半夏有时应该洗，这说明张仲景用半夏时没有明确提出来是炮制的。

另外，我在治病过程中发现生半夏总是比炮制的半夏治病效果要显著，半夏是有毒的，但我发现张仲景在诸多情况下在用半夏的时候有用生姜，发现半夏与生姜配伍，生姜可以解半夏之毒。半夏与生姜共同之处是都可降逆和胃，同时生姜又能减弱或消除半夏不良反应或毒性。

还要认识到一个问题，生姜能解半夏之毒，干姜也能解半夏之毒，只不过是在用量方面不同，用生姜量应该偏大一些；干姜用量应该偏小一些。再一个方面，如十枣汤中用的大戟、芫花、甘遂都是有毒性的，都是作用峻猛的，配伍了大枣既能增强治病作用又能减弱或消除大戟、芫花、甘遂的毒副不良反应。

下面是我们重点要讨论的一个问题，相反配伍。相反配伍的基本概念有两个，一个概念就是人们通常所说的"十八反"配伍禁忌，"十八反"配伍是我们中药学有关方面的书中都强调的一个问题。我在临床实际中治病根据张仲景治病用药"十八反"配伍，发现"十八反"中没有一味药是相反的。

　　张仲景其中有一个方叫赤丸，赤丸中用乌头和半夏；张仲景还有一个方叫甘遂半夏汤，方中用了甘草、甘遂。我记得在第2讲中，其中举了一个例子治疗脑囊虫病，方中用了大戟、芫花、甘遂，配上甘草，我们再简单地思考一个问题，大戟、芫花、甘遂应该有毒性，甘草应该是解毒的。甘草可解百药之毒，也就是说大戟、芫花、甘遂有毒，甘草是解毒的。

　　在临床实际中，如果我们用了十枣汤不用甘草，常常影响治疗效果，根据张仲景在《伤寒杂病论》中所用的方悟出一个道理，"十八反"没有一个是相反的。张仲景还有一个方叫藜芦甘草汤，治手足震颤，有一个帕金森病，我开藜芦、甘草、人参、白芍，白芍和甘草有缓急作用；震颤是没有力气，所以加了人参。

　　第二种情况属于药性配伍相反，如寒证能不能配伍寒性药，热证能不能配伍热的药，是完全可行的。比如说大热证、顽固性热证，使用寒凉的药始终达不到治疗目的，在配伍用药时适当地用一点相反的药，疗效就明显提高。如果在用药的时候，热证用大寒药，稍用一点相反的药，正好起到制约作用，制约寒凉太过。在临床中治疗大热证、顽固性热证，大寒证、顽固性寒证，大虚证、顽固性虚证，要想提高疗效，就要用一点相反的药。

　　用相反的药治疗的病证有两种情况，一种情况是既有热证又有寒证，既要用热的药又要用寒的药，第二种情况就是明明知道病人没有虚就是要用补的药，病人没有实就是要用一点泻实的药，通过配伍能够明显提高治疗效果，这就是相反的配伍。相反概念有两个，一个是传统的用药"十八反"，是完全可以配伍用药的；第二个是药性相反，药性相反旨在提高疗效。

第9讲
怎样学好麻黄汤

麻黄汤由4味药组成，这4味药是麻黄、桂枝、杏仁、甘草，麻黄汤中解表药有2味；治里的药有2味。麻黄这一味药有三大作用，主要是解表、平喘、利水。

麻黄汤中麻黄三两，桂枝二两，一两按3g计算，应该是15g，治里药用量，杏仁七十个，干的大概就是12g，甘草一两是3g，加起来是15g；解表药15g，治里的药15g。

麻黄汤根据方中用药、用量之间的调配关系，最少应该治疗两个方面，一个方面是风寒表实证，在《伤寒杂病论》叫太阳伤寒证；第二个方面，应该是风寒犯肺证。

麻黄汤除了能治疗太阳伤寒证，还可以治疗风寒犯肺证。有时人们总是认为麻黄发汗作用比较明显，因为有诸多《方剂学》把麻黄汤归到解表剂，而我们学习中药的时候把麻黄归到解表药了，这样很容易理解麻黄汤解表，麻黄汤中解表药应该以解表为主。

把麻黄汤归类进行改革，不把麻黄汤放在解表方里，而归到温肺宣肺章节，把麻黄不放在解表药里，而放在宣肺平喘药里，现在人们认识到麻黄就是宣肺平喘为主，麻黄汤就是治疗风寒犯肺证。这是人们在学习麻黄汤时容易形成的一个固定认识。

麻黄宣肺平喘；桂枝，从《中药学》这个角度学习没有提到桂枝可以治疗咳嗽气喘。《中药学》的老祖宗是《神农本草经》，《神农本草经》在认识桂的时候没有提到桂枝，也没有提到肉桂，还没有提到官桂，只提了一个字"桂"，"主上气咳逆"，这样就知道桂枝有治疗咳嗽及降逆的作用。

杏仁是治肺的一个主要药，甘草有祛痰的作用，这样就可以认识到麻黄汤的作用是既可以治表又可以治里。

麻黄、桂枝齐心合力要发汗，杏仁、甘草有各自的"想法"，会不会出汗太过呢？我们再想一个问题，从表面上看麻黄与桂枝用量加起来15g，杏仁12g，现在是杏仁"怕"麻黄桂枝，还是麻黄桂枝"不怕"杏仁呢？事实上，麻黄、桂枝是"害怕"杏仁的，杏仁量大可制约麻黄、桂枝，麻黄与桂枝是两味药，杏仁是一味药，如果发汗太过的时候，杏仁是先制约麻黄，然后再制约桂枝，麻黄、桂枝加起来是15g，当发汗太过的时候杏仁会干涉麻黄、桂枝，避免发汗太过。

认识麻黄汤的时候不能仅仅局限于麻黄、桂枝用量大，还要考虑到每一味药在方中哪一味用量最大，应该是杏仁的量最大。对此还要思考一个问题，张仲景在用麻黄汤的时候为何把杏仁的用量定为最大，目的是什么？有一个人叫柯韵伯的人在研究《伤寒论》时说，麻黄汤是发汗的峻剂，目前有很多《方剂学》教材都把柯韵伯这一句话引用到教材中去，说麻黄汤是发汗峻剂。

在学习方剂学时，我们会发现《方剂学》教材对柯韵伯所说的发汗峻剂作了一个讨论。张仲景是怎样论述麻黄汤呢？张仲景明确指出"覆取微似汗"，"覆取微似汗"就告诉人们用了麻黄汤不一定能把汗发出去，还得"覆"，"覆"是什么意思？还要穿得多一点，或者盖的被子厚一些，这样才有助于麻黄汤发汗。

应用麻黄汤，会不会出现发汗太过？麻黄汤用药用量决定麻黄汤发汗作用是恰到好处。麻黄汤，用麻黄9g、桂枝6g、杏仁6g，甘草3g，如果用了这样的用量调配关系，会出现大汗出。我们刚才说麻黄汤可以治疗风寒犯肺证，麻黄汤治疗风寒犯肺证的效果是明显的，肺的生理特性是宣发肃降，麻黄汤中有宣肺的有降肺的，宣肺的作用明显不明显？

肺的病证，归纳一下《中药学》中哪一味药宣肺作用最明显，除了麻黄之外，还有没有哪一味药宣肺作用超过麻黄宣肺作用？降肺药，除了杏仁之外还有哪一味药比杏仁作用还明显？通过我们仔细分析，仔细总结，认真思考，认真归纳，最后发现所有宣肺的温性药都没有麻黄作用明显，所有降肺的温性药都没有杏仁降肺作用明显，这样我们就可以看出来麻黄汤虽然说是一个解表的方，但是通过分析药物的作用、药物之间的用量，最后得出一个结论：麻黄汤是宣肺降肺的一个重要方。

如果一个人咳嗽气喘，治病的时候应该是偏于降。为何说要偏于降？因为肺气上逆，咳嗽，气喘，在用药的时候宣肺的药在绝大多数情况下应该小于降肺的药，咳嗽，应该宣，宣药量大会不会出现宣发太过？我在学习应用张仲景方的时候，特别是最近我在做一个工作，结合我在临床中用经方的体会，对张仲景所有的方用麻黄，做了一个统计与总结，张仲景用麻黄多少次，在各自不同的方中用量是多大，治疗的病证发生了哪些变化。同时我又发现张仲景用麻黄、杏仁为何在不同的情况下麻黄大于杏仁，又在不同的情况下麻黄小于杏仁。

学好用活经方除了药物组成之外，要突出一个量的问题，可以这样说，一个方药，量标志一个方的疗效，药效因量而发生变化。如果用麻黄汤治疗的病证不是治疗太阳伤寒证而是治疗其他方面的病证，要酌情因病证表现调整用量。如果用麻黄汤治疗风寒表实证、风寒犯肺证，最好用张仲景原方用量的调配关系，病轻减少用量，病重加大用量，一定要重视用量的比例关系。

第10讲

怎样用活麻黄汤

这一节我们学习怎样用活麻黄汤。下面，我们思考一个问题，麻黄汤辨治的基本症状表现有哪些？根据张仲景的论述，在《伤寒论》中第35条说："太阳病，头痛，发热，身疼，腰痛，骨节疼痛，恶风，无汗而喘者。"这时候要用麻黄汤。

头痛是不是感冒的独有的一个症状表现呢？换一句话说，头痛是不是太阳伤寒证的唯一表现呢？不是。我们在临床中怎样用活麻黄汤？假如一个人头痛没有感冒，一个人发热没有感冒，我们怎样去认识？

下面我们要探讨一个问题，临床运用麻黄汤的辨治要点是什么呢？换一句话说，运用麻黄汤不变的主要就是两个症状表现，基本的要点要具备两个特征，一个是无汗；一个是口淡不渴。

脉象是不是辨证的要点呢？运用麻黄汤要想用活，脉象相对来说没有无汗、口淡不渴重要。为何这样说呢？比如说，一个人头痛，他说经常汗出，能不能用麻黄汤呢？不能用。假如一个人说头痛，接着说天气再热也不出汗，又说了一句话，整天想喝水，想一想不出汗，想喝水，能不能用麻黄汤？不能用，说明运用麻黄汤两个要点缺一个都不行。在通常情况下人们认为麻黄汤治疗的脉浮紧，假如说脉浮数，能不能用麻黄汤？我们要用辩证思维去认识，麻黄汤可以治疗发热。

如果脉浮数，这个人汗出比较多，不能用；如果没有出汗，就是口渴，也不能用。相对而言，是脉象对运用麻黄汤脉象指导性强，还是无汗、口淡不渴指导性强，得出一个结论，也就是用麻黄汤治疗时，脉浮或紧或数没有一定的确定性，具有可变性。因人不同可以出现脉浮紧，也可以出现脉浮数；不管病是怎样变化，都是万变不离无汗、口淡不渴。

麻黄汤既可以治疗寒从外来也可以治疗寒从内生。例如，门诊上有一个女同志头痛，西医就把她辨为神经性疼痛，头痛时间有35年。她说她穿的衣服比别人要多，不到冬天就要把头巾戴上，夜里睡觉总是把被子盖在头上，感到头是冰凉的，手摸的时候不凉就是自觉冰凉，这个是寒从内生还是寒从外来？在认识的时候，要明白麻黄汤中麻黄能散里寒，麻黄能入里，其中入肺，肺其实是里。经过积极有效的治疗，取得了预期治疗效果。

再一个问题，感冒发热在41℃以上，能不能用麻黄汤？可以用，为何可以用？中医在认识发热的时候，发热仅仅是代表正邪的斗争，根本不代表热证还是寒证，受凉可以发热，受热也可以发热。

肌肉风湿能不能用麻黄汤？肌肉风湿的主要症状表现就是肌肉风湿疼痛。麻黄汤可以治疗疼痛，张仲景在《伤寒论》第35条说："太阳病，头痛，发热，身疼，腰痛，骨节疼痛，恶风，无汗而喘者。"身体疼痛是不是一定受凉了？辨证就是从最基本的症状入手，就是告诉人们要掌握麻黄汤治疗的基本症状表现是非常重要的，麻黄汤不仅仅可治疗外感疾病，还可指导我们辨治内伤杂病。

再举一个例子，在门诊上班，遇到一个女同志，她说3年前冬天在下雪天不小心把手指关节摔伤了，出现骨折，经过积极有效的治疗，骨折愈合了，留一个后遗症，就是关节疼痛。要认识到一个问题，就是说不管是外伤还是其他方面的原因，只要关节疼痛，只要与凉有关，这个凉不管是从外而来还是从内而生，只要具备无汗、口淡不渴，就可辨为寒证。比如说，一个人关节疼痛、口渴、汗出单用麻黄汤肯定不行，用了不仅症状不会减轻反而还会加重病情。

再想一个问题，感冒了会出现鼻塞，这叫感冒；如果一个人鼻塞不通没有感冒，叫鼻子不通，西医叫慢性鼻炎。慢性鼻炎与肺的关系比较密切。治疗鼻的病证应该首先从肺脏入手。麻黄汤能治肺，能开窍，得出一个结论：麻黄汤就是治疗慢性鼻炎的重要方。是不是所有慢性鼻炎都要用麻黄汤呢？不是。为何不是？必须具备麻黄汤辨治要点。

　　学活用活麻黄汤，一定要重视基本的脉证及运用的辨治要点。比如说，感冒了会出现咳嗽；咳嗽很长时间，半年过去了，也没有感冒，这种咳嗽，很有可能就是慢性支气管炎，对此既能用又不能用麻黄汤，能用的条件是什么？不能用的条件是什么？万变不离其宗。如果没有无汗，如果没有口淡不渴，不能用麻黄汤。

　　麻黄汤能不能治疗膈肌痉挛？上半年，有一个男同志有 60 多岁，他说经常膈肌痉挛，痉挛重的话能把吃的东西再吐出来，没有吃东西膈肌痉挛时能把咽喉憋得似物堵塞，我开了麻黄汤，用药第 3 天膈肌痉挛就完全被控制了。在这种情况下为何想到用麻黄汤呢？在辨证的时候基本的要点是无汗、口淡不渴。膈肌痉挛从中医辨证与胃有关，治疗为何选用麻黄汤，有没有条件限制呢？主要是病人给我提供了一个非常重要的信息，早上、中午、下午、夜里均出现膈肌痉挛，就是中午膈肌痉挛最重。中午，根据张仲景的论述就是太阳所主的时间，太阳所主的时间怎样用麻黄汤呢？基本的辨证要点没有变。太阳所主的时间是从早上 9 点到下午 3 点，这个时间段在临床中遇到诸多疑难病都可以选用麻黄汤。

　　麻黄汤能不能治疗面肌抽搐？面肌抽搐相当于西医所说的面神经炎，有的说是面神经麻痹。有一个女同志，半边脸面肌抽搐，最后变为面瘫了，她说半边脸总是觉得是凉的，觉得凉气往半边脸肌肉里钻，说明她是寒证。再一个就是根据无汗、口淡不渴，病变部位在肌表，应该用麻黄汤。

　　运用麻黄汤有局限性，局限性是比较大的。汗出不能用，口渴不能用。假如说膈肌痉挛，无汗，口淡不渴，下午加重，显然不妥当；下午加重应该是阳明所主的时间，应该从阳明寒证治疗，而无汗、口渴应该从阳明热证治疗，刚才所说的话就是告诉大家任何一个方都有一定针对性和局限性，如果一个方没有局限性，说明这个方就没有多大的治疗作用。再换一句说，任何一个方要想治疗效果好，必须规定在一定的范围内。

第11讲

怎样学好用活麻黄汤衍生方（一）

这一节学习怎样学好用活麻黄汤衍生方的第一个部分。通过用麻黄汤进行变化可以治疗风湿病证，可以治疗水肿，可以治疗肺病证。肺热证能用麻黄汤，胃热证能不能用呢？进行变化可以治疗胃热贪饮证。麻黄汤治疗寒证，通过演变可以治疗湿热夹表证，还可以演变为治疗寒热夹杂下利证。

下面探讨一下麻黄加术汤辨治寒湿身烦疼，大家都清楚麻黄汤可以治疗肌肉关节疼痛，在临床中见到身烦疼，用麻黄汤能不能达到预期治疗目的呢？如果能的话所有肌肉关节疼痛都用麻黄汤了，事实上麻黄汤可以治，但不一定能达到最佳治疗效果。

学好麻黄汤，用活麻黄汤，要想再提升一个档次，就必须重视衍生变化，为了强化麻黄汤辨治寒性肌肉关节疼痛的针对性与切机性，就必须改用麻黄加术汤。麻黄加术汤就是麻黄汤加白术，这里我们一方面要知道麻黄汤用量的比例调配关系，还要重视白术的用量。

身烦疼用麻黄汤为基础方加上白术辨治病变证机是在寒的基础上发生了哪些变化？应该突出一个湿。风寒湿侵犯肌肉关节，病变的主要矛盾就是不通，不通会产生疼痛。所以方中用的麻黄、桂枝、白术重点作用是宣通燥湿。

麻黄可以祛湿，如果麻黄和白术配合在一起，祛湿作用增强了。桂枝也能祛湿，凡是说桂枝不能祛湿这说明桂枝是假的，辨清麻黄汤作为基础方而衍生为麻黄加术汤之间方证关系是卫闭营郁夹寒湿，卫闭营郁突出一个问题就是告诉人们辨证的一个要点是无汗，研究麻黄加术汤方证的重点是身烦痛。

分析麻黄加术汤中麻黄、桂枝与杏仁、白术之间宣通与燥湿之间的用量比例调配关系。杏仁能化痰，能祛湿。如果杏仁治疗肺的病证，在一般情况下，不说杏仁祛湿而说化痰，如果治疗的病证在肌肉和关节用杏仁，人们一般不说化痰而说祛湿，也就是说同样一味药物，它的作用点不一样，人们的语言表达不一样，药物作用的实质没有变。

再认识一个问题，麻黄、桂枝加起来用量是多大？白术、杏仁加起来用量是多大？寒湿相对而言，寒容易祛。还有一点，治疗湿时祛湿药应该在用量方面适当大于散寒药。在认识问题的时候，自己开了一个方，别人开了一个方，用药基本相同，就是量的不同，就决定了这个方在疗效方面有很大的区别。

再一个方面，麻黄汤可以衍生为麻杏薏甘汤，辨治的病证表现由原来的寒湿变成了湿热，身疼痛，麻黄汤治疗的寒证，通过以麻黄汤为基础方而演变为可以治疗湿热。认识问题不能仅仅停留在一个表面层次，要进一步深入，即人的肌肉关节疼痛在绝大多数情况下，是受凉引起的还是受热引起的？比如说，今天这个房间零下30℃坐一天没有关系，坐了30天有没有可能出现关节疼痛？又假如说这个房间零上30℃，坐了一年有没有可能出现关节疼痛？这种可能非常小。得出一个结论，凡是肌肉关节疼痛，都与寒有关系，这是我们认识问题的一个层次。

第二个层次与素体因素有绝对的关系，如果一个人素体偏于寒，病证表现易演变为寒湿；如果一个人素体是热，即使受了凉，换一句说寒侵袭了，也会演变为热，演变为湿热，这就是张仲景在论述的时候说"此病伤于汗出当风"，这个风应该是偏于寒。假如说出汗了，热风吹了一下啥感觉？我估计啥感觉也没有，就是感到热，如果出汗了凉风吹一下，有没有可能引起病人发生变化？张仲景说"此病伤于汗出当风"，这个风偏于寒，或者是久伤取冷所致。这里张仲景有一段话没有说，即不管是汗出当风还是久伤取冷与素体因素密不可分。换一句话说，这个人如果素体有热病变就会演变为湿热，身疼痛，由麻黄汤演变为麻杏薏甘汤治疗湿热。这个思路告诉我们，即便是湿热，也要考虑到治病的时候有一个素体因素的潜在危机，伏于这个地方。麻黄汤虽然能治疗关节疼痛，但是治疗湿热则有很大的局限性，为了改变这个局限性，就必须变成麻杏薏甘汤。

对麻杏薏甘汤再从另外一个角度思考问题，假如说我们避开了寒邪的侵入，假如说这个病是湿热，湿热应该用清热燥湿或者利湿药。我们再想一个问题，用苦寒药可以治疗湿热，病证疼痛主要产生的一个机制主要是不通了。不通用了寒凉的药，虽然能清热或者燥湿或者说利湿，在某种程度上关节是更不通了，更不通还是疼痛，所以治疗关节疼痛，中医把它辨为湿热，在用药的时候一定要用温热的药，当然也用寒凉的药。

下面举一个例子。一个病人被西医诊断为强直性脊柱炎，主要的症状表现就是关节疼痛，肌肉僵硬。根据病证表现，舌质偏红，舌苔偏黄，口干想喝水，应该辨为湿热。这个人说经过几年的治疗，关节疼痛僵硬始终没有得到有效的缓解，用清热燥湿利湿的药应该是对的，我用麻杏薏甘汤为基础方，经过积极有效的治疗，大概用药治疗 40 天左右，疼痛完全被控制了，到目前为止，病人找我来看病主要看僵硬，僵硬也有明显好转。不是说把疼痛治了，病人就满意了，也要把僵硬消除掉。学习麻黄汤演变为麻杏薏甘汤，要重视病因与体质，还要重视明明是湿热，还必须用温热的药，还要重视用量的调配关系。

下面我们学习麻黄汤衍生为小青龙汤治疗溢饮寒证，张仲景说："病溢饮者，当发其汗。"小青龙汤就是由麻黄汤演变而来的一个方，麻黄汤演变为小青龙汤，去了杏仁，加了干姜、细辛、芍药、半夏、五味子。

用量主导药物疗效，举一个例子。我在门诊上班，遇到一个病人，诊断为甲低症，全称就是甲状腺功能减退症。这个病人主要是全身水肿，全身水肿就是溢饮，水溢于肌肤出现了水肿。麻黄汤应该是可以治疗水肿的，仅仅用麻黄汤有局限性。张仲景告诉我们："病溢饮者，当发其汗，……小青龙汤亦主之。"在临床中用小青龙汤更合适。我们治病是用一般的方还是用效果更明显的方呢？就是经方本身有这个治疗作用，经过衍生使这个方的作用更明显。

用小青龙汤治疗甲低症或者说甲减症，病人肿消了，自己感觉甲状腺功能恢复了，一检查各项指标恢复正常。小青龙汤可以治疗甲状腺功能减退症，是不是所有甲状腺功能减退症都要用小青龙汤呢？不是的。用小青龙汤的基本要点应是无汗，口淡不渴，并且水肿。

学麻黄汤衍生为小青龙汤方证病变证机是卫闭营卫夹寒饮。研究小青龙汤方证关系重点是水肿，抓住麻黄、桂枝、细辛、干姜与五味子、芍药之间的化饮与敛阴。

再一个方面，衍生大青龙汤治疗溢饮热证，张仲景说："病溢饮者，当发其汗，大青龙汤主之。"现在突出了一个热，仅仅用麻黄汤弊端是非常大的，不仅达不到治疗作用反而还会加重病情。我们对此思考一个问题，溢饮寒证麻黄汤衍生为小青龙汤，溢饮热证麻黄汤衍生为大青龙汤。治疗水气热证，用清热药化水快还是温热药化水快？要想祛除水，寒的药与热的药相比治疗效果哪一个会更好一些？应该是热的药，但是我们在认识问题的时候需要注意，病人本身又有热，所以我们组方用药的时候要重视温热的药与寒凉的药之间的关系是如何调配的。

麻黄汤还可衍生为麻杏石甘汤。麻黄汤是宣肺降逆的重要基础方，仅仅用麻黄汤辨治肺热证不仅没有作用，反而还会导致热证加剧，为了利用麻黄汤的好处，为了改变麻黄发挥作用时的弊端，应该进行衍生变化方，一变变成了麻杏石甘汤。这里我们对麻杏石甘汤要重视一个问题，就是麻黄与石膏用量的比例关系。我留一个思考题，治疗溢饮，大青龙汤用麻黄与石膏用量比例关系是多少？不是治疗水邪而是治疗热邪上逆，麻黄与石膏用量比例关系是多少？

我们研究问题是为了解决问题，解决问题是为了应用，应用是为了用活，明明知道病变是肺热证，为何要用温热的药物？因为肺的生理特性是主气，气的特点是得温则行，得寒则凝，我们学习既要知其一又要知其二，才为知其全。

第 12 讲

怎样学好用活麻黄汤衍生方（二）

这一节我们学习怎样学好用活麻黄汤衍生方的第二个部分。要学好麻黄汤又要用活麻黄汤，突出一个核心就是要变化用方。学习麻黄汤的变化就是要达到举一反 X，我们中医的"三"就是 X，变化无穷。

麻黄汤衍生为小青龙汤，可以治疗溢饮寒证，还可以治疗溢饮热证，变为大青龙汤。现在我们要知道麻黄汤衍生为小青龙汤，治疗的不是溢饮寒证，而是治疗肺寒咳喘证。张仲景说："伤寒表不解，心下有水气。"这个"心下"应该是两个方面含义，一种可能性是柯韵伯在研究小青龙汤治疗病证的时候，"心下"的意思就是肺，说明这个水就在肺，水在肺一般称为痰饮。小青龙汤能化痰化饮。这是一个概念，心下即肺也。

第二个"心下"即胃，也就是说，心下既可以是在肺又可以在胃。简单地分析一下，小青龙汤方中用的药也可以治疗胃。方中用药，如麻黄暂时先不说，桂枝可以治胃；姜和半夏都是可以治胃的。麻黄汤是宣肺温肺的重要基础方，仅仅用麻黄汤辨治寒饮郁肺证有很大的局限性，为了强化麻黄汤治疗寒饮郁肺证的切机性与针对性，就必须改用小青龙汤。

在通常情况下麻黄汤治疗的肺寒证是病的时间比较短，病证表现相对而言比较轻；小青龙汤治疗的肺寒证应该时间比较久，病的时间久了，需要在祛邪的过程中适当地补一补，麻黄汤中补的药是甘草。甘草用量是一两。

小青龙汤中甘草的用量是麻黄汤中甘草的三倍。小青龙汤除了甘草之外，还有五味子是补的，芍药也是补的。《神农本草经》其中就说五味子补中益气，还要认识一个问题，五味子既是补气的又是滋阴药。芍药既是滋阴的又是补血的药。

病的时间久了有没有可能伤气？病时间久经常吐痰有没有伤阴？在治疗过程中需要不需要化痰？化痰的时候需要不需要照顾到阴津？用五味子用多大量比较合适？当今为何有的人用了小青龙汤没有取得良好的治疗作用？比如说，一个人痰多清稀色白，应该考虑用小青龙汤，痰多清稀色白，五味子敛痰，芍药应该说也有。五味子、芍药用量应该不应该减少？有些人减少了，一减少从表面来看是正确的，但通过实际去认识会发现一个问题，考虑到这个方面了还要考虑到虽然痰多清稀，化痰要伤阴，用量是不能减的；如果量减少了，这个方的疗效就大大减弱了，就是这个道理。

要认识到麻黄汤作为基础方而衍生为小青龙汤之间的方证关系，就是肺寒气逆；研究小青龙汤的方证关系，重点是咳喘；分析小青龙汤中麻黄、桂枝、细辛、干姜与五味子、芍药之间的宣肺，为何还要敛？它们之间的用量关系如何？只有我们重视研究这些内容，才能把麻黄汤衍生为小青龙汤用活，而达到预期治疗效果。

麻黄汤衍生为文蛤汤，辨治的病证是胃热阳郁贪饮证，张仲景怎样说呢？"病人吐后，渴欲饮水而贪饮者。"想一个问题，喝水贪饮说明喝水多不多？为何用文蛤汤来治疗？同时又告诉人们，通过麻黄汤衍生为文蛤汤，既可治疗单一的胃热阳郁贪饮证又可治疗兼有表证。换一句话说，麻黄可以治胃；在学习中药时麻黄入不入胃，目前还没有认识到。中药都有一个归经，作为归经，在理解的时候就是说这一味药偏于走这一经，并不是说其他病证不能治。麻黄入胃起到什么作用，大家可以思考一下。张仲景有一个方叫桂枝去芍药加麻黄附子细辛汤，这个方加了麻黄，治疗的病证，张仲景是这样说的：心下坚，大如盘，边如旋杯，此水饮所作，名为气分，要用桂枝去芍药加麻黄附子细辛汤治疗。

在研究应用麻黄的时候要了解麻黄可以治疗哪里的病证，我们在学习中药的时候学习到麻黄有利水的作用。水停于体内，会引起口渴。举一个例子，张仲景在《伤寒论》第74条说："渴欲饮水，水入则吐，名曰水逆。"用五苓散治疗。得出一个结论，体内有水照样会出现口渴，口渴也是非常重的，但是有一个特殊现象，这就是张仲景所说的"吐后"，有没有吐前？根据吐前吐后，推断出应该有一个详细具体的病变证机，阳气郁了，麻黄有没有宣发的作用，有没有宣透的作用，有没有振奋阳气的作用？阳气不化水会出现口不渴，口之所以不渴是由于阳气的气化作用，水津随着阳气而上承。如果水遏制了阳气，阳气郁滞不能使津液上承于口，会出现一个贪饮的症状。喝了还想喝，但喝这个水没有作用。

为了强化麻黄汤治疗胃热阳郁贪饮证的针对性与切机性，就必须变方，变成文蛤汤。文蛤汤就是麻黄汤去桂枝，加生姜、文蛤、石膏、大枣而成。贪饮病变证机是胃热阳郁，我们学习要重点掌握方中配伍，如麻黄、桂枝与石膏、文蛤之间的宣发与清泻；麻黄汤作为基础方而衍生为文蛤汤之间的方证关系，是胃热阳郁，或者是卫闭营郁。研究文蛤汤的方证关系是贪饮或者是夹有太阳伤寒证，分析方中文蛤、石膏与麻黄、生姜之间的用量调配比例关系，悟出一个道理：治水治湿，都离不开温热的药，寒证用温热的药恰到好处，热证用温热的药要想恰到好处，必须与清热的药配伍，用温热的药与清热的药必须重视用量的调配比例关系。

再一个方面，麻黄汤衍生为麻黄连翘赤小豆汤，辨治湿热夹表身黄证。张仲景说伤寒，瘀热在里，身必黄，用麻黄连翘赤小豆汤来治疗。下面我再举一个例子。在门诊上班，遇到一个病人，西医诊断为肝损伤，主要症状表现就是全身发黄，黄疸指数比较高，胆总红素高了，转氨酶高了，这个人又合并有感染。这样的人在一般情况下体温不高，只有在合并感染的时候会出现体温升高，这个人合并感染反反复复，用了西药体温降了，转氨酶降了，黄疸指数降了，停了两天，体温、转氨酶、黄疸指数又升高了，多次住院，多次治疗，总是没有取得良好治疗效果。我在临床中发现麻黄连翘赤小豆汤治疗肝损伤合并感染效果非常显著，麻黄汤是治疗寒的，通过变化治疗的是湿热。我在前面就反复强调一个问题，治疗湿，治疗水，或者说治疗痰，明明是热必须用温热的药才能把热更好地消灭掉，同时还要考虑到用温热的药与用寒凉的药用量的调配关系，为了强化必须具有针对性与切机性。

　　麻黄与连轺用量的调配关系是多少，麻黄与杏仁用量的调配关系是多少，如果对这个问题搞清楚了，我们在认识问题方面就知道麻黄汤演变衍生为麻黄连轺赤小豆汤中连翘、赤小豆突出的作用特点是什么，还要辨清楚麻黄汤作为基础方而衍生为麻黄连轺赤小豆汤之间的变化关系，研究麻黄连轺赤小豆汤方证关系要突出一个问题，就是由原来的病证表现演变为身发黄，分析麻黄连轺赤小豆汤麻黄、生姜与连轺、赤小豆之间的用量调配关系，以及方的衍生，药的变化，量的调配，这些都很重要。

　　再一个方面，麻黄汤衍生为麻黄升麻汤，辨治的病证是寒热夹杂下利证，张仲景是这样说的："伤寒六七日，大下后，寸脉沉而迟，手足厥逆，下部脉不至，喉咽不利，唾脓血，泄利不止者，为难治。"用麻黄升麻汤来治疗，对此我们要做几方面的认识。一个方面是"下部脉不至"，下部脉指的是哪里的脉？有的说在脚上，可以肯定地说与脚是有关系的，如果与脚没有关系，怎样叫下呢？到目前为止，人们在诊脉的时候，在一般情况摸不摸脚？张仲景很有可能考虑到脚，但另外非常可能大的方面，这个下是与寸相对而言，把手举起来，寸就是上，尺就是下，这是第一个可能性。

　　第二种可能性指的是什么？把手伸直，轻轻地摸就是上，用力地摸就是下。因人不同，很有可能轻摸的时候还比较明显，如果用力一摸脉象不太明显，这就告诉我们，摸下部脉不至，在不同的时候有不同的变化，这样才符合临床实际。

　　再一个方面，理解"难治"不是不治。难治突出一个核心问题是告诉人们在用方时不能局限在一个方面，应该是知此知彼，百战不殆。遇到复杂的病证没有什么可怕，可怕的是没有把麻黄汤学好用活，更可怕的是不会用活麻黄汤衍生为麻黄升麻汤。如果我们学好了麻黄汤，如果我们用活了麻黄汤，如果能更充分了解、运用，掌握麻黄汤衍生为麻黄升麻汤，很多病可以应手而解。

　　这里给大家留一个思考题，麻黄升麻汤用药的量为何大的偏大，小的偏小，这是为什么？大的用量是二两半，小的是六铢。再仔细看看，这个方从整体来看用量是偏大还是偏小？用了发的药用量小能不能达到发的作用？药物之间需要不需要相互的制约？我们要认清楚方中石膏、黄芩与桂枝、干姜间清热与散寒的用量是如何调配的，还要辨清楚麻黄汤作为基础方而衍生为麻黄升麻汤之间的方证关系，寒变了没有，仍然有，又有了热，病证的特点是清气下陷，还需要升散的药来升举，辛散的药面临的任务有几大方面，一个大的方面要通透，一个大的方面要升举。只有这样学习，这样应用，才能学好用活。

第 13 讲

怎样学好桂枝汤

这一节我们学习怎样学好桂枝汤。学好桂枝汤，首先要知道桂枝汤由 5 味药所组成。这 5 味药是桂枝、芍药、甘草、生姜、大枣。桂枝用量是三两（9g），芍药三两（9g），生姜也是三两（9g），大枣十二枚，甘草二两（6g）。

桂枝汤中解表的药有桂枝、生姜。治里的药有芍药、大枣、甘草。我们学好一个方，还要重视解表药用量占了多少，桂枝、生姜用量加在一起是 18g；还要认识到治里药用量是多少，芍药 9g、甘草 6g、大枣十二枚，十二枚与克不是相等的。大枣有干的、湿的、半干半湿的。桂枝汤中的大枣应该是干的，干的大枣一枚大概是 2.5g，十二枚大枣应该是 30g。得出一个结论，解表的药是 18g，治里的药应该是 45g，治表的药没有治里的药用量大。

我们在学习的时候还要知道一个问题，解表的药有没有治里的作用？生姜有治里的作用，平时吃生姜是为了调理、温里；桂枝同样有治里的作用，还有温胃益中的作用，生姜温中降逆。紧接着我们又要思考一个问题，治里的药有没有解表的作用？从芍药味和性分析其是治里，没有解表的作用，大枣也没有解表的作用，甘草也没有发汗的作用。

我们认识到一个问题，解表的药有治里的作用，而治里的药没有解表的作用，应该得出一个什么样的结论呢？桂枝汤治疗的病证应该是以里证为主。但是，《方剂学》中桂枝汤是以解表为主。由于《方剂学》把桂枝汤列在解表剂，所以很多人在认识桂枝汤的时候把桂枝汤的作用局限在解表。我们学习桂枝汤，首先从桂枝汤用药用量，认识到一个问题，解表的药有 2 味，治里的药最少应该有 4 味。为何这样说呢，桂枝二分之一是治里，生姜二分之一是治里，桂枝、生姜两个二分之一加起来就是一，治里的药应该占到 4 味，在特定的情况下，治里的药应该大于 4 味。因为生姜既有解表又有治里，桂枝既有治表又有治里，相对而言，生姜、桂枝治里的作用多。桂枝汤治里的药应该是大于 4 味，治表的药充其量也就是 2 味。学方用方要想学好用活，关键就是要重视药物、药量所起到的主导作用。

通过以上分析我们认识到，桂枝汤应该起到一个解表的作用，以及补益缓急的作用，得出一个结论：桂枝汤应该是以治里为主，但并不否认解表的主导作用。

现在我们再思考一个问题，用了桂枝汤能不能把汗发出去？刚才我们说了桂枝汤以补为主，能不能发汗呢？补的力量大还是发的力量大？补能不能把汗发出来？有一定的困难。要想把汗发出来应该具备两个条件中的一个，在服用桂枝汤的时候应该将桂枝汤药液偏热一些。能不能把汗发出来？应该是可以的。为何这样说呢，假如说一杯水 80℃，在较短时间内把这一杯水喝完，会不会出汗呢？这就是热的作用。水中没有药，水偏热就能把汗发出来，我们给病人开的是桂枝汤，喝的不是偏凉的而是偏热的，能把汗发出来；药是温性，虽达不到 80℃，但吃的药有没有 60℃ 呢？退一步说 50℃ 能不能把汗发出来呢？张仲景明确提出来"啜热稀粥"，也就是说稀粥是热的，喝的速度恰到好处，会不会出汗呢？用桂枝汤要想达到发汗的作用，我刚才说两个条件具备一个条件，都能把汗发出来。

我们在认识问题的时候，还要发现发汗的药少治里的药多，能不能达到驱逐邪气的目的呢？假如说邪气侵犯肌表，用发的药没有用补的量大，能不能把邪驱除于外？事实上是完全可以的。在治病的过程中药物在发挥作用的时候体现在两个方面，一个方面是药物直接起到发汗的作用，同时我们也说了发汗的力量没有补的力量大，桂枝汤在发汗的时候其中一个道理，中医是这样认为的，桂枝、生姜是辛，大枣、甘草是甘，辛甘化阳而补卫，得出一个结论，用药之后，药物一方面发汗，另外一个方面，药物协助卫气，卫气积极奋起抗邪，两方面的作用结合在一起就是发汗。

还要思考一个问题，桂枝汤治疗的病证本身就出汗，现在还要发汗，会伤人的阴津。不驱除邪气不行，驱除邪气又伤人的阴津，方中用的芍药是收敛的，是酸的，中医认为酸甘化阴而补营，这样补卫以抗邪，补营以敛阴，达到的目的就是邪去而不伤人的阴津，收敛而不留恋邪气。

桂枝汤与麻黄汤有一个本质的区别，麻黄汤在发挥作用的时候主要就是药物来发挥治疗作用的，而桂枝汤在发汗时一方面是用药物驱除邪气，另一个方面是药物积极协助正气以驱除邪气，所以说麻黄汤与桂枝汤在发挥作用的时候不完全相同。可以这样说，桂枝汤既能积极驱除邪气又能积极调动人的积极因素以抗邪。积极调动人的正气在治病过程中非常重要，常常能达到良好的预期治疗效果。

对桂枝汤用药、用量及相互作用进行认识，桂枝汤辨治中医证型最少应该有两个方面，一个方面就是风寒表虚证，用张仲景的话就是太阳中风证。第二个方面就是脾胃虚弱证，从张仲景的论述是妊娠恶阻证。现在我们要认识到一个问题，桂枝汤不是单一的解表方，而是既可以治疗表证又可以治疗里证，也能同时治疗既有表又有里，比如说，一个人素体有慢性胃炎，这样的人会不会感冒？这样的人感冒了用了桂枝汤，桂枝汤应该发挥什么样的治疗作用？应该发挥两方面的作用，一方面就是疏散风寒，解除表邪，另外一个方面就是调理脾胃，药物在发挥作用的时候，是因人而发挥治疗作用的。比如说，这个人就是脾胃虚弱而没有感冒，方中桂枝、生姜如何发挥治疗作用呢？就不发挥解表发汗的作用，而是起到调中理中的作用，达到的目的就是调理脾胃，振奋脾胃之气。药物具有生化气血的作用，也就是说每一味药物的作用都不局限于一个方面，当我们用这一味药在方中有机结合配伍之后，就能根据病证表现而发挥良好的治疗作用。

我们学习桂枝汤要想使其治疗达到良好作用，就必须重视量的变化，在认识桂枝汤的时候，要注意到太阳中风证相当于今天所说的感冒。相对而言，今天治疗感冒用桂枝汤的机会不多，我们在学习麻黄汤的时候也提到一个问题，麻黄汤治疗感冒风寒实证或者说太阳伤寒证机会不多。相对而言，用麻黄汤治疗感冒的机会多还是用桂枝汤的机会多？麻黄汤治疗的证是实证，桂枝汤治疗的证是虚证。相对而言，实证容易恢复。实证，正气积极抗邪就行；虚证，需要正气积极恢复，恢复之后，才能积极抗邪。因此相对而言，桂枝汤治疗感冒的机会比麻黄汤要多。

我们再思考一个问题，在一般情况下，是实证自我恢复痊愈的多还是虚证自我恢复痊愈的多？应该是实证。得出一个结论：相对而言，桂枝汤治疗感冒偏多。紧接着我们要探讨一个问题，有没有人一年四季感冒，也就是说几乎是天天感冒？这样的病人虽然不是多数但是也有。西医常常把这样的病认为是免疫功能低下，功能紊乱，应该用桂枝汤来治疗。桂枝汤治疗的感冒应该属于疑难杂病的范畴，如果治疗的太阳中风证不属于疑难杂病的范畴，这个太阳中风证会自我痊愈的。

桂枝汤的用药用量决定治疗的病证，其中一个方面就是脾胃虚弱，脾胃虚弱这样的病在临床中比较多。大枣有补益脾胃的作用，甘草也有，芍药缓急止痛，生姜的作用就是调理脾胃。桂枝这一味药，我们可以这样思考一个问题，桂枝的皮叫肉桂，肉桂也有调理脾胃的作用。《神农本草经》在认识桂的时候专门说这样一句话：补中益气，补中益气的其中一个作用就是调理脾胃。在临床中用桂枝汤治表证偏少治里证偏多，里证就是脾胃虚弱证。

对于桂枝汤的用药，从另外一个角度理解桂枝汤也能治疗其他方面的虚弱。大枣、甘草补益也不是局限于脾胃，芍药的作用也不是局限于脾胃，桂枝、生姜的作用也不是局限于脾胃。因此，一个人咳嗽能用生姜，关节疼痛能用桂枝，生姜能治疗关节疼痛，桂枝能治疗咳嗽。中药学虽然没有提出来桂枝治疗咳嗽，但中药老祖宗《神农本草经》论述"桂"有治疗上气咳逆的作用。

要学好桂枝汤就要对方中每一味药认真地分析与研究，还要对方中用量做一个深入的探讨，最后得出一个结论：桂枝汤既可治疗表证又可治疗里证，从临床角度应该以里证为主，不能否认治表的作用。

第 14 讲
学好桂枝汤的若干问题（一）

这一节我们讨论一下学好桂枝汤的若干问题。桂枝汤治疗的具体病证表现有哪些？根据张仲景论述"太阳病，头痛，发热，汗出，恶风"，叫作太阳中风证。张仲景又说"吐利止而身疼不休者"，告诉人们可以治疗身疼痛。张仲景又说"太阳中风，阳浮者，热自发，阴弱者，汗自出，啬啬恶寒，淅淅恶风，翕翕发热，鼻鸣，干呕者"，要用桂枝汤。

我们还发现一个问题，麻黄汤治疗的诸多症状表现桂枝汤都能治疗，是不是这样呢？麻黄汤能治疗发热，桂枝汤也能；麻黄汤能治疗恶风，桂枝汤也能。张仲景在《伤寒论》第35条说："太阳病，头痛，发热，身疼，腰痛，骨节疼痛，恶风，无汗而喘。"要用麻黄汤。麻黄汤可以治疗头痛，桂枝汤可以；麻黄汤可以治疗身疼痛，桂枝汤也是可以的。我们在认识桂枝汤的时候，张仲景说鼻鸣，鼻鸣相当于今天所说的鼻塞不通，麻黄汤也能治疗鼻子不通，也能治疗恶心。张仲景在《伤寒论》第3条说"太阳病，或已发热，或未发热，必恶寒，体痛，呕逆"，出现了消化道的病证。还要搞清楚一个问题，即平时肠胃就不太好，还是感冒引起的脾胃不舒，就是说平时肠胃不太好，又感冒了，在确立方药时要考虑感冒引起的脾胃不舒。

如果是感冒了，用治疗感冒的方，就能达到治疗目的。如果素体脾胃不太好又感冒了，治疗既要重视感冒又要重视脾胃，只有两方面兼顾，才能取得最佳治疗效果。

刚才我们说麻黄汤治疗的诸多症状表现桂枝汤都能治疗，再一个方面，运用桂枝汤有没有特殊的辨治要点呢？如果没有，在治疗的时候就麻烦了。如果没有，选用麻黄汤合适还是桂枝汤合适呢？就没有遵循的基本原则，现在我们必须认识到运用桂枝汤必须具备三个要点，第一个要点就是汗出，第二个要点就是口淡不渴，第三个要点就是舌质淡、苔薄白。同学们又发现一个问题，麻黄汤与桂枝汤辨治要点重复了两个，一个是口淡不渴，一个是舌质淡、苔薄白，具有绝对不同的麻黄汤是无汗，桂枝汤是汗出，辨汗出与不汗出是临床中辨治虚实的一个要点。为何这样说呢，出汗就意味着虚，如果没有虚是不会出汗的。

我们还要重视思考一个问题，麻黄汤与桂枝汤治疗的病证都是寒，寒的特点是凝。凝的特点应该是无汗的，桂枝汤主治病证感受的外邪是寒，应该是不出汗。为何会出汗，这里要突出一个虚。卫虚，卫起到一个绝对作用就是保护自己，保护不了自己就会让别人把它的东西拿走，现在把阴津拿走了，变成汗。凡是认识一个寒证，只要出汗，都有一个病变证机是虚。

下面我们思考一个问题，神经性头痛是不是太阳中风证？神经性头痛是太阳中风证中的一个症状表现，都是头痛，不是太阳中风证而是内伤杂病。我在门诊上班遇到一个男同志，他说头痛，忽然让我想到一个问题，我们在学习基础知识的时候头痛有太阳头痛、少阳头痛、阳明头痛等。太阳头痛在后，阳明头痛在前，少阳头痛在两侧。我问他头哪里最痛，他摸摸头说整个头都是痛的，整个头痛是不是太阳呢？还是一个问号。刚才还有一句话没有说，厥阴头痛在最上，少阴头痛是整个头，刚才所说的像不像少阴头痛呢？很像。从疼痛的病变部位已经抓不住辨证要点了，接着我们从另外一个角度考虑问题，他说只要头痛就出虚汗，符合我们用桂枝汤的一个要点：汗出。太阳所主时间是从巳到未上，也就是说从早上9点到下午3点，这个时间段属于太阳所主时间。现在再把一个问题搞清楚，一个是汗出，一个是时间，这两个条件不一定都具备，只要具备了汗出就可以把病变辨为虚证。如果这个头痛在上午9点到下午3点，这个时间段疼痛最明显，对于我们辨治用桂枝汤是非常重要的，但不一定都具备，最好都要具备。

如果一个头痛在中午疼痛最明显，病人就是不出汗，应该用什么方？显然不是桂枝汤，辨证不一定都具备，如果都具备了，我们辨证就抓住了要点，如果不具备，我们还要问有没有汗出。再一个方面，如果头痛是在上午 9 点到下午 3 点没有出汗，这能不能用桂枝汤？进一步还要验证口淡不渴，舌质淡、苔薄白。还有一个是我们辨证不可忽视的一个方面，脉虚弱，病人没有出汗，我们能不能把病辨为虚证？应该可以的。这就是我刚才所说的这两个都具备，一定要搞清楚在临床中治疗神经性头痛，就是有一个时间段不出汗，通过摸脉象虚弱，照样可以辨为虚证，照样用桂枝汤，同样能达到预期治疗目的。换一句话，我们学习桂枝汤治疗神经性头痛有灵活性，通过积极治疗可达到预期治疗目的。

再思考一个问题，张仲景在《伤寒杂病论》有没有论述桂枝汤能治疗头晕这个症状呢？张仲景没有明确提出来。举一个例子，前一段时间，来了一个男同志，他说是低血压，高血压和低血压都会出现头晕，他说有时吃西药血压恢复正常了，有时吃中药血压也恢复正常了，但就是头晕的症状没有解除。我们在辨证的时候一定要看病人的舌质、舌苔，另外就是要摸脉象，接着病人说只要头晕就眼前发黑，并且说眼前一发黑就整个身体出冷汗，他说到这里我的心中已经清楚了，病证表现应该属于桂枝汤治疗的病证。

我们辨证的要点不是辨头痛还是辨头晕，而是要辨清有没有汗出，舌质是不是淡，脉是不是虚弱，通过积极的治疗，1 周左右症状控制，两周左右血压恢复正常，对此我们中医辨为营卫虚弱证。再想一个问题，桂枝汤治疗太阳中风证应该是感受外邪，如果没有感受外邪，我们通常不说太阳中风证而说是营卫虚弱证。刚才通过认识病例得出一个结论，我们应用桂枝汤要抓的核心症状是汗出，口淡不渴，舌质淡，苔薄白。

在学习桂枝汤治疗的基本病证表现的时候，就提到一个身体疼痛，这样的病相对来说是比较多的，治疗的难度也是比较大的。举一个例子，就是在两个月前左右，有一个男同志说他是痛风，病人首要的症状是以疼痛为主。这个男同志就是脚趾痛，影响走路，他说吃药没有达到止痛的目的，一吃西药就能明显止痛，不吃疼痛又出现了。我问他出汗不出，他说不出汗，摸脉象相对而言有点虚，我们应该用桂枝汤。经过一个月的积极治疗，痛风症状被完全控制了，到目前为止两个月了，病人还在吃药。为何还要继续吃药？由于疼痛影响了走路，现在走路恢复了正常，他害怕病证复发。第二个方面他觉得吃药感觉全身舒服，不仅脚不痛了，还感到全身精力都比以前好多了，他说计划吃药三个月，一方面调理身体，另外一个方面巩固治疗效果。

从另外一个角度考虑问题，病人吃桂枝汤久了会不会中毒？不会的。桂枝汤是一个比较平和的方，这里我还要补充一句话，用桂枝汤治疗痛风的时候由于病人疼痛比较明显，我在开桂枝汤的时候把桂枝汤的用量加大，正好乘以2，通经的作用增强了，缓急的作用增强了。用量比例没有调整，按比例增加用量取得了良好的治疗作用。

关节疼痛能不能用桂枝汤，用桂枝汤辨治要点是什么？学习要达到的一个目的就是举一反三。我们在前面学习麻黄汤的时候，可以治疗慢性鼻炎，桂枝汤也能治疗慢性鼻炎。辨证的要点与麻黄汤相比变了，和我们刚才所说的桂枝汤证没有变。凡是应用桂枝汤，辨证要点不能变。

慢性胃炎能用桂枝汤。桂枝汤辨治慢性胃炎必须符合脾胃虚弱，但不是所有脾胃虚弱都能用桂枝汤。如果是的话，脾胃虚弱就要一个桂枝汤，不需要其他方了。桂枝汤辨治脾胃虚弱一个具备汗出，一个时间是太阳所主的时间，任何一个方扩大应用都有其局限性，就是被辨证要点所约束的。

桂枝汤能不能治疗便秘？举一个例子，也是在去年下半年，大概就是在七月左右，有一个女同志，她说是习惯性便秘，吃西药一吃大便就通，吃中药一吃就通，不吃药便秘就复发了，吃药没有痊愈这是为什么，从我们中医角度一定要重视辨证。张仲景在《伤寒论》中第56条说"伤寒，不大便六七日，头痛有热者"，应该是热在里，在辨证的时候张仲景说小便清者，知不在里，这个人是习惯性便秘，有一个关键症状，经常出虚汗。吃了西药，吃了中药，大便通了，可汗照样出，大便仍然会干。在治疗的时候，一方面要重视通大便，更重要的问题就是要把汗止住，不出汗了，津液不损伤了，大便就通畅了，我开桂枝汤最后达到了治疗目的。

再讨论一个问题，荨麻疹能不能用桂枝汤？荨麻疹的病变部位应该在肌表营卫，辨治应用桂枝汤的要点，一个是虚，一个是寒，这两个缺少一个都不行。万变不离其宗，抓住病变证机就是虚和寒，这就是我们运用桂枝汤辨治诸多疾病的一个核心要点。

学好桂枝汤的若干问题（二）

这一节我们继续学习学好桂枝汤的若干问题。桂枝汤，这个方是临床中治疗诸多疾病效果非常理想的一个方。在学习的过程中，服用桂枝汤是否需要巩固治疗呢？这是一个辨证的问题，比如说病是新感而非久病，即太阳中风证用了桂枝汤，太阳中风证痊愈了，有没有必要继续用桂枝汤呢？第二个方面，病非新病而是久治不愈的太阳中风证。同样都是太阳中风证，一个是时间比较短，一个时间比较久。举一个例子，我在门诊上班，遇到一个女同志，我问她主要是哪儿不舒服，她说经常感冒，接着我问她一句话，一个月感冒一次还是两个月感冒三次？她说了这样一句话，一年感冒还不到一次，当时在门诊有几个实习生都是看着她，看她精神有没有问题，她紧接着说了这样一句话，她说还没有说完呢，我说你继续说，她说大年初一感冒到了大年三十还没有好，我紧接着说了一句话，你是不是几年感冒一次？她说是的。这个感冒很顽固，我们在这种情况下，要明白抓什么样的辨证要点。假如说我们开了桂枝汤，病人一吃症状消除了，巩固的时间从我的临床体会，最少应该在两个月以上，短时间很难把她的虚补上来，用西医的话说短时间很难把她的免疫功能提高。

同样是感冒，这个感冒就要巩固治疗，病不是太阳中风证而是内伤杂病，有没有必要巩固治疗？回答是肯定的，用桂枝汤治疗太阳中风证，在临床中不需要调整桂枝汤的用量。如果病轻，病人不会来让我们给他开桂枝汤的；如果病比较重，我们在用的时候加大桂枝的用量，还要加大芍药的用量，还要加大生姜、大枣、甘草用量，要按比例同步增加，不要随便地调整用量的比例关系，这是一个概念。

第二个概念就发生变化了，运用桂枝汤不是辨治太阳中风证而是辨治内伤杂病，完全可以酌情调整方中用量。举一个例子，比如说我们用桂枝汤治疗脾胃虚弱属于西医的慢性胃炎，中医在辨证的时候，其中病人说吃热的饭，饭是热的进到了胃中仍然感到是凉的，这个胃寒很明显。在通常情况下，吃的热饭进到胃中应该是热乎乎的。但是我们在临床实际中有些病人就是说吃的是热饭进到胃中感到胃中是凉的。在这种情况下，我们可以把桂枝、生姜的用量做一个调整。这个脾胃虚弱偏于寒。

再举一个例子，我在门诊上班的时候遇到一个病人，她说是慢性胃炎，我们对她的主要症状表现进行分析、归纳、总结之后，认为属于我们中医的脾胃虚弱，她说她只要一劳动就会出现胃中不舒服，她又说今天什么也没有干，她的病可能发作也可能就没有发作，思考一下，人能不能一天24小时都坐在凳子上或者说都睡在床上呢？她说从楼下走到楼上，走的速度并不太快就觉得胃中不舒服，她这个胃病偏于虚，虚有两个，即虚寒、虚热。我们怎样知道她是虚寒呢？还要问一下，病人说口淡不渴，再看一下舌淡苔白，用桂枝汤应该调整大枣用量，用甘草补气。从中医的角度，人一活动就伤气，气本来就虚，伤气气不得温煦脉络，脉络拘急，出现胃中不舒服，可能是痛，也可能是胀。

再举一个例子，一个人是慢性胃炎，我们中医把他辨为脾胃虚弱，有没有可能这个慢性胃炎以胃痛为主，相对来说，应该调整芍药用量缓急止痛。我们在认识问题的时候一定要知道桂枝汤治疗太阳中风证，随着病的病情比较重，按比例调整用量。如果治疗的是内伤杂病，根据病的主要矛盾方面调整用量。桂枝汤其中一个辨治要点是汗出，现在我们要讨论一个问题，无汗能不能用桂枝汤，也就是说病人无汗能不能用桂枝汤？假如说我们在临床中遇到一个顽固性感冒久而不愈的病人，他（她）说历来不出汗。在通常情况下应该选用麻黄汤。刚才我说久而不愈，意味着他（她）应该有虚，病久了伤正气。在临床实际中，根据我治病的体会，发现遇到一个病人久而不愈不出汗，用麻黄汤加补气药不如用桂枝汤治疗效果明显。

相对而言麻黄汤和桂枝汤这两个方，哪一个药发汗的作用明显？应该是麻黄汤；久而不愈要立足于既发又补，兼顾正气，运用桂枝汤要认识到，如果无汗，两个条件只要具备一个就行，即桂枝汤治疗太阳伤寒证两个条件只要具备一个条件就行，一个是久而不愈，一个是脉虚弱。脉虚弱这样的病，是虚证，脉象应该可以反映疾病的本质。

再一个问题，怎样理解桂枝汤治疗恶风与恶寒？在通常情况下，人们说桂枝汤治疗的是恶风，麻黄汤治疗的是恶寒，这是不全面的。张仲景在《伤寒论》中第12条是这样说的："太阳中风，阳浮而阴弱，阳浮者热自发，阴弱者汗自出，啬啬恶寒，淅淅恶风。"这就告诉人们同样是太阳中风证，如果病比较重就是恶寒；如果病比较轻就是恶风。张仲景在论述麻黄汤的时候，在《伤寒论》第35条说："恶风，无汗而喘者，麻黄汤主之。"提到了是恶风，我们在认识的时候就知道"恶风"与"恶寒"不是区别麻黄汤与桂枝汤的要点而是用来区别病轻与病重。怎样叫作恶风，怎样叫作恶寒？比如说，我们现在坐在屋里，风吹一下怕冷，风不吹不怕冷，这叫恶风；我们坐在屋里，没有来风也感到怕冷，这叫恶寒，恶风与恶寒，不代表病变的虚实，只代表病证的轻重。

在学习的过程中还要知道桂枝汤是怎样治疗妊娠反应的，也就是说治疗的病证是妊娠恶阻证，运用桂枝汤并非针对所有妊娠病证而是针对脾胃虚弱，并不是说所有妊娠恶阻都出现脾胃虚弱，所有妊娠恶阻都是脾胃虚弱是不是都是用桂枝汤？不是的。如果所有的妊娠经过辨证都是脾胃虚弱，所选用的方都是桂枝汤，那其他方就不需要再学了。而运用桂枝汤治疗妊娠恶阻证属于脾胃虚弱证，必须具备两个条件，一个汗出，一个中午加重。举一个例子，也是今年大概就是上半年的时候，有一个孕妇，她说吃什么吐什么，用中药、西药都没有有效地控制症状。当我问她平时出汗不出，她说不出，紧接着她又说一吐就出汗。她说早上呕吐明显，中午明显，下午明显，有时夜里还要吐。当然有的人看到她反应非常重，建议她流产。但是她总是要坚持一种信念，就是吃药保胎不流产，她宁可痛苦也不听别人的话。在这种情况下，她给我说了这样一句话，使我记到了心中，她说早上吐明显，中午吐明显，晚上也吐，下午也吐，到了中午能把胆汁都吐出来，说明了中午呕吐最重，又要用我们学习的桂枝汤。

如果一个女同志产后感冒了，我们中医把她辨为太阳中风证，应该用桂枝汤，这是名正言顺的。如果一个人产后感冒了，通过辨病证表现，我们把她辨为太阳伤寒证，从理论上应该用麻黄汤；从临床实际中应该用桂枝汤。为何要用桂枝汤，有几方面的原因，其中一个方面是产后，这个人意味着应该有虚，虚还是不虚核心是摸脉象。这个人产后大部分应该是虚，即便不虚也不能首先考虑麻黄汤。为何这样说呢，用麻黄汤发汗效果比较明显，产后小孩子要吃乳汁的，发汗会伤人的阴津，常常会出现一个弊端，即影响乳汁的分泌，所以对于产后感冒，经过辨证是太阳伤寒证，应该用桂枝汤，能不能发出汗？是没有问题的，药物能不能发出去？最起码喝的汤是热的，再加上产后盖的被子应该不能偏少。

我在门诊上班，经常遇到一些女同志，在夏天生了小孩子，说当时怕热盖的少了，或者说用了一点电扇，或者是又用了一点空调，最后引起全身的肌肉疼痛、关节疼痛，病人都是说非常后悔，她后悔了并不可怕，用我们学习的中医的方来补救，只要辨证对待，我们说不可怕，只要有信心，只要能坚持吃我们的中药，最终能够达到预期治疗效果。

最近有一个女同学说她是骨质增生，关节疼痛，上楼下楼都影响走路，我给她开方以桂枝汤为基础方，已经吃了两个月，她说所有的症状都已经消除，上楼下楼没有反应，她就是想巩固治疗，这说明桂枝汤能治疗关节疼痛。

再一个方面，用桂枝汤与针刺风池、风府穴相配合，我们在前面学习的时候，提出了这样一个问题，太阳中风重证可以用桂枝汤加大用量，这是一个思路。如果遇到一个太阳中风重证，不加大桂枝汤的用量而是配合针刺的方法，也能达到预期治疗目的。张仲景在《伤寒论》中第24条是这样说的："初服桂枝汤，反烦不解者，先刺风池风府，却与桂枝汤则愈。"

我们学习应用桂枝汤，既要知道加大药量能够达到治疗目的，又要知道针药并用同样能够达到预期治疗目的，这是我们学习应用不可忽视的一个方面。张仲景在《伤寒杂病论》中，认识桂枝汤治疗的病变证机是"荣弱卫强"，我们今天讨论的问题，从中医这个角度是卫弱，桂枝汤治疗的病证是卫气虚弱。张仲景在《伤寒论》中第95条是这样说的："太阳病发热汗出者，此为荣弱卫强，故使汗出，欲救邪风者，宜桂枝汤。"张仲景为何要提出是卫强呢？我们思考一个问题，营卫都是虚弱，在受邪方面相对而言卫气与营气哪一个受邪明显，应该是卫气，营卫都受邪了，相对而言是卫气抗邪明显还是营气呢？应该是卫气。张仲景所说的卫强，不是指卫气强盛而是指卫气与营气相比受邪比较明显，抗邪比较明显，相对而言用了一个"强"来形容。这样我们就知道张仲景所说的"荣弱卫强"，荣是指营，强是指抗邪受邪而言。在临床实际中我们用桂枝汤治疗病证，仅仅只用桂枝汤局限性还是比较大的，我们学好用活桂枝汤前提是用桂枝汤为基础方，在基础方的基础之上要进行变化应用。简单地回想一下，麻黄汤治疗太阳伤寒证，桂枝汤治疗太阳中风证，桂枝汤和麻黄汤配合在一起治疗的病证是什么呢？麻黄汤和桂枝汤合在一起，其中一个方叫桂枝麻黄各半汤，治疗的病证是太阳伤寒轻证；桂枝汤和麻黄汤合在一起，有一个方叫桂枝二麻黄一汤，治疗的病症是太阳中风轻证；桂枝汤和越婢汤合在一起治疗的病证是太阳温病证。

同样是麻黄汤，同样是桂枝汤，两个方合在一起为何一个治疗的是虚证，一个治疗的是实证？其中一个主要的方面就是用量调配的变化，经过学习总结到临床中验证，我发现这样一个问题，麻黄和桂枝配合在一起，如果麻黄的用量大于桂枝，治疗的病证以实证为主；如果麻黄配桂枝，麻黄的用量小于桂枝，治疗的病证以虚证为主。

第 16 讲

怎样学好小陷胸汤

下面，我们学习怎样学好小陷胸汤，在学习小陷胸汤之前，先简单地思考一个问题，小陷胸汤治疗的病证病变的部位应该在哪里？张仲景在《伤寒杂病论》中说小结胸病病变的部位在胸中。接着又说，"正在心下"，胸和心下是不是一个地方呢？胸在哪儿，胸在胸儿，心下在哪儿？张仲景又说了这样一句话"按之则痛，脉浮滑者"，要用我们学习的小陷胸汤。

下面探讨一下"结胸"之胸，这个胸有几个呢？前面叫胸，后边叫什么（背），胸分不分左右（分），这样一说这个胸应该有几个？有的说一个，有的说两个，对此必须知道，一个胸是胸肺之胸，一个是心胸之胸，一个是胸膜之胸。我们从临床角度考虑问题，应该考虑到一个问题，就是要知道小陷胸汤既可以治疗胸肺之胸的病变，胸肺之胸的症状表现应该是咳喘；心胸之胸病变的主要症状表现应该就是心悸，心烦，心痛；胸膜之胸病变主要症状就是疼痛。

学习中药的时候，黄连治疗的病证，从中药学这个角度是治上、中、下三焦中的中焦，张仲景在论述黄连的时候，可以治疗上焦的病证，张仲景是这样说的："心气不足，吐血，衄血，泻心汤主之。"心气不足指的是心中的阴气不足，换一句话说就是热占到了主要矛盾方面，这里就是上焦。再一个方面，张仲景在《伤寒杂病论》中说："心下满而不痛者，此为痞，柴胡不中与也，宜半夏泻心汤。"黄连可以治中焦的病证。黄连能不能治疗下焦的病证？张仲景在《伤寒杂病论》中又说："热痢下重者，白头翁汤主之。"可以这样说，黄连清热是哪里需要哪里发挥作用。比如说，皮肤上出现了热的病证表现能不能用黄连呢？也可以，张仲景有没有这样的方呢？浸淫疮用黄连粉方，黄连粉方有几味药？最起码应该有一味药，黄连，这是黄连治疗的病证表现以及所在的部位不局限在一个方面。

再一个方面，我们思考一个问题，关于半夏作用部位。半夏能不能治疗上焦肺的病证？没有一点点问题，我们的《中药学》讲的半夏就能入肺。半夏能不能治疗心的病证？张仲景在《伤寒杂病论》中说："心下悸者，半夏麻黄丸主之。"心下这个概念又发生变化了。刚才说心下有三个，一个是胃脘，一个是胁肋，一个是腹部。现在心下又发生了变化，是两个概念，一个概念心下，下指的是里边。心下，下是里边，心下实际是就是心里悸，可以治疗心下悸，病变的部位就是心里悸，"里"人们一般情况下不说，说的是心悸。举一个例子，我在门诊上班，有一个女同志七十多岁，我问她哪儿不舒服，她没有说任何话，她的儿子给我一个检查的报告单，一看报告单上写的是浅表性胃炎，病变部位在胃。我问她哪里不舒服，她说整天心慌，她说的心慌指的是哪里？实际上她说的心慌就是胃慌，她整天感到胃中空虚惶惶然。刚才所说的话有原来所说的含义，到现在的又一个含义，半夏麻黄丸治疗的病证在哪儿？可能是在心也可能是在胃，张仲景在《伤寒杂病论》中还有一个方叫瓜蒌薤白半夏汤，思考一个问题，半夏白术天麻汤是治哪里的病证？不是张仲景的方，是治疗头部的病证；瓜蒌薤白半夏汤治疗的病证是什么？应该（张仲景说的）是胸痹。胸有几个胸？有三个胸。

再想一个问题，半夏能不能治疗中焦的病证？应该能。张仲景在《伤寒杂病论》中说主呕吐不得入者应该用小半夏汤。再想一个问题，半夏能不能治疗中焦、下焦的病证呢？张仲景是这样说的："其人欲自利，利反快，虽利，心下续坚满，此为留饮欲去故也，甘遂半夏汤主之。"得出一个结论，半夏治疗的病变部位仍然是哪里需要哪里去。

再看一下瓜蒌的作用病变部位在哪里，根据张仲景的论述，能治疗上焦的病证，也能治疗中焦的病证。由于黄连、半夏、瓜蒌实各自作用的特殊性，组方合用的聚合性，临证针对痰热的切机性，所以辨治痰热的病变部位具有广泛性和不确定性，以此才能用活小陷胸汤，辨治诸多复杂的病证。

下面我们举一个例子，我在门诊上班，遇到一个病人，头昏十多年，头历来不痛、不晕，也历来不困，她就是昏。说这昏是什么感觉呢，这是不好用语言准确表达的，就是影响她的生活质量。经过多次检查什么问题也没有，吃了很多药，就是感觉症状改善不明显。她整天感到她的头是在大雾之中，眼困不想睁，自己感觉发热，体温不高且正常，大便微溏，身体困重，舌质红，苔黄略厚腻，脉象沉。在这种情况，我把她辨为痰热上蒙清窍证。说到这里，我们简单地认识一下小陷胸汤，黄连是清热燥湿；瓜蒌是清热化痰；半夏是燥湿化痰。总的来说，黄连虽然是燥湿，也能燥痰，湿与痰的关系是湿聚为痰，湿为痰之源。小陷胸汤作为一个治疗痰热证的基础方。当时，我给她开小陷胸汤、栀子豉汤与桂枝甘草汤合方。开了黄连、姜半夏、全瓜蒌、栀子、淡豆豉、薄荷、川芎、桂枝、炙甘草。每天一剂，每日服三次；第二次复诊，她说头昏头沉减轻，既然减轻，我们就要按前方继续治疗；第三次复诊，病人说主要的症状表现基本上解除，我们又用前方吃了六剂；第四次复诊，病人主要症状已经消除，自己感觉没有症状，但是由于自己得病多年，还要巩固治疗，又吃了六剂，最后达到了治疗目的。一年之后病人告诉我，头昏已经彻底解除。

下面我们思考一个问题，根据头昏头沉能不能辨清是痰热呢？头昏、头沉，仅仅是痰的基本症状表现，换一句话说，我们在临床实际中，凡是见到头昏头沉都可以从痰辨治。再换一句话说，都可以从痰去治疗，仅仅是痰，还辨不清是痰热，我们在治疗的时候，必须做到既要辨清痰又要辨清痰的属性，病变属性就是要辨寒热，根据舌红、苔黄腻，这样我们就把它辨为痰热，一定要认识到辨痰热，辨哪里的症状表现或者说体征比较重要？舌和苔，肢体困重，告诉我们是湿热壅滞，更因病变部位在头，所以我们把病辨为痰热上蒙清窍证，小陷胸汤清热燥湿，行气化痰；栀子豉汤清热燥湿，宣散郁热；桂枝甘草汤温通阳气，为何还要温通阳气？痰阻塞了，不通，遇到寒凉的药也不容易通，要想通，必须要在寒凉药的基础上配上温的药，加上薄荷是清利头目的药，加上川芎是辛散利血、行气通阳。

方药相互为用，最终达到预期治疗目的。

说到这里，我们想一下，痰热在肺能不能用小陷胸汤？瓜蒌能不能化痰？半夏能不能燥湿化痰？黄连能不能清热？都是可行的。能不能治疗痰热在心？假如说一个人冠心病不是以疼痛为主，就是以胸闷为主，我们一看舌质舌苔辨为痰热，用小陷胸汤效果非常显著。比如说胸胁，如果一个人是胸膜炎，我们知道的症状表现，看一下舌质舌苔，照样辨为痰热，照样以小陷胸汤为基础方；小陷胸汤治疗的病证部位，上中下，不要把它局限在某一个方面，只有这样我们才能学好用活小陷胸汤。

第 17 讲

怎样学好风引汤

这节我们学习怎样学好风引汤。张仲景在论述风引汤的时候有一种独特的论述方式，在一般情况下，张仲景在论述方与病证之间关系的时候是先说病证表现，后说方药。张仲景在论述风引汤的时候，先说方名，然后说这个方可以主热、瘫、痫。

热，思考一个问题，热有几个热，第一个大的方面，就是外感热病，病证表现以热为主或者是热夹内风；第二个方面，内伤杂病，病证表现以热为主或者是热化夹风；第三个方面辨热的基本脉证或者是高热。认识中医的高热有两个概念，一个指的是体温升高，第二种可能性，一量体温就是正常，病人就是说高热，热得非常明显，烦躁，口渴，大便干结，小便短赤，这些症状表现不一定都具备，要具备的必须是舌红苔黄。

口渴应该是一个辨热的主要症状表现，是不是唯一的？不一定。为何这样说呢，张仲景在《伤寒杂病论》中提出来，口渴非常明显，其中说了这样一句话：消渴，想一想，消渴喝水多，应该用清热的方，事实上，张仲景在《伤寒杂病论》中多次提到消渴，其中一次提到的是五苓散，就是《伤寒论》中第 71 条的论述。五苓散证中口渴是在临床中辨热的一个主要方面，但不是唯一的辨证要点，唯一的辨证要点也不是摸脉象，热应该是脉象快，事实上，不一定。张仲景在《伤寒杂病论》中提出来，脉迟要用大承气汤。张仲景在《伤寒杂病论》中又提出来脉数的当下之，病变的证机是寒，得出来一个结论，寒邪也能引起脉象跳得快。说明摸脉象不是唯一的辨热证寒证的要点，而唯一的则是舌红苔黄，如果这个人既是舌红又是苔黄，我们就把它辨为热证。

举一个例子，我在门诊上班，有一个女同志，大概就是 50 岁左右，身体发热，这样的症状表现，西医很容易把她诊断为更年期综合征，现在叫作围绝经期综合征，虽然语言表达不一样，但是它表述的症状表现没有区别。病人说发热，西医说是更年期综合征，就是内分泌及激素出现了异常。这个人体温不高，就是觉得热，用什么药都散发不出来，总是觉得热在内部向外蒸发。根据她的病证表现，属于内伤杂病，一看舌质红，舌苔黄，这样我们就应该把她辨为热。为何要选用风引汤而没有选用其他方呢？主要是一摸脉象，脉象不虚，不虚，换一句话就是实。根据她的病证表现，她又说了这样一句话，给我们辨证提供了一个至关重要的症状。她说整天感到热，热散发不出来。我们再想一下一个人身热是不是 24 小时都是热？不是的。她说只要她一热，热得她自己感觉是轻飘飘的，说明她走路不稳，她自己感觉是轻飘飘的，但是她也说了她历来没有摔倒过，热的时候全身的肌肉都是比较拘紧的，手指拘紧，类似人们所说的抽筋，并不是说每一次发热都有这样的症状，但是这样的症状伴随的比较多。我们就想到是热生风，我根据她的病证表现给她开风引汤。从西医的角度开的是调节激素的药。我给她开药，一周基本上解除大部分症状，连续治疗一个月左右，病证得到了完全的控制，这就是张仲景论述风引汤治疗热的例子。

再一个方面就是痿，痿简单地说就是痿痪。从另外一个角度讲痿就是活动不便，活动不便常见的有重症肌无力、肌营养不良症，或者是多发性神经炎，病证表现的特点是下肢无力，病证表现应该以热为主；第二个方面，中风后遗症的主要病证表现是半身不遂，一提到半身不遂，大家会想到《医林改错》中有一个方叫补阳还五汤，人们把这个方作为一个治疗中风后遗症的常用方。根据临床治病体会，我深深体会到半身不遂的病变证机并不局限在补阳还五汤，补阳还五汤治疗的病变证机，涉及两个方面，一个方面是气虚，一个方面是血瘀，应该是气虚为主要方面。

举一个例子，我在门诊上班，遇到一个男同志，大概 40 多岁，他是由高血压发展为中风，经过治疗，留下的是半身不遂，他来找我们看病的时候，他说了这样一句话，我认为对于我们辨证起到了很重要的指导意义。他说中医大夫基本上开的都是补阳还五汤，他自己觉得吃药病证没有减轻，反而觉得全身沉重乏力，昏昏沉沉。我根据他的病证表现，舌红苔黄，没有把他辨为气虚血瘀，而是把他辨为热生风，风伤经，经脉不得柔和，开风引汤，经过 4 个月的治疗，病人由原来坐车变成自己扶拐杖走路。又经过 4 个月的治疗，这个人自己能够照顾自己，不再扶拐杖，得出一个结论：治疗瘫，不要局限在一个方面。我们在临床中通过仔细的辨证，要知道张仲景所说的风引汤治疗热、瘫、痫，是治疗瘫以热为主要矛盾方面的一个重要方。

前一段时间，有一个病人是偏瘫。根据辨证既有热，热还是比较明显的，又有虚又有瘀。我给他开了两个方，一个风引汤，一个补阳还五汤，让病人这样服药，即早上服风引汤，中午服补阳还五汤，下午服风引汤；第二天早上服补阳还五汤，一天三次，交叉服用，大概经过 1 个月左右的治疗，病人有明显的恢复，说这样的话就是告诉大家在临床中用方，具备什么样的证机就要用什么样的方。

再一个方面，脑炎、脊髓灰质炎会不会引起瘫？脑炎这样的瘫从我们中医认识，它的病因病机在绝大多数情况下是以热为主。再举一个例子，也是在今年上半年，有一个小孩子大概就是六七岁，他是脑炎经过治疗出现有部分后遗症，后遗症其中一个方面是走路不太方便，第二个方面是说话不太方便，这个小孩子来找我们看病的时候，他的病史时间不长，根据她的症状表现仍然是以热为主，用风引汤，经过积极的治疗，到目前为止恢复得还是相当满意的，只要积极地再治疗一段时间，我想脑炎的后遗症能够得到进一步的改善，说不定能够恢复得像正常人一样。

第三个方面应该是痫，痫很容易就想到是癫痫；再一个方面不局限于癫痫，在临床中遇到一些疾病，就是发作性神志障碍，用风引汤同样能取得良好的治疗作用。

学习风引汤要知道方药的组成，下面我们简单地考虑一下用药要点，大黄是泻热熄风；石膏、寒水石是清热益阴熄风；龙骨、牡蛎是潜阳熄风；滑石渗利湿浊；赤石脂、白石脂固涩收敛熄风；紫石英重镇熄风，潜阳安神；干姜、桂枝辛散温通透经；甘草益气缓急。

现在我们看一下大黄和桂枝，它们的配伍关系是相反相畏，相反一个是寒，一个是温；相畏，就是指一种药物能制约另一种药物的弊端，这个相畏与十九畏的"畏"虽然是一个字，含义却有很大的区别，桂枝制约大黄，大黄制约桂枝。石膏与寒水石的关系属于相须配伍；大黄与石膏、寒水石的配伍属于相使配伍。我们要搞清楚龙骨、牡蛎是相须，什么是相须？就是它们的关系比较密切。大黄、龙骨、牡蛎是相使关系，什么是相使关系？一个方面是主流，一个方面是协助，另外一个方面兼顾其他方面。干姜和桂枝是什么关系？赤石脂、白石脂属于什么关系？一家人关系，相须为用。滑石和甘草属于什么关系？滑石是利湿的，甘草是生津的，它们之间的关系我们要搞清楚。紫石英、龙骨、牡蛎属于相使关系，干姜、桂枝与石膏、寒水石，它们的关系是相反，相反起什么作用？寒得温清热不凝，温得寒温通不助热。滑石、赤石脂、白石脂属于相反相畏，搞好关系至关重要。

我们还需要了解它们之间用量的关系。比如说治疗热生风，大黄与桂枝怎样调配比例关系呢？谁应该起到主流呢？大黄与桂枝的关系告诉我们泻热与通经的用量关系；石膏与寒水石告诉我们治疗热盛的关系；大黄与石膏、寒水石用量的关系，告诉我们泻热与清热之间的用量关系；龙骨与牡蛎之间的关系，告诉我们安神与潜阳必须重视用量调配；大黄与龙骨、牡蛎呢，告诉我们泻下与潜阳安神之间的关系，它们的关系对于我们学习应用都是非常重要的。

下面我简单介绍一个病例，高血压的主要病证表现应该是头痛，头晕，急躁，大便干结，乏力，手足麻木，遇到这样的病人，我们辨证为肝热上扰生风。我当时给她开了一个风引汤，加了一个黄芪，这里边大家发现一个问题，说的是赤石脂、白石脂，方中用的药没有白石脂。因为现在药房赤石脂、白石脂是不分的。当你去药房的时候，看到赤石脂，赤石脂里面有点白，说明赤石脂、白石脂，从今天的应用来看没有截然地炮制开，仍然是混在一起用，它们的作用应该是大同小异，没有本质的区别。我给她开了这个方，经过一周的治疗，病人的症状得到了明显的好转，经过多次治疗，最后血压基本上恢复到正常范围之内，辨证的精神是什么？根据急躁把病位辨为肝，舌红是热，又根据大便干结，小便短赤辨为阳郁，乏力、手足麻木辨为虚，所以用风引汤加黄芪达到了预期治疗效果。

第 18 讲

怎样学好大青龙汤

这一节我们学习怎样学好大青龙汤。大青龙汤这个方，张仲景在《伤寒杂病论》中的论述主要辨证精神有以下几个方面。第一个方面，张仲景是这样说"太阳中风"的，"太阳中风，脉浮紧，发热，恶寒，身疼痛，不汗出而烦躁者，大青龙汤主之。"接着张仲景说了这样一句话："若脉微弱，汗出恶风者，不可服之。"思考一个问题，明明提出脉浮紧，不汗出用大青龙汤，为什么还提出"脉微弱，汗出恶风者"不能用大青龙汤呢？辨证精神是什么呢？现在我们简单思考一下，太阳中风，脉微弱，发热，恶寒，身疼痛，不汗出而烦躁者，能不能用大青龙汤？我再说另外一个含义，太阳中风，脉浮紧，发热，恶寒，身疼痛，汗出而烦躁者，能不能用大青龙汤？不能用。脉微弱者呢？也不能用。同时又告诉我们，在临床中用方治病的时候，有一点点小的差距，就能导致病证发生变化。

第二个方面，张仲景是这样说的："伤寒，脉浮缓，身不痛，但重，乍有轻时，无少阴证者。"这要用我们学习的大青龙汤。

第三个方面："病溢饮者，当发其汗，大青龙汤主之。"

现在我们先思考一个问题，张仲景在论述大青龙汤的时候，他所说的"太阳中风"，与一般情况下提到"太阳中风"想到的桂枝汤是不一样的。张仲景在《伤寒杂病论》中为何论述大青龙汤治疗的病证表现之前用了"太阳中风"这个名词？第一个方面包括了辨表里兼证，通常情况下，人们说风者阳也，阳者热也。告诉我们太阳指的是表，"风"在里这个"风"是热，得出一个结论，张仲景所说的"太阳中风"，不要与桂枝汤治疗的太阳中风混在一起，张仲景在论述桂枝汤治疗太阳中风的时候它的含义指的是证型。张仲景在论述大青龙汤的时候，所说的太阳中风包含的是表里兼证，表是太阳伤寒，里是热证。为何把表证辨为太阳伤寒呢？因为辨证要点是不汗出。

第二个方面所说的太阳中风，告诉我们应该重视鉴别。张仲景说："太阳中风，脉浮紧，发热，恶寒，身疼痛，不汗出而烦躁者，大青龙汤主之，若脉微弱，汗出恶风者。"我们刚才解读，太阳中风，脉微弱，发热，恶寒，身疼痛，不汗出而烦躁者，不能用大青龙汤。我们又说太阳中风，脉浮紧，发热，恶寒，身疼痛，汗出而烦躁者，不能用大青龙汤。不能用要用会出现一种什么样的结局呢？张仲景说："不可服之，服之则厥逆，筋惕肉瞤，此为逆也。"这就是治疗上的错误。

第三个方面告诉人们在临床中，疾病的发展变化决定的条件有几个，一个是病人素体条件而决定的，第二个是由治疗过程中药物所决定的，我们一定要认真地对张仲景论述的大青龙汤引起高度重视。知道用药不当也是引起疾病发生变化的一个主要方面。

伤寒，脉浮缓寓意是什么？在一般情况下，人们都说"中风"脉是浮缓的，"伤寒"脉是浮紧的。在一般情况下是不是这样的认识呢？张仲景在论述的时候就发生了变化，言"中风"不言"脉浮缓"而言"脉浮紧"，言"伤寒"不言"脉浮紧"而言"脉浮缓"，告诉人们在辨证的时候要向多的方面考虑。我们通过学习大青龙汤在临床中的应用，再结合张仲景的论述，告诉人们治病并不是一帆风顺的，病的发展并不是循着一般规律而演变的，病的发展主要决定条件不是病邪而是素体。比如说，有一年出现了流感，流感加了一个流字，应该具有广泛的传染性，事实上从整体上来看，感冒的人多还是非感冒的人多？非感冒的人多。这是为什么？素体决定病邪。再一个方面，张仲景在论述大青龙汤的时候既说身疼痛又说身不痛但重。这是为什么？想一想。身体疼痛的主要证机，在通常情况下是以寒为主，当然也有热。

再思考一个问题，身不痛但重，这个病邪应该是以湿为主。现在根据我们的学习思路要得出一个结论，大青龙汤治疗的病证在肌表，既可以以寒为主，也可以是以湿为主，接着我们要探讨一个问题，大青龙汤从一个角度理解治疗的病证是表里兼证，在表是太阳伤寒证，在里是里热证。大青龙汤为何把麻黄用到六两？告诉人们里有热外有寒，寒比较重，麻黄的用量应该大，这就是大青龙汤治疗的病证是表里兼证。麻黄重在散寒，石膏重在清热，这是一个思路。为何还要重用石膏？因为里热也是比较重的，石膏的用量是如鸡子大，最起码应该有 50g 左右，相对来说量还是比较大的。

我们再思考一个问题，刚才说以湿为主，大青龙汤治疗的病证就不是表里兼证而是太阳营卫湿郁证，湿郁太阳，寒容易祛除还是湿容易祛除呢？应该是寒。祛湿应不应该用量偏大呢？再想一个问题，麻黄是不是一个祛湿的药？应该是。为何说应该是？因为它发汗，汗是可以祛湿的，湿不能大汗，不大汗的药不能把湿祛除，它是一个矛盾，治疗湿肯定不能让大出汗，张仲景怎样说呢，如果治疗湿用大发汗的药，使风气去，湿气在，达到的目的就是去了一半留了一半，病仍然在。治疗湿不能大发其汗，不过应该知道，湿是难以祛除的，不用大发汗的药是不能达到治疗目的的，用大发汗的药。风气去，湿气在，达不到治疗目的。在这种情况下必须用上石膏制约麻黄，麻黄大发其汗，由于受到石膏的制约大发其汗而不太过，使麻黄发汗恰到好处，这就是大青龙汤治疗太阳营卫湿郁证，病人明明是寒湿，就是要用寒凉的药，寒凉的药是要制约麻黄大发汗而不至于大出汗，达到的目的是微微汗出，湿邪与风寒俱去。

再一个方面，用大青龙汤之前病人是烦躁，用大青龙汤之后，病人又会出现烦躁，它们的病变证机有哪些不同？思考一个问题，大青龙汤治疗里热证以烦躁为主，它的病变证机是邪热内扰上攻心神，治疗应当清泻里热。用大青龙汤治疗脉微弱，会伤人的阳气，用大青龙汤治疗汗出，也会伤人的阳气，也就是说我们刚才在解读太阳中风，脉浮紧，发热，恶寒，身疼痛，不汗出而烦躁的时候，其中一次把脉浮紧变成了脉微弱，其中一次把不汗出变成了汗出，就告诉人们有虚不能用大青龙汤，不能用要用，用之后病人可能出现由原来的烦躁以热为主，由于发汗伤了人的阳气，使烦躁的病变证机变成了虚，阳虚不能守护心神，同样是烦躁，治疗的方法不一样，如果是里热的烦躁，应该用大青龙汤；如果病变证机不是热而是阳虚，应该用什么样的补救方法来治疗？怎样知道烦躁是热还是不是热呢？看舌质舌苔最重要，舌质舌苔是我们辨别寒热的重要方面，张仲景在《伤寒论》中第 61 条这样说："下之后，复发汗，昼日烦躁不得眠。"前提是"下之后，复发汗，昼日烦躁不得眠，夜而安静，不呕不渴，无大热，脉沉微者"。要用我们学习的干姜附子汤，干姜、附子热，治疗的烦躁是寒证。张仲景又在《伤寒论》中第 69 条说"发汗，若下之"，前面第 61 条说"下之后，复发汗"，在《伤寒论》中第 69 条说"发汗，若下之"，说这样的话就是告诉人们疾病有可能是表里兼证，有可能以表证为主，也可能以里证为主，交叉立论重在解释人的辨证思维与方法，核心是突出因病证表现而辨证："发汗，若下之，病仍不解，烦躁者，茯苓四逆汤主之。"茯苓四逆汤有五味药，即茯苓、人参、附子、干姜、甘草，用的附子是生附子。告诉人们阳虚烦躁轻的话用干姜附子汤，重的话用茯苓四逆汤。用大青龙汤之后会不会引起阳虚大汗出呢？怎样补救呢？如果我们用内服的药可以用张仲景的桂枝加黄芪汤，如果用外用的药可以选用黄芪牡蛎粉。要重视因病证变化随病证表现而确立用药，或者选用内服的药或者选用外用的药。

张仲景在论述大青龙汤的时候又说了这样一句话，"无少阴证者"，告诉我们一个特殊的辨证思维，也就是说辨太阳营卫寒湿证之身重与少阴阳虚寒湿证相类似，也就是说辨少阴阳虚寒湿证，可以出现身痛重，但是以疼痛为主；大青龙汤也可以治疗痛重，应该是以重为主，张仲景所说的身不痛但重有两个含义，一个含义就是这个，就是没有身疼痛，就是湿。我刚才所说的这个病人既痛又重，以重为主，照样可以用大青龙汤。得出一个结论，大青龙汤既可以治疗身疼痛又可以治疗身重不疼痛，还可以治疗既疼痛又重以沉重为主，同时我们还要重视鉴别诊断。

话说到这里，我们在临床中怎样应用大青龙汤呢？第一个方面治疗表里兼证，就是太阳伤寒证与里热证相兼，相当于今天受凉感冒而诱发慢性支气管炎急性发作，为何这样说呢？慢性支气管炎，大部分吐的是清稀白痰，又感冒后，诱发慢性支气管炎出现了急性发作，病人常常说前一段时间咳嗽吐的是白痰，最近感冒了，痰不是原来的白痰，变成了黄痰。应该改用什么方? 大青龙汤既散寒又清热。

第二个方面是太阳营卫寒湿证，相当于今天所说的肌肉风湿、关节风湿，用西医的话就是风湿性关节炎、类风湿关节炎，我们在辨证的时候明明知道没有热，为何用大青龙汤，还要用石膏呢? 主要的目的就是大发汗而不至于大出汗，靠石膏来制约。再一个方面溢饮热证，溢饮热证相当于今天所说的肺气肿或者是肺源性心脏病，或者是慢性肾病，在病变的过程中出现了以水肿为主要矛盾方面，病证的表现常常是寒热夹杂，选用我们学习的大青龙汤，常常是事半功倍。

第 19 讲

怎样学好乌头赤石脂丸

　　这一节我们学习怎样学好乌头赤石脂丸。张仲景是这样认为的："心痛彻背，背痛彻心，乌头赤石脂丸主之。"我们可以发现一个问题，一个心痛是比较重，相当于今天所说的心绞痛。第二个问题，我们要理解张仲景所说的"心痛彻背，背痛彻心"。疼痛病变的部位没有搞清楚，也就是说病人心绞痛的时候，也不知道是心痛引起的背痛，还是背痛引起的心痛。通过学习张仲景原文，得出两个认识的思路，一个是疼痛剧烈，一个是疼痛的部位具有不确定性。为何具有不确定性？其中一个主要原因就是疼痛剧烈。

　　乌头赤石脂丸有五味药。其中有两味药是一种植物，不同的地方叫不同的名字，乌头、附子是一家人。我们学习乌头赤石脂丸，第二个方面要解读方药，解读方药第一个小的问题，首先要知道方中用药的基本作用，乌头的主要作用是逐寒通阳；附子的主要作用是温壮阳气；蜀椒温阳止痛，干姜主要作用就是温阳和中；赤石脂，是固涩的药，有益血敛阴的作用；蜜益气和中。乌头赤石脂丸用了五味药，其中两味药就是我们日常生活中所吃的调料，治病的时候所起到的作用就是温阳止痛，温阳和中。

　　解读方药第二个小的问题，就是要剖析方药的配伍，乌头和附子，我们要搞清楚它们之间是什么关系，关系是相须，相须意味着这两个药的作用差不多，配伍在一起增强温阳逐寒止痛的作用；乌头与蜀椒属于相使配伍，一个为主，一个帮助另一个更好地发挥治疗作用，乌头和蜀椒配合在一起，增强温阳通阳止痛的作用；乌头与干姜也是属于相使配伍，配伍的目的是要增强温中散寒。再看一个，乌头与赤石脂应该属于相反配伍，我们在前面学习的时候，其中有一个配伍的方法，就是相反配伍，相反的配伍基本的概念有几个，一个就是传统所说的十八反，我们在前面学习的时候说传统十八反在临床中是完全可以应用的；第二个概念指的是两种药物性能相反，比如说乌头的主要作用是辛散，赤石脂主要作用是涩收，一个是散，一个是收，决定它们的作用是相反的。为何要这样配伍？赤石脂制约乌头温热伤阴血，温热的药虽然能散寒，但是在治病的过程中有可能出现弊端，比如说人们有这样一种认识，西药的毒性大，中药的毒性小，事实上中药乌头的毒性并不小。为何人们用了毒性就会小呢？关键是在配伍，比如说乌头辛散的作用比较明显，辛散温热伤人的阴血，为何用了乌头赤石脂丸，病人没有出现伤阴血呢？关键就是赤石脂制约乌头温热伤阴血的弊端。再一个方面，附子与干姜属于相须配伍，目的就是增强温阳散寒；乌头与蜂蜜属于相使相畏配伍，蜂蜜缓急止痛，和附子、乌头一起使用会增强止痛的作用。再一个方面，在通常情况下，人们用的蜂蜜是炮制的，炮制的蜂蜜是温性的，也有增强乌头、附子逐寒止痛的作用，这就是相使。怎样叫相畏？这个相畏与我们通常所说的十九畏概念不一样，十九畏指的是两种药物配合在一起会出现毒性增强或者是其他方面的现象。现在我们说的配伍相畏主要指的是一种药物能纠正另一种药物的毒性，蜂蜜能够减弱或者是缓解乌头、附子的毒性。

　　我们学习乌头赤石脂丸，第一个小问题要把药物的基本作用搞清楚，第二个要搞清楚药物之间的关系，药物之间的关系就是四大关系，这四大关系就是相须、相使、相畏相杀，还有一个就是相反。第三大方面，中医之秘不在药而在量，说明了要想治好病，达到预期治疗目的，除了把药物的基本作用学好之外，还要特别重视用量的调配关系，比如说，乌头与附子用量的比例是多少比较恰当呢？根据临床，乌头、附子用在一个方中，在一般情况下，它们的比例关系近似1∶2，0.8∶1.5。临床中如果没有按照这个比例常常会出现不良反应，这就是古人所总结出来的。因病比较重能不能用乌头1g，附子2g，比例关系变了没有？没有变。当然我们这个方是乌头赤石脂丸，不是汤剂，告诉人们乌头与附子逐寒与壮阳之间用量的调配关系，重点是治疗寒凝；乌头与蜀椒用量比例是 1∶4，告诉人们乌头与蜀椒逐寒与止痛之间的用量调配关系，重点是治疗寒痛；乌头与干姜用量比例是 1∶4，告诉人们乌头与干姜逐寒与温中之间的用量调配关系，为何姜的用量偏大呢？姜有两个好处，一个好处是冬天吃点姜不冷，说明姜温中散寒；第二个方面姜有一个非常重要的好处，可以解乌头的毒性，所以姜的用量应该偏大一些；乌头与赤石脂用量的比例关系，也是 1∶4，告诉人们乌头与赤石脂逐寒与益血敛阴之间用量的调配关系，这是我们要重视的一个重要方面。

第四大方面，就是方证辨病，从当今临床实际来看，一个病人来看病了，我们有没有必要知道西医的病名呢？从我的认识，我们中医今天在治病的时候第一个概念最好知道西医的病名，为何这样说？举一个例子。心痛是一个症状，引起心痛的原因比较多，比如说一个人是冠心病引起的心痛，还是肺源性心脏病引起的心痛？我们在治疗的时候采用的方法可以是相同的，治疗的效果是不完全相同的。相对而言，冠心病心绞痛，我们用乌头赤石脂丸让病人吃不到一个星期，他的心痛可以完全控制；如果这个人是肺源性心脏病出现的心绞痛，我们在用乌头赤石脂丸的时候，让病人吃一个月，也不一定完全能够控制。知道西医的病名，主要是这些病控制症状相对来说比较容易，对于某些病来说控制症状难度偏大，知道西医的病名对于我们治疗病证用药时间长短能起到重要的帮助作用。冠心病、肺源性心脏病、心律不齐、心肌梗死、风湿性心脏病，只要这些病出现了疼痛剧烈，手足不温，舌质淡，舌苔白，都可以用乌头赤石脂丸。

再一个方面，风湿性关节炎、类风湿关节炎，这样的病证表现与心没有直接关系，症状表现以关节疼痛，手足不温，舌质淡，苔白为主，我们也可以用乌头赤石脂丸。

再举一个例子，我在门诊上班，有一个女同志，她把手往桌子上一放，让我摸她的脉象，我没有摸她的脉象就知道她是类风湿关节炎。因为她的手指已经变形了，还是比较明显的，我没有问她痛不痛，也没有问她怕冷不怕冷，为何我没有问？因为这个时候手已经摸到了她的脉象，发现她的手比我们手的温度要低，得出一个结论：她应该属于寒证，当时我给她开乌头赤石脂丸，连续治疗 5 个月左右，原来手指变形基本上恢复到就像正常人一样。我们学习乌头赤石脂丸，不能把治疗症状局限在心，中医关键要抓住它是寒凝。再一个方面，肋间神经痛、神经性头痛，只要症状表现是疼痛剧烈，阴寒加重，舌质淡，苔白，都可以选用乌头赤石脂丸。

　　下面再举一个例子，我在门诊上班，遇到一个女同志，大概有 60 多岁。她说四年前出现带状疱疹，经过积极有效的治疗，疱疹痊愈了，留下一个症状就是疼痛，西医认识带状疱疹损伤神经，病证表现以疼痛为主，她说吃了西药止痛的药，一吃就见效，药力一过继续疼痛，吃中药效果没有吃西药效果立竿见影，吃了中药西药都没有达到预期治疗目的。我根据两个要点，一个要点是天气异常变化疼痛加重，说明是寒证；第二个进一步看一下舌质舌苔，这个问题就解决了。我给她开方大概吃有 20 多天，她的疼痛完全解除了。带状疱疹引起的神经痛，在临床实际中绝大部分是热证偏多，瘀血偏多，寒证偏少。我们遇到这样的病人，只要病变是寒，病变的证机抓住了，我们用乌头赤石脂丸就能取得良好的治疗效果。其中一个带状疱疹就是前额出现的带状疱疹，病以前额神经痛为主；其中还有一个病人就是肋间神经痛，也是带状疱疹引起来的，当然，如果这个人不是带状疱疹，就是肋间神经痛，就是寒证，能不能用这个方，都可以的。

　　下面探讨一个问题，怎样制作与服用赤石脂丸，张仲景在论述乌头赤石脂丸的时候，主张把药研为粉状，用蜜调制为丸剂。每一次大概服用 3 克左右，在饭前服用，每天分三服，这是丸剂的剂型。

　　张仲景虽然设乌头赤石脂丸是丸剂，但是我们在临床实际运用的过程中，既可以作为丸剂又可以作为汤剂，相对而言，汤剂比丸剂作用要快一些。在多数情况下，病人来找我们看病的时候，他的病相对而言是比较急比较重，所以我们在用汤剂的时候，要用张仲景的原方原量乘一个二或者是乘一个三，量一定要加大。汤剂喝的是精华；丸剂，可以说药的各种成分都吃下去了。怎样理解乌头赤石脂丸中用的赤石脂？我们在理解的时候，要认识到乌头赤石脂丸中用的赤石脂，它的主要作用，第一个就是取其固涩作用，为何要用它的固涩？附子辛热、乌头辛热、花椒辛热、干姜也是辛热的，都是偏于辛散的，辛散的药能散寒，主要弊端是耗散太过。

　　第二个方面，赤石脂有益阴补血的作用，达到兼顾阴阳，阴平阳秘的目的。赤石脂有补阴血的作用，这说明它有滋阴的作用，同时还要知道赤石脂是温性，温是要助阳的，血是要助阴的，它要平调阴阳，运用乌头赤石脂丸的要点是，尽管能治疗冠心病、风湿性关节炎、神经性头痛，但不能够治疗所有的冠心病、所有的风湿性关节炎、所有的神经性头痛。要用就必须重视运用乌头赤石脂丸的要点，第一个是疼痛夜间加重，舌淡苔白；第二个要点，怕冷比较重，没有遇到风就怕风，辨治只要具备两个条件中的任何一个，都可以选用乌头赤石脂丸。怎样运用乌头赤石脂丸中的乌头？我们在学习中药的时候，没有乌头这一味药。乌头分了两个，一个是川乌，一个是草乌，治病用药最好是既用川乌又用草乌，并且用量应该是相等，以此就能取得预期疗效。比如说我们用乌头，假如说是 1g，川乌、草乌就是各用 0.5g。这是什么剂型？丸剂。如果用汤剂怎么办？加大 2 倍或者3 倍。

第20讲

怎样学好半夏泻心汤

半夏泻心汤是《伤寒杂病论》中重要的治病用方之一，张仲景明确指出运用半夏泻心汤的要点是心下满而不痛，但在临床中如何用半夏泻心汤治疗心下满痛才有较好的治疗效果呢？

第一个方面，我们解读方药，就是要剖析方药的配伍，黄连、黄芩属于相须关系，干姜、半夏属于相使，干姜可以协助半夏降逆止呕，半夏可以协助干姜温中散寒；人参、大枣、甘草，属于相须的关系；黄连、黄芩与干姜、半夏属于相反相畏配伍。

再一个方面，我们还要搞清楚黄连、黄芩与人参、大枣、炙甘草，属于相反相畏，相反和黄连、黄芩与干姜、半夏的相反不完全一样，黄连、黄芩与干姜、半夏的相反是性的相反、寒温的相反，而黄连、黄芩与人参、大枣、炙甘草，它们的相反属于作用相反，一个是偏于泻邪，一个是补益正气，它们的相畏指的一个是黄连、黄芩能够制约人参、大枣补益化热，人参、大枣可以制约黄连、黄芩清热燥湿；什么叫相畏？一种药能消除另外一种药在治病过程中出现的不良反应，半夏、干姜与人参、大枣、炙甘草属于相使配伍，也就是说，半夏、干姜协助人参、大枣、炙甘草益气化阳，人参、大枣、炙甘草助半夏、干姜健脾行气，益气开胃。

再一个方面，我们要权衡用量比例，黄连、黄芩之间的关系是1∶3，配伍之后主要增强清热燥湿以治疗湿热；半夏与干姜用量比例关系是4∶3，告诉人们醒脾燥湿与温中散寒之间的用量比例关系，以治疗寒湿；黄连、黄芩与干姜、半夏用量的比例关系是 1∶3∶3∶4，告诉人们清热燥湿与温热燥湿之间的用量调配关系，以治疗寒热夹杂证；黄连、黄芩与人参、大枣、炙甘草用量的比例关系是 1∶3∶3∶10∶3，告诉人们清热燥湿与健脾益气用量之间的调配关系，以治疗湿热气虚；干姜、半夏与人参、大枣、炙甘草用量的比例关系是 3∶4∶3∶10∶3，告诉人们温中燥湿与健脾益气之间的用量调配关系，以治疗寒伤阳气。

说到这里，我们简单地思考一个问题，同样是一个病，不同的大夫开相同的半夏泻心汤，为何有的病人吃完药之后说效果明显，有的病人说吃了药之后不仅没有多大治疗作用反而还有不舒服，这是一个用量的问题，量变导致质变，根据治病的需要，我们学习半夏泻心汤完全可以调整用量，得出这样一个结论，既可辨治中虚湿热又可辨治中虚寒湿，还可以辨治中虚寒热夹杂证。学好一个半夏泻心汤，能够治疗三大方面的病证，其中两个病证就是截然相反的，一个是中虚湿热，一个是中虚寒湿，关键就是要调整方中的用量，如果我们用半夏泻心汤治疗中虚湿热证，应该加大黄连、黄芩用量；这个人是湿热为何还要用干姜、半夏呢？主要是加大了黄连、黄芩的用量，清热燥湿的作用增强了，在某种程度上寒凉之性伤胃明显了，要用半夏、干姜可以制约黄连、黄芩苦寒伤胃。

如果我们治疗中虚寒湿证，可以酌情加大干姜、半夏的用量，热的药用量加大了虽然能治疗寒，但是也容易化热，要用上黄连、黄芩以制约干姜、半夏温热化燥；如果我们辨证中虚寒热夹杂证，寒热夹杂证是不是寒占 50%，热占 50% 呢？不是的。因人而异，有的人偏于热为主，有的人偏于以寒为主，要酌情调整黄连、黄芩与干姜、半夏的用量，这样我们从学习到应用半夏泻心汤，既要考虑到可以治疗心下痞满而不痛，又要考虑痞的基本含义是"通"还是"不通"。不通意味着是痛的，说明半夏泻心汤虽是治疗心下满而不痛的重要代表方，又是辨治心下满痛的重要基础方。

第二个大的方面，经典导读，张仲景是这样说的："心下满而不痛，此为痞，柴胡不中与之，宜半夏泻心汤。"现在我们思考一个问题，心下的病变部位在哪里？通常情况下人们说心下指的是胃。我们再想一下，这个下是里还是外呢？下应该是里，把"下"字改成"里"字，这一句话怎样读？

心中满而不痛，此为痞也。举一个例子，大概在一个月前，我在门诊上班，来了一个病人，她直接告诉我她是冠心病，心前区主要是闷，疼痛比较少，当时根据她的症状表现，她说了这样一句话，心前区闷，天气变化加重。我们思考一个问题，通常所说的天气变化加重，指的是阴天，得出来是寒证，一看舌质偏红，又一看舌苔偏黄，我看完之后，这个病人紧接着说了一句话，经常口苦，这个病属于既有寒又有热，一摸她的脉象，脉象有点弱，就是虚寒热夹杂证，我看了一下其他大夫给她开的方，观察病例之后，这个病人说，吃这个药效果不明显，吃那个药效果不明显，根据我们的辨证思路，我就给她开半夏泻心汤，取得了良好的治疗效果。我们简单思考一个问题，这个人寒在哪儿？寒在心。热在哪儿？热在口腔。虚在哪儿？虚在脉象。一摸脉象有点虚，得出一个什么样的结论呢？我们在治病的时候，选好一个方，关键是抓病变的证机，在通常情况下，人们说黄连清心热，现在我们举的例子，心有没有热，靠谁来散寒的？靠的是姜和半夏，黄连清热是根据病人的症状表现而发挥治疗作用的。

　　张仲景又这样说："呕而肠鸣，心下痞者，宜半夏泻心汤。"这个心下在多数情况下应该考虑到是胃。当然张仲景在《伤寒论》中第 149 条说："心下满而不痛。"我刚才举了一个例子，现在我还要说明一个问题，半夏泻心汤既可以治疗病位在心，也可以治疗病位在胃，如果局限在一个方面是直接影响我们临床应用的。长期以来，人们把半夏泻心汤往往与脾胃的病证相挂钩，如果我们局限在脾胃，思考一个问题，哪一种慢性胃炎就是满而不痛呢？在临床实际中，大家应该听说过慢性萎缩性胃炎，这样的病人就是整天感到胃中满闷不通，就是不疼痛，张仲景论述半夏泻心汤，就告诉人们只要我们合理地应用半夏泻心汤治疗慢性萎缩性胃炎，常常能取得良好的治疗效果。

　　半夏泻心汤还能治疗红斑性胃炎，红斑性胃炎主要症状就是心下满痛，"呕而肠鸣，心下痞者，半夏泻心汤主之。"这相当于常说的肠胃炎、胃炎呕吐、肠炎肠鸣下利，得出一个结论，半夏泻心汤既是治疗胃气上逆的重要代表方，又是治疗脾气下陷的重要代表方，更是辨治脾胃气机逆乱的重要基础方。胃气上逆，半夏泻心汤有降逆的作用，如果是脾气下陷，半夏泻心汤有升举的作用，补气的药加上辛散的药就是升举，运用半夏泻心汤辨治要点是脾胃虚弱，寒热夹杂，湿浊蕴结；如果病人只有恶心、呕吐而无痞满或疼痛，只要病变证机是中虚寒热，就可以选用半夏泻心汤；如果病人仅仅是不想吃饭，大便溏泄，没有痞满或疼痛，其病变证机符合中虚寒热，用半夏泻心汤也是可以的。再一个方面，病人仅仅是心下拘急，或者是嗳腐吞酸而没有痞满或疼痛，其病变证机符合运用半夏泻心汤，用了也有良好治疗效果。运用半夏泻心汤，不要把重点落实在满而不痛，而要重点落实在中气虚弱，寒热夹杂，湿浊蕴结。也就是说心下满而不痛可以用半夏泻心汤，心下满痛也可以用，痛与不痛不是辨证的核心，核心是病变的证机。

第三大方面，方证辨别，比如说我们见到病人是慢性胃炎、慢性肠炎、慢性胆囊炎、慢性胰腺炎，以及慢性肝炎，假如说病变证机以寒为主，辨证要点是脘腹疼痛，恶心呕吐，舌质淡，苔白或者是腻，我们应该酌情加大干姜、半夏用量。一个人是慢性胃炎，或慢性肠炎，或慢性胆囊炎，或慢性胰腺炎，或慢性肝炎病变证机以热为主，主要症状没有变，都是脘腹疼痛，恶心，呕吐，辨证的核心变了，一个是舌质淡，一个是舌质红，一个苔白，一个是苔黄，红和黄决定这个病以热为主，以热为主就应该加大黄连、黄芩的用量。

第四个方面，慢性胃炎，或慢性肠炎，或慢性胆囊炎，或慢性胰腺炎，以及慢性肝炎，病变证机以虚为主，辨证的主要症状没有变，都是脘腹疼痛，恶心，呕吐，发现了一个问题，倦怠乏力，说明了气虚，一摸脉象，脉象虚弱，应该酌情加大人参、大枣、甘草用量。

再一个方面，慢性胃炎，或慢性肠炎，或慢性胆囊炎，或慢性胰腺炎，以及慢性肝炎，病变证机是寒热夹杂，寒热夹杂辨证的要点发生了哪些变化？主要症状有没有变？都是脘腹疼痛，既有喜温怕凉，又有舌质红，苔薄黄，说明了病人既有寒又有热，这样的病人是非常多的。比如说我在门诊上班，来了一个病人，他说是慢性胃炎，紧接着说了一句话，他说他多少年没有吃过凉东西，说明是寒证，但是我们一看舌质红，舌苔薄黄，说明了一个问题，是有热的，摸了一下脉象是虚，我们应该根据寒热调整干姜、半夏，以及黄连、黄芩的用量，下面我举一个例子。

我在门诊上班，遇到一个病人，西医给他诊断是胰腺假性囊肿，从 B 超检查胰腺囊肿是 13 厘米，是比较大的，西医对于胰腺假性囊肿仅仅采用的是保守治疗，没有什么好的治疗方法。这个人是什么特点呢，吃点凉的东西胃中觉得舒服，这说明是热证，但是他又怎样说呢，即便是夏天手也是冰凉的，即便别人摸他的手不凉，他自己感觉是凉的，看了一下舌质没有多■■■ 看了一下舌苔没有多大变化，摸了一下脉象，脉象有点虚，这■■■■们辨为中虚寒热夹杂，提到寒热夹杂，我在前面说过，寒热夹杂的寒大部分寒在胃中，热大部分在口腔，而这个胰腺假性囊肿，属于一个特殊的病人，热在胃脘，冷在四肢，虚在脉象，开方经过积极有效的治疗，最后一做 B 超恢复到正常。

中医最大的优势是什么？既要知道西医的病名又要知道中医的证型，胰腺假性囊肿治疗最少也要三个月，让病人吃 10 天、20 天、一个月，13 厘米的囊肿消了，不是那么容易的。

再举一个例子，慢性肝炎，大家知道是不容易治的，乙肝在病变的过程中出现了肝损伤，西医检查的指标就是谷草、谷丙转氨酶高，高到多少？我们在临床中，有时见到病人高到 800 多，1000 多，正常值是 40 左右。这样的病，西医用保肝的药，中医多方面治疗，有时能取得疗效，有时效果不明显，如果辨为既有热又有寒还有虚，用我们学习的半夏泻心汤，在通常情况下，我治疗这样的病人大概在 20 天到一个月，转氨酶就能恢复到正常。

第21讲

怎样学好升麻鳖甲汤

　　这一节我们学习怎样学好升麻鳖甲汤。张仲景在论述的时候说："阳毒之为病，面赤斑斑如锦纹，咽喉痛，唾脓血，五日可治，七日不可治，升麻鳖甲汤主之。"张仲景不仅仅论述了病变的部位，而且又告诉我们病应该怎样治疗。

　　第一个方面，诠释原文，张仲景所说的阳毒之为病，阳就是热；阳毒就是毒热阳郁证，病变主要突出其中的一个方面就是阳郁，病者，就是病证表现。张仲景说过这样一句话，面赤斑斑如锦文，面赤就是面色红赤，斑斑，就是色红赤成片状，锦文的病证表现特点就是红中夹淡黄色的彩色条纹；病变证机是毒热迫血，热血相结，郁遏阳气，浸淫于面，辨治面赤斑斑如锦文，它的主要症状表现与今天所说的红斑性狼疮或者是血管瘤或者是硬皮病等在不同阶段的症状表现有相同之处，若辨证分型属于升麻鳖甲汤证，我们用升麻鳖甲汤治疗，常常能取得良好效果。

　　举一个例子，今年的上半年，我在门诊上班，遇到一个病人是红斑性狼疮，主要就是面部出现了发红一片一片，好像是红中夹有淡黄色的金色条纹，这个人经过西医治疗，始终感到症状没有得到明显的改善，我根据症状表现，开升麻鳖甲汤，大概治疗有三个月，面赤斑斑如锦文完全消失，又经过检查各项指标基本上接近正常，到目前为止这个人还在继续服药，我给她说，这样的病最少服中药在一年以上，虽然没有症状，但是这样的病还是不容易治的，难度是非常大的，只有进一步的巩固治疗效果，才能使病人有一个更好的健康的身体。

咽喉痛，我们在认识的时候，要认识到咽喉痛有两种情况，一种情况是内脏疾病在其演变过程中所反映于咽喉的症状表现；第二种情况，咽喉本身的病证表现，我们在临床实际中，只要抓住咽喉疼痛的病变证机符合升麻鳖甲汤证，就可以用升麻鳖甲汤来治疗。

张仲景所说的："五日可治，七日不可治。"这是什么意义，它的含义是什么呢？张仲景设升麻鳖甲汤，既论述主要病证表现，又论述根据疾病时间长短，所采用的治疗方法及预后不完全相同，重点突出辨治危重病、难治病、复杂病，应该做到早诊断，早治疗，并能及时控制病情发展，防止病情恶化，否则难以救治。

根据我在临床中治病的体会，比如说治疗红斑性狼疮，凡是用了西药激素之后，从我们中医治疗的难度都偏大，激素虽然疗效显著，但是在治病的过程中副作用比较明显，副作用的一个特点就是很容易产生药物的依赖性，刚才我说了治疗红斑性狼疮，如果用过西药治疗，从我们中医治疗难度偏大，难度大并不是不能治疗，而是需要坚持治疗，往往在治疗的过程中一个月就没有明显的疗效，要想取得明显治疗效果，就必须坚持服用中药，把病人对西药的依赖性慢慢消除，才能显示我们中医治病的优势，这是一个方面。

再一个方面，治疗红斑性狼疮这样的病证，在临床中，病的时间越长，治疗的难度越大，相对而言就是告诉人们，应该是早诊断，早治疗，才能起到良好的治疗效果。

第三个方面，解读方药，我们要知道升麻鳖甲汤用了升麻、当归、蜀椒、甘草、雄黄、鳖甲。张仲景所设的升麻鳖甲汤，雄黄是内服的。张仲景设升麻鳖甲汤，雄黄用量相当于今天所说的 1.5g，结合我在临床中治病的体会，我主张在通常情况下先用 0.5g，根据治疗情况渐渐加大用量，最后最大的量不超过 1.5g，就是缓缓攻邪而不能急于求成，雄黄有毒，会中毒，雄黄这一味药，因人不同，中毒的量是不一样的，可以这样说，有的人用 0.5g，就有轻微的中毒症状表现，有的人吃到 1.5g 也没有反应，这说明一个人对某一味药的承受耐受，以及对药物的反应是各不相同的，尤其是治疗红斑性狼疮、硬皮病、血管瘤，用雄黄都要内服。张仲景在论述升麻鳖甲汤的时候，主张以水煎煮方药，升麻鳖甲汤煎煮的时间以多长时间比较妥当呢？15分钟，这都是我经过多方面理论学习、临床应用总结出来的。换一句话说，方中用了雄黄，煎煮的时间一定不能太长，太长会破坏有效成分，增强毒性。

再一个方面，用药之后病人应该是有轻微的汗出，如果没有轻微的汗出，说明药物的作用力还不够，应该适当地加大用量。再一个方面，服用升麻鳖甲汤，必须因人而决定服药方法，如果这个人是中青年，可一次兑服，也就是说用这个方，雄黄这一味药，既可以煎煮，也可以不煎煮冲服，煎煮不超过15分钟；如果不煎煮雄黄，冲服也是可以的。怎样叫作冲服？喝药的时候把雄黄研成粉状，放到口腔，用药汤冲服下去；如果是老人或者是小孩，应该两次服用。

下面我们看看方中用药的要点，升麻的主要作用就是透热解毒；鳖甲的主要作用是软坚散结；当归主要作用是补血活血，当归既补又泻，补就是补血，泻就是活血；雄黄的主要作用是温通解毒；蜀椒的主要作用是温阳散结；甘草益气解毒。我们不仅要知道方中用药的要点，而且要知道方中药与药之间的关系。升麻与鳖甲属于相使配伍，升麻协助鳖甲辛散透散阴中热毒，升麻主要是散阴中热毒还是肌表的热毒呢？鳖甲能入于阴中而透散阴中热毒，升麻协助鳖甲清热滋阴软坚，辛有散，散能软坚。升麻与当归属于相使配伍，升麻助当归活血解毒，当归协助升麻透散血中热毒；升麻与雄黄属于相反相使关系，升麻属于寒性，雄黄属于温性，为何既要用温的又要用寒的？主要就是为了平调阴阳。相使，升麻助雄黄透散热毒，雄黄助升麻温化热毒。为何还要温化？我们思考一个问题，病是热应该用寒凉的药，寒凉用过之后，气机是凝滞的，凝滞不利于邪热退散，一定要配伍温化热毒；升麻与蜀椒属于相使配伍，升麻助蜀椒通阳解毒，蜀椒助升麻透散郁毒，升麻与甘草也是相使配伍，起到的作用就是清热益气，透散热毒；蜀椒与雄黄属于相使，增强通阳散结解毒的作用。

学方，认识方药之间的关系，除了基本作用之外，不可忽视的就是用量比例，量变导致这个方主治的病证发生变化。升麻鳖甲汤中升麻与鳖甲用量的比例关系是3：5，告诉人们升麻与鳖甲透热与益阴软坚的用量关系，以治阴中热毒；升麻与雄黄之间的关系是4：1，虽然我们在前面认识到升麻与雄黄之间的关系，但是我们一定要知道它们是温化和透散，升麻是寒性，病的主要矛盾方面是毒热阳郁，应该用温化的药来通阳，告诉人们透热与解毒之间的用量关系，以治疗毒结；升麻与当归之间的用量比例关系是2：1，告诉人们透热与补血活血之间的用量关系，以治疗血中热毒；升麻与蜀椒用量的比例关系是2：1，告诉人们透热与通阳间的用量关系；升麻与甘草用量的比例关系是1：1，告诉人们透热解毒与益气解毒之间的用量关系，以治疗热毒。

我们学习古人的方，根据病的轻重，可以调整用量，对于一些特殊的病证，应该重视用量的调配关系，当一个大夫并不太难，难的是当一个名副其实病人信得过的好大夫，比较难，要想当一个病人信得过的、名副其实的好大夫，既要辨清病变的本质，又要选方用药恰到好处，更要重视药物与药物之间的用量调配关系。

下面我举一个例子，我在门诊上班，遇到一个女同志，她说有多年硬皮病史。当时我一看她右上肢内侧肌肉发亮，蜡样光泽，变紧变硬，皮革样改变，我们摸她硬皮病的病变，它是一种什么样的感觉？没有一点柔和之硬，没有一点点柔和的感觉，比较硬，肌肉不能提起来，皮肤皱纹消失，肌肉轻度萎缩，手足不温，口渴，舌质暗红瘀紫，苔薄黄，脉略微有点涩，当时检查的结果是血沉加快，C反应蛋白轻度增高，血清白蛋白与球蛋白比例倒置，这就是硬皮病的西医检查指标。蛋白倒置，一个C反应蛋白轻度增高，再一个就是血沉加快。我根据她的症状表现，辨为热毒阳郁瘀滞证，应当是解毒通阳，活血化瘀，当时我给她开了两个方，一个升麻鳖甲汤，一个桂枝茯苓丸，就是这两个方觉得还是不够理想，又加了药，升麻12g，当归6g，花椒6g，张仲景在论述的时候说是蜀椒，从今天来看用的就是花椒，不一定用四川的花椒，当然四川的花椒可能会更好一点，从我的感觉没有本质的区别。雄黄1g，我给大家说过一开始量应该小一点，鳖甲10g，桂枝、茯苓、桃仁、牡丹皮各12g，水蛭6g，海藻30g，甘草12g。这里又出现了一个问题，要按照我们学中药这个角度，海藻和甘草属于相反药，实际是不会反的。前一段有一个会议，叫方剂学专业委员会学术会议，其中有一个人就是做一个专题报告说十八反是不能应用的，她说她做了多少多少的实验是不能应用的，我问她一个问题，假如说这两味药配在一起属于十八反范围，毒性增强了是不是这两味药毒性增强正好就是治病的切入点，治病药物有毒效果明显还是无毒效果明显呢？应该还是有毒，我问她这个问题，她说这个工作她没有进一步做，这说明十八反人们在认识的时候仅仅局限在一个方面；第二个方面我又问她十八反人们在开方的时候是不是就开这两味相反药？不是的，而是在复方中的，在复方中是不是通过相反作用，疗效提高副作用减少？她说也没有进一步做工作，她这样一说，我说好了，我不再问了，因为问达不到目的。我认为是这样的，药相反并不一定就是毒性增强而是治疗效果更加明显，通过积极有效的治疗，病人短时间内趋于恢复。

硬皮病，就相当于说皮肤让火烫伤了或者开水烫伤了，最后形成一个瘢痕，这个瘢痕硬不硬？有没有弹性？都没有。硬皮病就是这样一个特点，短时间吃药不能马上把它改变过来，经过一段治疗，皮肤改善，皮肤的蜡样光泽有所减轻，肌肉的硬度有所变化，大概在我们治疗 7 次之后，病情稳定，经过化验，血沉正常，C 反应蛋白正常，血清白蛋白与球蛋白比例仍然有轻度倒置，这说明病没有痊愈，需要继续治疗，之后又用前方治疗，又用了 120 多剂，几个月过去了，还没有达到治疗目的，病人希望她的皮肤像正常人一样，我把前面这个汤剂变为散剂，让病人每次用 6g，每天服用三次，又治一年，这个人血沉、C 反应蛋白、血清白蛋白和球蛋白比例恢复正常，2 年过去了，她的病证完全被控制，没有再复发。硬皮病从西医这个角度认识它是不可逆转的，所谓不可逆转，也就是说要想恢复是不可能的，而从我们中医治疗，还是完全可行的，当然吃药的时间很长，一定要告诉病人短时间是很难取得良好治疗效果的，必须有信心，有耐心，坚持服用中药。

我们辨证是怎样辨证呢？第一个方面，根据肌肉发凉，蜡样光泽，手足不温辨为阳郁，第二个方面，根据口渴，舌质暗红，苔薄黄把辨为毒热；第三个方面，根据病人舌质瘀紫，脉象略涩辨为瘀血。这样得出一个结论，病是硬皮病，中医的证型是热毒阳郁瘀滞证，我们用升麻鳖甲汤解毒益阴，通阳散结，桂枝茯苓丸活血化瘀散结，加水蛭起到的作用就是活血逐瘀，加海藻就是要软坚散结，方中用药相互作用，达到治疗目的。

最近有一个人，在我门诊进修，她说她遇到了一个硬皮病，她看到我治疗这个病例，她一味药也没有加，一味药也没有减，经过她的治疗，她说病人的症状得到明显改善，刚才所说的话就是告诉大家，如果大家见到硬皮病，用升麻鳖甲汤与桂枝茯苓丸合方加味，常常能取得意想不到的良好治疗效果。

怎样学好柴胡桂枝干姜汤

这一节我们学习怎样学好柴胡桂枝干姜汤。学好柴胡桂枝干姜汤重点从三个方面去理解，第一个方面就是解读原文，第二个方面是剖析方药，第三个方面就是临床应用。

先学习第一个方面，解读原文。张仲景在《伤寒杂病论》中提出来"伤寒五六日"，张仲景所说的伤寒是广义伤寒还是狭义伤寒呢，对于这个问题，我们必须搞清楚。仅仅从感觉是不能得出结论的，必须重视方中的用药，方中柴胡、黄芩是偏于寒凉的，寒凉针对的病证应该是热，所以说这个伤寒是广义的。同时方中还用桂枝、干姜，桂枝、干姜属于温热药，温热药治疗的病证应该是寒证。所以说这个方治疗的既有狭义的伤寒，又有广义的伤寒，我们在理解的时候，不要把它局限在一个方面。

这个伤寒是伤在肌表还是伤在里呢？换一句话说，这个伤寒是外感病还是内伤病？还是既有外感又有内伤呢？仅仅从感觉能不能得出结论呢？也是不行的。根据张仲景所说的"已发汗而复下之"，告诉我们什么样的辨证精神？已发汗，说明病人有表证，而复下之又说明了病人有里证，张仲景所说的伤寒五六日，病是表里兼证，病的主要矛盾方面在表还是在里呢？从认识问题到解决问题，首先要抓住两个病的主要矛盾方面。张仲景是先说发汗，后说下之，就告诉人们表里兼证，病的主要矛盾方面在表，表，太阳病，太阳病的基本证型有多少？根据我们所学习的知识，太阳病的基本证型有：一、太阳伤寒证，二、太阳中风证，三、太阳温病证，四、太阳刚痉证，五、太阳柔痉证，六、太阳湿热痉证，七、太阳表虚风水证，八、太阳表实风水证，九、太阳风水夹热证，十、太阳表虚风湿证，十一、太阳寒湿痹证，十二、太阳湿热痹证。告诉人们已发汗病在表，太阳病可能有12个证型，在临床中是不是就是辨证准确呢？需要认真地思考、仔细地辨证，针对病人的病变证机选用方药。不管怎样说，病的主要矛盾方面在表，张仲景又说而复下之，现在我们对"复"做一个认识，这个"复"说明用了最少应该是两次，这个"复"告诉人们是表里兼证，虽然以表证为主，但是里证的病变证机与病证表现比较复杂，治疗难度比较大，仅用一次的治疗方法，是很难取得预期治疗效果的。得出一个结论，虽然以表证为主，但是里证比较复杂，比较难治；下之，有两种可能性，一种可能性就是病人有可下证，可以治疗可下证的方药有大承气汤、调胃承气汤、小承气汤、大陷胸汤、大陷胸丸、大黄附子汤、麻子仁丸、十枣汤，还有桃核承气汤，张仲景对于大柴胡汤，也是认为下的，五苓散、猪苓汤、牡蛎泽泻散，都属于下，这是一种可能性，病有可下证。第二种可能性就是告诉人们，病证的表现类似可下证，但是不能用可下的方药来治疗，这样张仲景的论述就把人们的认识思维引向了深入。

张仲景所设的方是柴胡桂枝干姜汤，告诉人们"伤寒五六日，已发汗而复下之"。它的病证表现错综复杂，既有热又有寒。表很有可能是病人的症状表现类似表证而不是表证，要从多方面去分析，多角度去认识，才能把握病变的本质。接着，张仲景所说的病证表现是胸胁满微结。胸，在前面的时候，曾经探讨过人的胸，一个是心胸之胸，一个是肺胸之胸，一个是胸膜之胸，可以说柴胡桂枝干姜汤，对这三个胸，只要符合柴胡桂枝干姜汤方证就可以用之；胁，有左胁、右胁；满就是满，结的症状表现告诉人们具有不确定性，既可能是疼痛，也可能是拘急，还有可能说不清，就是不舒服，告诉人们柴胡桂枝干姜汤，可以治疗胸胁的病证，如满、闷、痛，小便不利。思考一个问题，小便不利的病变部位应该在哪儿？在通常情况下人们最容易想到肾与膀胱。假如说病变在脾胃会不会出现小便不利呢？病在心呢？都会的。小便不利具有不确定的病变部位，而我们学习柴胡桂枝干姜汤，治疗的小便不利，病变证机是必须要搞清楚的。渴而不呕，口渴，病变的证机其中一个方面是热伤津；不呕，告诉人们病变的部位不在脾胃，在脾胃不一定都要出现呕吐，在脾胃，有一些慢性胃炎病人就没有呕吐，有胃痛，胃胀，不想吃饭，吃点饭胃中胀满更明显。但头汗出，告诉人们柴胡桂枝干姜汤，还能治疗头部的病证，头部张仲景说是头汗出。我们思考一个问题，一个人不是头汗出而是头痛，或者是头晕，能不能用柴胡桂枝干姜汤呢？也是可以用的。往来寒热，告诉人们发热的证型是一会儿发热，一会儿怕冷，在通常情况下应该是先怕冷，后发热；后发热，说明病人正气恢复，极力抗邪，这是我们理解往来寒热的一种情况。另外一种情况，病人的病证表现是发热的同时又怕冷，怕冷的同时又发热，只不过是有时以发热为主要方面，过了一会儿，以恶寒为主要方面，发热的时候也有怕冷，怕冷的时候也有发热，症状表现不完全相同；心烦，告诉人们病变的部位在心，这样我们就搞清楚了，张仲景说："伤寒五六日，已发汗而复下之，胸胁满微结，小便不利，渴而不呕，但头汗出，往来寒热，心烦者，此为未解也。"就是告诉人们发汗下之，治疗的方法都没有恰到好处，病证的表现已经搞清楚了，虽然像太阳病但不是太阳病，虽然像可下证但不是可下证，而是柴胡桂枝干姜汤方证。

我们在认识的时候，要搞清楚，学好柴胡桂枝干姜汤，必须对张仲景的辨证精神有一个比较全面客观，并且符合临床实际，并能指导临床应用的思维与方法，指导我们更好地学习、应用。张仲景在论述柴胡桂枝干姜汤的时候不仅告诉我们治疗的病证，同时又告诉我们煎煮的方法，应该是先用水煎煮 30 分钟左右，把药滓去掉，再煎 15 分钟，或者是连续煎煮大约 50 分钟，每天分三次服。这里我要强调一点，当今大部分服中药主张一天服两次。我根据张仲景的论述，在告诉病人服药的时候，我在通常情况下是这样说的，一天分早中晚三次服，服药两次与三次关系到治疗效果，所以我们对于服药一定要告诉病人怎样服药，怎样煎煮。

第二个大的方面就是解读方药，方中用药由柴胡、桂枝、干姜、栝楼根、黄芩、牡蛎、甘草所组成。根据方药的组成，我们首先要认清柴胡主要有两大作用，一个作用就是清热，一个作用就是调气；黄芩的主要作用就是清热；栝楼根清热利饮益阴，既有利水的作用又有益阴的作用，这说明栝楼根有截然不同的作用，关键就是配伍，关键就是所针对的病证，如果这个病人有水气内停，栝楼根就要利水，如果这个人以阴伤为主要矛盾方面，就要滋阴；牡蛎是软坚散结；桂枝通阳化饮；干姜温阳化饮；甘草益气和中。

解读方药还需要剖析方药作用。柴胡与黄芩属于相使关系，一个药协助另外一味药更好地发挥治疗作用，清透泄热；桂枝与干姜属于相使配伍，达到的目的就是温阳通阳化饮，栝楼根与牡蛎属于相使配伍，它们之间的关系是养阴之中敛阴，敛阴之中生津；桂枝、干姜与天花粉、牡蛎既是相反的关系又是相使的关系，相反，一个是温阳化饮的，一个是敛阴益阴的，也就是说它们的相反，一个是为了水少一个是为了水多，同时它们还是相使，阳得阴化气，阴得阳生津，并且能够杜绝痰饮变生之源。再一个方面，甘草与柴胡、黄芩，属于相畏，甘草益气制约苦寒药伤阳，甘草与桂枝、干姜属于相使配伍，温阳益气化饮；甘草与天花粉、牡蛎是相使，达到的目的就是气益化阴，阴益化气。

第三个方面要搞清楚方中药与药之间用量比例，我们在前面学习的时候，曾反复强调一个问题，量决定方的功效，量变导致质变，一个方能不能取得良好治疗效果，除了选药准确之外，还必须高度重视药量调配关系。比如柴胡、黄芩之间应该用多大比例关系能够取得最佳治疗效果呢？要采用8∶3，告诉人们透热与清热间的用量关系。桂枝与干姜用量比例关系是3∶2，告诉人们通阳化饮与温阳化饮间的用量关系。天花粉与牡蛎用量的关系是4∶3，告诉人们益阴与敛阴间的用量关系。桂枝、干姜与天花粉、牡蛎之间用量的比例关系是3∶2∶4∶3，告诉人们温阳通阳化饮与益阴敛阴间的用量比例关系。如果忽视了用量的比例关系，本来是化饮反而又助了饮，本来是益阴又伤了阴，量与量之间的调配关系主导方药治病的疗效与可靠性。甘草与柴胡、黄芩之间的关系是2∶8∶3，告诉人们益气与清透间的比例关系；甘草与桂枝、干姜之间的用量比例关系是2∶3∶2，告诉人们益气与温阳通阳间的用量关系；甘草与天花粉、牡蛎之间用量的比例关系是2∶4∶3，告诉人们益气与敛阴间的用量关系。只有这样我们才能把问题搞清楚，也就是说我们要想把一个方学好用活，药与药之间、量与量之间都要有一个足够的认识，全面地了解才能把握这个方治疗的病证。从我们学习来看，这个方治疗的病证应该涉及几大方面，如热、寒、津伤、水气。

下面举一个此方在临床中应用的例子。我在门诊上班，遇到一个病人，他告诉我他有多年抑郁症病史，虽然服用中西药，但是未能有效控制病情，最近病证加重前来诊治，当时病人的主要症状是情绪低落，不欲言语，心烦失眠，淡漠人生，怎样叫作淡漠人生呢？他总是说他在世上没有多大的意思，说人活着很累，一跳下楼再也不累了，说明他对人生失去了信心。经常头汗出，胸胁胀闷，小便总是想解解不利，手足不温，口苦，口干，想喝水，舌质淡红，苔薄黄，脉象沉弦，当时我把他辨为少阳胆热气郁津伤证，治疗应当清热调气，温阳益阴，用两个方，一个是柴胡桂枝干姜汤，一个是四逆散，两个方合方，又加了酸枣仁、知母，每天一剂，每天分三次服。到了第二诊，病人说心烦、失眠好转。到了第三诊，病人说手足转温，口苦减轻。到了第四诊，病人说头汗出止，情绪转佳，尤其是他对于人生又充满了信心，吃了多长时间呢，一个月左右。到了第五次，他说胸胁胀闷、心烦失眠基本解除，继续治疗。为了巩固治疗效果，我用前方又治疗110多剂，随访一年，病人病证消除，没有出现不良反应，没有出现病证复发，感觉良好。

我们辨证要抓这几个方面，第一个是头汗出，口苦，我们把它辨为郁热；再根据情绪低落，不想说话，辨为胆气内郁；根据手足不温，舌质淡红，辨为阳郁；又因为口干欲饮水，小便急，辨为阴伤，整体辨为少阳胆热气郁津伤证，用柴胡桂枝干姜汤合四逆散，加酸枣仁、知母而取得预期治疗效果。

第 23 讲

怎样学好用活赤丸

这一节我们学习怎样学好用活赤丸，学好用活赤丸分三方面内容，第一个方面解读原文，第二个方面剖析方药，第三个方面临床应用。

首先，我们对张仲景的论述做一个认识，张仲景是这样说的："寒气，厥逆，赤丸主之。""寒气"代表了症状，告诉我们第一个方面寒气寒在心，第二个方面寒在肺，第三个方面寒在脾、胃、大肠，第四个方面寒在肾、膀胱，第五个方面寒在肝胆，第六个方面寒在经脉骨节，总计有六个大的方面。

赤丸，由茯苓、乌头、半夏、细辛等组成，简单先认识下茯苓，茯苓能入心，入心有一个主要作用是凝心安神；茯苓能入肺，肺为水之上源，肺主行水，肺不得行水会出现两个症状，一个症状是出现肺中有痰饮，病人吐痰，一个会出现水肿，主宣发皮毛，水淫肌肤；茯苓能入脾胃；茯苓能治疗肾、膀胱病变；茯苓能治疗大肠病变，如水泻，病人泻下的是水，要利水。这四味药在治病的时候其作用对于病变的部位来说具有不确定性，换一句话说哪里需要哪里去。

寒在心，举一个例子。大概在一个月左右，来了一个病人，他告诉我他是冠心病，冠心病的一个主要症状表现就是心绞痛，同时他又告诉我心绞痛一发作，他感到手脚冰凉，按西医的话就是冠心病病证一发作影响到血液循环，末梢循环障碍。我们中医认为就是寒证，我一看舌苔白厚腻，给他开赤丸，病人用药第二天，心绞痛就得到了有效的控制，连续吃了三次，病人所有的症状消除。

寒在肺。今年春天遇到一个病人，西医诊断为慢性阻塞性肺疾病，这样的病从西医角度认为是不可逆转的，所谓不可逆转就是治疗的难度非常大，我根据病人两个要点，这个病人他说一遇到凉气或者一遇到冷空气他就气喘，气就憋在胸中出不来；第二个我根据他的症状表现，结合舌苔白厚腻，我给他开赤丸，用药两周左右，病人的舌苔大减，连续用药一段时间，病证得到了有效的控制，病人自我感觉良好，这是寒在肺。

寒在脾、胃、大肠，举一个例子。在门诊上班，遇到一个男同志，我问他哪儿不舒服，他说是慢性溃疡性结肠炎，主要症状一个就是大便次数多，一天最少有5次，多的话七八次；第二个症状，大便中经常带脓液，大便中带脓的颜色应该是偏白，把他辨为寒痰，曾多方治疗效果不明显，多次灌肠没有取得治疗效果。我给他开茯苓、川乌、半夏、细辛为主治疗，在通常情况下用药到第三周左右，病人的主要症状就能得到明显的改善，接近于正常人。是不是所有的慢性溃疡性结肠炎都用赤丸呢？不是的。在辨证的时候一定要抓住一个是寒，一个是有痰，舌苔是白腻的，白腻也表示是痰，这是寒在脾、胃、大肠。

再一个方面寒在肾、膀胱，举一个例子。我在门诊上班，遇到一个病人，他告诉我他是慢性膀胱炎，最痛苦的一个症状就是解小便，他自己感觉他解的小便比雪糕还凉，在解小便的时候总是感觉冰凉冰凉，在这种情况下，他悄悄地说他用手摸过尿液并不凉，越怕解小便，解小便的次数越多，一看舌质偏淡，舌苔是偏白偏腻，应该开一个赤丸，赤丸有利小便的作用，有散寒的药，有燥湿的药，有温化的药，经过治疗达到了预期治疗效果。

再一个方面就是寒在肝、胆，举一个例子。我在门诊上班，遇到一个病人，他告诉我他是胆结石，根据我在临床中的治病体会，十个胆结石热证差不多要占到八个，寒证相对来说是比较少的，这个病人告诉我一个非常重要的信息，他说经常出现胆区疼痛，他自己感觉胆区疼痛的时候有一股凉气往胆区里面钻，他又告诉我，即便是在夏天，气温高达四十度，即便是在太阳底下，除了胆区这个地方之外，其他地方都是热的，就是胆区这个地方有一股凉气往里边钻。他又告诉我他有慢性咽炎，他说因为有慢性咽炎整天感到咽喉不利，自己感觉是痰，但是没有吐出来，这是一个自觉症状，这种有没有痰吐出来不太重要，重要的是符合我们中医所说的痰。痰有两种可能性，一种可能性是有形之痰，一种可能性是无形之痰。我给他开方用赤丸，达到了预期治疗目的。这里多说一句，结石热证仅用寒凉的药很难达到预期治疗目的，应该配伍温热的药，在临床中治疗结石，即便是热证也要酌情用温热的药，效果是显著的；如果是寒证，再进一步辨为有痰，用赤丸是一个最佳的用方。

再一个方面就是寒在经脉骨节。关节疼痛大部分是寒证，应该是寒痰，痰主要就是看舌苔，我们举了几个方面的例子，如寒在心、在肺、在脾胃大肠、在肾与膀胱、在肝胆、在经脉骨节，在治疗的时候，取得了一定治疗效果，并且效果还是显著的，为何别人就没有用赤丸呢？我们既要学习古人的某一方面的认识，属于相反，又要借鉴利用古人说的相反而达到预期的治疗效果。根据我们刚才对寒气的认识，可以这样说，赤丸治疗寒痰，可以治疗诸多脏腑病变出现的病证表现，厥逆主要指的是两个方面，一个方面是神志厥逆，一个方面是手足厥逆。比如说心脏病，病证发作能出现厥逆，这个厥逆就相当于今天所说的休克，心脏病心绞痛，也能把人痛得失去知觉。

再一个方面，一个人手足厥逆，病证表现特点是手脚冰凉，想一个问题，病变的部位在肺会不会出现手足冰凉？举一个例子，慢性支气管哮喘，中医是寒证，手是凉的还是热的？应该是偏于凉的，这就是说脏腑的病变，寒证可以引起手足发凉。

再举一个例子，如血栓闭塞性脉管炎，这样的病，有些病人就会出现手足冰凉，如果是在下肢就是脚冰凉。两个厥逆，一个是神志厥逆，一个是手足厥逆。

第二个大的方面，解读方药。第一个问题是诠释用药要点，乌头是温阳逐寒，半夏燥湿化痰，茯苓渗利痰湿，细辛温阳化饮，张仲景在用赤丸的时候，还主张用酒送服，酒有温通血脉的作用，可以这样说，乌头、半夏、茯苓、细辛、酒，这些药配合在一起热还是比较明显的，热虽然能散寒，但是热有可能伤人的阴津，有可能出现燥化，朱砂兼防温热药燥化。张仲景主张赤丸用蜂蜜，蜂蜜的作用有两个特点，一个就是缓和药性，一个就是补益正气。

剖析方药配伍，第一个方面我们要搞清楚，乌头与半夏属于相使，乌头助半夏温阳化痰，半夏助乌头温阳逐寒，当然从中药这个角度是相反的，我对乌头、半夏这两味药，从性味及治疗病证，结合当今的化学成分及药力作用研究，发现乌头、半夏配伍在一起没有相反的药力作用，所以它们不是相反的而是相使的，正因为方中用了乌头与半夏，才出现了较好的效果。我们刚才举了治病的过程中有几个特殊的病，在肺、在心、在大肠、在膀胱、在胆、在骨节，风湿性关节炎、类风湿关节炎，用这样的药效果都是非常明显的，其他人一般情况下不敢用，我们敢用，是因为这是张仲景的方。

我们中医学院有一个女同学，她的病就是骨质增生，关节疼痛影响走路，我给她开方吃了有三个月了，从第二个月开始关节就没有出现疼痛，一下吃到了现在，她问我再吃一段时间能不能恢复像正常人一样，我问她你说的正常人是什么，她说以后不再复发。我给她这样说的，治疗很重要，预防在某种程度上也很重要，尤其是到了春天，人是不是感到热了，热了是不是想把衣服减少？我给她说，到了春天减衣服的速度应该比别人要慢，我为何没有强调这个时间（秋天）呢？这个时间是冷，她自然而然不会把衣服减少的，而是把衣服穿得比别人多一些。像这样的方，一般人不想开，我们开方有理论根据，张仲景的方效果是显著的。

半夏与乌头这个关系要搞清楚；乌头与细辛是相使的关系；半夏与茯苓属于相使的关系，半夏助茯苓利湿化饮，茯苓助半夏燥湿化痰；茯苓与蜂蜜是相反的关系，为何相反呢，蜂蜜是滋补的，茯苓其中一个作用是渗利的；蜂蜜与乌头、半夏、细辛属于相畏，蜂蜜完全能解乌头、半夏、细辛的毒。

第三个方面，权衡用量比例。这里面一个核心的问题，乌头与半夏用量的比例关系，是1∶2；乌头与细辛用量比例关系是2∶1；半夏与茯苓用量比例关系是1∶1，这个方通过药物的基本作用，通过药物用量的调配关系，温阳逐寒，降逆化痰，以治疗阳郁寒痰证。

第24讲
怎样学好用活真武汤

这一节我们学习怎样学好用活真武汤，学好用活真武汤应该重视三方面的内容，第一个方面解读原文，第二个方面剖析方药，第三个方面临床应用。

根据张仲景的论述，"太阳病发汗，汗出不解，其人仍发热，心下悸，头眩，身𥆩动，振振欲擗地者，真武汤主之"。张仲景第一句话说的是太阳病，最后一句话说的是真武汤，是不是真武汤可以治疗太阳病呢？不是的。而是张仲景所说的，太阳病，发汗，告诉人们病是表里兼证，在表是太阳病，在里是阳虚水气证，为何没有用利水的方药，而是说发汗，告诉人们辨表里兼证，病的主要矛盾方面在表。治表，表证解除了没有？根据张仲景所说的"其人仍发热"，换一句话说，经过治疗之后，太阳病证仍在，在里有阳虚水气证，病的主要矛盾方面经过治疗之后，会发生变化的，由原来的表里兼证以表证为主？转变成表里兼证以里证为主。为何知道是以里证为主？张仲景说"心下悸，头眩，身𥆩动，振振欲擗地者，真武汤主之"。我们通过学习原文，根据张仲景的辨证精神，告诉我们在临床中治病的过程中，病是不断地变化的，病的变化与素体有关系，当然还与治疗有关系。在临床治病的过程中用药能把病治愈，也能把病治加重。我们在认识发汗的时候，一定要从多方面思考，第一种可能性，发汗之后，表证减轻了；第二种可能性，发汗没有恰到好处，导致病的主要矛盾由原来以表为主，转变成以里为主，病既然以里证为主，我们在确立治疗的时候，就应该因病因治而改变治疗思路与方法。

张仲景在《伤寒论》中第316条说:"少阴病,二三日不已至四五日。"少阴病最起码应该包括两个大病,一个是心脏病,一个是肾脏病,我们在理解的时候,根据张仲景所说的少阴病,应该考虑到两个大的方面,张仲景所说的"二三日不已至四五日",告诉我们病是在进一步加重。有没有这种可能性,病即便是积极地治疗,也有可能再加重?

有一个病人,西医诊断是肺癌,这个病治疗的难度比较大,这个病人将近80岁了,病人不主张做手术,医院也不主张给他做,大概就是一个月左右,他找我看病,他说他在这个医院看过,那个医院看过,效果没有我们开的方明显,控制症状自我感觉良好,他说今天早上病发生变化了,本来是肺癌,从我们中医辨证,是一个寒证,他今天早上起床的时候,起得有点晚,他没有来得及把衣服穿上就去解大小便,受凉了,一受凉病加重,出现一个新的症状,就是心衰。心衰,一下子面肿了,气上不来,口唇发紫了,在这种情况下,他在家没有好的办法,他又来到我们的新校区,让我给他开个方。在这种情况下,少阴病一个就是肾,一个就是心,虽然这个病我们在治疗的过程中症状减轻了,但是这个病的本身会危及他的生命,这就是我刚才所说的病在治病的过程中会进一步加重,当然从我们中医这个角度,应该是症状缓解,病情减轻,使病人在生存的过程中提高生存的质量,病人总是说我们在治疗的过程中,他自我感觉良好。张仲景所说的:"腹痛,小便不利,四肢沉重疼痛,自下利者,此为有水气;其人或咳,或小便不利,或下利,或呕者,真武汤主之。"根据张仲景所说的少阴病,这个少阴病主要矛盾方面应该是在肾。而《伤寒论》82条论述的,张仲景虽然没有说少阴病,实际上有少阴病,少阴病应该是在心。根据《伤寒论》316条,我们思考一个问题,病在病变的过程中,他的症状表现是不是一模一样的?有没有可能因人而发生变化呢?有没有可能症状表现由一个极端走向另一个极端呢?也有这种可能性,比如说本来病人出现的症状是小便不利又发展到了小便利,小便量多,病都是在变化的。我们在治病的过程中,一定要在变化之中不断地变化而提高治病的效果。

解读方药,第一个要认识用药要点,附子主要是温壮肾阳;脾是健脾燥湿的，水是由脾来制的，也就是说肾主水，脾制水；生姜主要就是宣散水气；茯苓主要就是渗利水气；芍药有几个方面的作用，一个是既敛又利，再一个引阳药入阴，防止温热的药燥化，又因为附子、生姜这两味药都是温阳的药，附子偏于壮阳温化，生姜偏于行散温化，白术、茯苓都是健脾利气的，白术偏于燥，茯苓偏于利，芍药又有补血敛阴缓急的作用，达到的目的就是要温阳利水。

剖析方药配伍，附子生姜之间属于相使，附子壮阳助生姜散水，生姜宣散助附子主水；白术与茯苓之间的关系属于相使，白术健脾协助茯苓利水，茯苓渗利协助白术制水，附子与白术之间的关系也是相使，附子壮肾主水，白术健脾制水；白术与茯苓之间的关系，以及附子、生姜与芍药的关系既是相反又是相畏，相反指的是附子、生姜属于辛热，芍药属于酸寒，辛特点是散，酸意味着敛，一个散一个敛，它们的作用是相反，就是说不用它的辛，水不得以散，不用它的酸，阴津不得以留藏，水气不去水不行，去水不保护阴津也不行，这就是要利用它们的相反之性，再一个就是相畏，芍药制约附子、生姜辛热主水散水之中出现的伤阴，也就是说只要是用主水、散水的辛热药都会伤人的阴津的。再一个方面，芍药与白术、茯苓之间的关系是相使，相使重点就是益气敛阴，健脾燥湿利水之中又益阴缓急。

第三个方面，权衡用量比例，我们要想取得好的疗效，必须重视药量之间的调配关系，比如说附子、生姜用量的比例关系是 1∶2，告诉我们温阳主水与辛温散水之间的用量关系。白术与茯苓之间用量的比例关系是 2∶3，告诉人们健脾利水与渗利水湿之间的用量关系；芍药与附子生姜之间的用量比例关系近似 3∶2∶3，告诉人们敛阴与主水散水间的用量关系。再一个方面，方中用药是五味药，温阳药占了两味，附子、生姜用量总和是14g，健脾益气药用量是 15g，也是两味，敛阴药一味。这样我们就知道，温阳药、益气药、敛阴药，用量的比例关系近似 5∶5∶3，从用量分析方药主治，病是阳虚水泛证。

下面我们对于方证做一个认识，心下悸与腹痛，运用真武汤辨治心阳虚水泛证，应该是以心下悸为主，病变证机是心阳虚而不能顾护心神；如果是辨治肾阳虚水泛证，应该是以腰痛为主还是以腹痛为主呢？张仲景在

《伤寒论》中第316条是这样说的："少阴病,二三日不已至四五日,腹痛。"张仲景所说的腹痛应该包括腰痛,病在肾是以腰痛为主,以腹痛为次。张仲景为何还特别提出来腹痛呢?告诉人们阳虚水泛病位在肾,虽然以腰痛为主,但是对于腹痛也不能忽视,病变的证机是肾阳虚而不能温煦其腹,所以张仲景论述的腹痛,我们在理解的时候,应该包括腰痛在内。再一个方面,我们在临床中治疗肾病综合征,这样的病人的病证表现常常会影响到心,以此演变为心悸与腰痛并行,如果以心为主,主要症状是心悸;如果以肾为主,主要症状是腰痛,但是对于某些疾病在病变的过程中会影响到心,所以心悸与腰痛都是比较明显的,腰痛应该包括腰酸。如果我们在认识的时候局限在某一个方面,都会影响我们用正常的思维去辨治疾病,只有灵活的理解才能更好地运用。

再一个方面,张仲景既论述"小便不利"又论述"小便利",就告诉人们真武汤既能治疗小便不利,又能治疗小便利,这里要明确提出来,张仲景所说的小便利是不是就是小便通利正常呢?这里我们不能理解为小便正常而要把它理解为小便偏多,病变的证机如果是阳虚不能气化水津,病可以演变为水气内结出现小便不利;如果病变证机是阳虚不得固摄阴津,以此可以演变为水气不固,水津不固致小便量多。这里就发现了一个问题,不管是小便不利,还是小便量多,它们的一个共同点都是阳气虚弱,选用真武汤,都能达到预期治疗效果。

再一个方面,四肢沉重疼痛与身瞤动,真武汤辨治身瞤动的病证表现就是身体站立不稳,或者是身体肌肉蠕动,病变证机是阳虚不得温煦与固摄,认识四肢沉重疼痛的病变证机是水气浸淫于四肢肌肉关节,以四肢沉重疼痛为主,应该包括肢体水肿,也就是说我们在认识"身瞤动"的时候,症状包括两个方面,一个方面可能是身体站立不稳,也可能是身体肌肉蠕动,不管怎样说,病变证机都是阳虚不得温煦与固摄,真武汤还可以治疗病人可能出现的病证表现,也就是说或咳,或小便利,或下利,或呕者,告诉我们疾病在其演变过程中,因人不同则有不同的病证表现,辨治疾病必须重视灵活性与变化性相结合。第二个方面突出心肾病证,常常会引起其他脏腑发生变化,比如说风湿性心脏病,在其病变过程中可以引起肺部病变如咳嗽等；肾小球肾炎或肾病综合征，在其病变过程中，也可以引起肺部病变如咳嗽，这就是说少阴病包括少阴心、少阴肾，都可以引起或然证，或然证是或咳，或呕，或腹泻等，进而引导辨治疾病必须全面考虑、仔细分析、统筹兼顾，千万不能顾此失彼。

第三个方面，临床应用，举一个例子。在门诊上班，遇到一个病人，倦怠乏力，表情淡漠，恶心不想吃饭，皮下组织肿胀，头痛整天想睡觉，多次检查没有发现器质性病变，有的把他诊断为功能性消化不良，有的把他诊断为内分泌失调，有的把他诊断为抑郁症，病人经过多方面的治疗，效果不理想，最近病证加重前来诊治，我们一检查，尿钠，发现这个人是水中毒，他的症状表现就是嗜睡，恶心，不思饮食，因活动加重肌肉肿胀，倦怠乏力，表情淡漠，舌质淡，苔白厚腻，脉沉弱，当时我把他辨为心脾阳虚，水气浸淫，治疗应当健脾益心，温补阳气，利水消肿，当时我给他开了三个方，一个是真武汤，一个是桂枝人参汤，一个是安神定志丸，水煎服，每天一剂，每天分三服。第二次病人肌肉肿胀减轻。第三次倦怠乏力好转。第四次恶心基本消除。第五次头痛解除。到第六次来看病的时候，病人说所有的症状都消除了，为了巩固疗效，我又给他开了六剂。随访半年，一切正常。

我们辨证的思维是什么？第一个方面，根据想睡觉，表情淡漠，辨为心气虚；第二个方面，根据不思饮食，恶心，辨为脾胃气虚；第三个方面，根据口淡不渴，手足不温，辨为阳虚；第四个方面，根据肌肉肿胀辨为水气浸淫。以此我们选用真武汤，温阳利水消肿；以桂枝人参汤健脾益气，温补阳气；以安神定志丸养心安神定志，加上山楂消食和胃，最后取得了圆满治疗效果。

第25讲

怎样学好用活四逆散

这一节我们学习怎样学好用活四逆散。四逆散这个方张仲景所论述的是："少阴病四逆，其人或咳，或悸，或小便不利，或腹中痛，或泄利下重者，四逆散主之。"少阴病包括的脏腑，应该是心、肾，四逆散辨治的病变部位在少阴心、少阴肾，四逆散有四味药，就是柴胡、枳实、芍药、甘草。我们思考一个问题，柴胡是不是主要作用入少阴心、少阴肾呢？枳实主要作用是不是治少阴心、少阴肾呢？不是。芍药是不是主要治疗少阴心、少阴肾呢？可能是，也可能不是。甘草呢？我们在认识的时候，要搞清楚张仲景所说的少阴病，他说的四逆应该是什么，"四"指的是两个手和两个足，这就是"四"，"逆"代表的是什么症状，"逆"代表的是热还是凉？"咳嗽"病变的部位在哪儿？肺。"心悸"张仲景用"心"字了没有？没有用。仅仅从"悸"这个角度是不是就叫作心？胃会不会悸动？脐下会不会悸动？都会的。小便不利的病变部位在哪儿？也是搞不清楚的，为何说搞不清楚，肾、膀胱会出现小便不利症状表现，脾也会出现小便不利，脾有运化水津作用，肺与小便不利也有一定的关系。腹中痛，腹的概念大不大？最后是泄利下重。不管怎样说，张仲景说的是四逆散主之。出现了一个矛盾，少阴指的是少阴心、少阴肾，四逆散的主要作用是疏肝理气，前后是矛盾的。

我们可以首先从解读方药这个角度认识四逆散。柴胡主要作用是疏肝解郁；枳实的主要作用是降泄浊气；芍药呢，张仲景在《伤寒杂病论》中提到芍药，没有明确说白芍，也没有明确说赤芍，而我们在学习中药的时候，明确提出来是白芍、赤芍，在临床中怎样开方呢，在通常情况下，遇到张仲景所说的芍药，开白芍，白芍的主要作用是补血柔肝缓急；甘草的主要作用是益气和中缓急。

我们对方中用药，做了初步了解之后，要进一步搞清楚，方药配伍之间的关系，方中的柴胡与枳实应该是相须，为何是相须？它们都属于理气药，柴胡理气、枳实理气，不过这两味药在理气方面作用不完全相同，柴胡理气是偏于升，枳实偏于降，配合在一起正好可以调理气机一升一降。柴胡和芍药属于相反关系，柴胡属于辛散的，芍药属于酸敛的，为何说它们是相反呢，因为柴胡是向外、芍药是向内，也就是说柴胡偏于疏肝，芍药偏于敛肝，柴胡和芍药的作用就是相反的，一个要散，一个要敛，同时还要知道芍药在某种程度上对柴胡有制约的作用，制约的作用突出在防止柴胡疏泄伤人的正气，当然柴胡也有制约芍药的弊端的作用，芍药是补的，补是酸敛的，留连邪气，这样我们就知道这两味药相反达到的目的是制约之中相互促进；再一个方面，芍药和甘草之间的关系属于相使配伍，也就是说既补气又补血，更能柔肝缓急；柴胡与甘草之间的关系，柴胡是辛散的，甘草是甘补的，它们的关系是相反，也有相互促进，既制约又相互促进。

第三个方面，我们要知道用量的比例。可以这样说，学好用活四逆散忽视用量比例关系常常会前功尽弃，花费了诸多时间没有收获。看一看，柴胡与枳实用量的比例怎样，只有升用了一斤，降了一斤，或者说升用了一两，降用了一两，它们一比一，才能达到预期治疗的目的，升不太过，降也不太过，告诉人们柴胡与芍药，疏散与降泄之间的用量调配关系，柴胡与芍药的用量比例关系呢，一疏一敛，敛不能多，多了会出现弊端，如果疏太过了也会出现弊端，要注意用量的调配关系。只有这样我们才能把所学的方应用到临床之中，才能取得良好的治疗作用；芍药与甘草用量的比例关系，就是告诉人们收敛与益气之间的调配关系；柴胡与甘草用量的比例关系，也告诉人们疏散与益气之间的用量调配关系。

下面我们要搞清楚一个问题，就是刚才所说的少阴包括手少阴心、足少阴肾，而四逆散是治疗肝气郁滞证的常用代表方，也就是说四逆散治疗的病证与少阴病没有明显的直接关系，张仲景在《伤寒杂病论》中特别指出，四逆散可以治疗四逆，目的就是告诉人们少阴病也是会出现四逆的，换一句话说少阴寒证可以引起四肢厥逆，肝气郁滞也可以引起四肢厥逆，我们要把少阴四逆与四逆散治疗肝气郁滞引起的四逆区别开，在临床实际中虽然肝气郁滞出现的四肢逆冷没有少阴寒证多，但我们在辨证的时候，一定要重视同中求异，概括起来可以这样说，少阴病四逆不仅手足发凉，全身都是发凉的，这就是少阴寒证出现的四逆伴有全身怕冷，而四逆散治疗的肝气郁滞引起的四逆，仅仅是四肢的末端发凉，其他地方是温和的，因为它们的机制是不一样的，少阴寒证的病机是阳虚阴寒，阳虚不得温煦，阴寒充斥四肢及全身，而肝气郁滞所出现的四逆，主要就是肝气郁滞于内，阻遏阳气不能外达四肢的末端。

张仲景在论述四逆散的时候，辨证精神主要有几个方面，第一个方面是肝气郁滞常见的病证表现，人们都知道一个人遇到了不顺心的事，出现了肝气郁滞，最常见的病证表现是胸闷腹胀，不思饮食，情绪低落。

第二个方面，张仲景在论述四逆散的时候，指出可以治疗咳嗽及小便不利，腹中痛，泄利下重，这是疾病在演变过程中出现的一种症状，这些症状在多数情况下不是肝气郁滞所引起来的，所以张仲景担心人们在辨证的过程中忽视这一症状表现，所以他重点加以论述，让人们既要知道疾病常见的症状表现，又要知道疾病在演变过程中可能会出现一些特殊的症状表现，这些症状表现容易在临床中被忽视，这是张仲景论述的其中一个核心所在。

第三个方面，张仲景的论述告诉人们，肝气郁滞证出现的四逆类似少阴寒证出现的四逆，所以在临床实际中治疗疾病一定不能被类似现象所迷惑，一定要抓住问题的本质。四逆散主治的病证表现是肝气郁滞，引起的心气不畅以此而演变为心悸，可以从肝治疗；再一个方面，辨心悸而伴有肝气郁滞，也可以从四逆散治疗。

下面举一个例子。我在门诊上班，遇到一个女同志，我问她最近主要是哪里不舒服，病人没有告诉我她哪里不舒服，她把一个报告单给我了，其中一个报告单就是心电图提示室上性心动过速，心脏每分钟跳 110 次左右，她同时告诉我，在日常生活中，只要遇到不顺心的事，心跳就加快，有时能达到每分钟 150 次以上，心脏跳到每分钟 150 次以上，同时还会出现头晕，目眩，很容易把它辨为虚证。我们在辨证的时候，牢牢把握她说了一个症状，与情绪变化有一定的关系，我给她开了四逆散为基础方，经过积极有效的治疗，最后达到了预期治疗效果，最后这个人告诉我，她终于把事情看明白了，遇到不顺心的事，不再替别人操心了，这样说明她心理上得到了明显的改善，中医说是肝气得到了疏泄条达。

张仲景在论述四逆散主治咳嗽的时候，辨证精神有两个方面，一个方面是肝气郁滞而引起肺气不降，以此而演变为咳嗽，这样可以从肝辨治咳嗽；第二个方面，辨咳嗽而伴有肝气郁滞病证，这样的治疗可以选用四逆散。就是今年的上半年，我在门诊上班，遇到一个病人，他告诉我，他是支气管哮喘，哮喘的主要病证是喘、哮，也有可能出现咳嗽，张仲景所说的咳嗽包不包括哮喘呢？病人告诉我，他只要遇到不顺心的事，就会出现喘、哮、咳加重，对于这样的病，应该选用四逆散为基础方。

四逆散治疗小便不利，主要原因是肝气郁滞，影响膀胱气化功能，可以演变为小便不利，这样可以从肝辨治小便不利；第二个方面，辨小便不利而伴有肝气郁滞，对于这样的病证可以选用四逆散。去年下半年，大概就是 7 月左右，在门诊上班，遇到一个病人，他明确告诉我他是慢性膀胱炎，慢性膀胱炎其中一个主要症状表现是小腹胀，小便不利没有小腹胀明显，他又告诉我，他只要小腹一胀，就急躁，看到再顺心的事情也总是感到烦恼，他这样一说，我就考虑到这个病应该选用什么方为基础方了。

四逆散治疗泄利下重，其因是肝气郁滞而影响大肠传道变化功能，以此可以演变为泄利下重，可以从肝辨治泄利下重。第二个方面，泄利下重而伴有肝气郁滞证，对于这样的病证我们可以选用四逆散来治疗。思考一个问题，泄利下重主要表现特点一个就是解大便总是解不完，有一种总是下坠的感觉。第三个方面，指的是解大便出现下坠。大概在一个月之前，有一个病人，他告诉我他是慢性结肠炎，其中一个主要症状，就是肛门下坠，一提到肛门下坠，大部分想到补气的方，尤其是这个人是慢性结肠炎。

他说他虚得太重了，吃补的药怎么都补不起来，当时我摸他的脉象，脉象如果虚这个病人应该是虚；我摸他脉象的时候，脉象不是虚而是弦，我就想到四逆散可以治疗肝气郁滞引起的泄利下重，通过治疗，病人吃了两个星期的药，取得了明显治疗效果。有没有痢疾泄利下重呢？痢疾泄利下重大部分人想到的是湿热等，但是在临床实际中，我们见到有些病人虽然是痢疾，但我们中医把他辨为肝气郁滞引起的泄利下重，用四逆散取得了较好的疗效。

第 26 讲

怎样学好用活射干麻黄汤

　　这一节我们学习怎样学好用活射干麻黄汤。张仲景说"咳而上气，喉中有水鸡声"，这两句话的辨证精神最起码应该涉及两个方面，一个病变部位在肺；第二个病变部位应该在咽喉。换一句话说，射干麻黄汤治疗的病证最少应该包括两个方面，咳而上气病变部位在肺，喉中有水鸡声病变部位在咽喉。其中病变在咽喉，我们考虑一个问题，咽喉会不会发出响声，哮喘这样的病人咽喉会不会有响声？应该有。有一个叫鼻鼾。根据射干麻黄汤治疗"喉中有水鸡声"，也可以说喉中有痰鸣音。换一句话，有些人会出现夜里打呼噜，有的人说打鼾，如果一个人打鼾比较重影响正常休息，第二天感觉不舒服，用射干麻黄汤。

　　第二个问题，射干麻黄汤由哪些药所组成。这个方，我们在临床中要认识到它治疗哮喘病、咽喉病、咽炎，咽喉的其他病证，在特定的情况下也可以用我们学习的射干麻黄汤。肺到了咽喉，再往上就到了鼻子，还可以治疗鼻的病证。看一下组成，射干麻黄治寒饮，不在发表在宣肺，紫菀冬花与半夏，姜枣细辛兼五味，九味药。

　　射干麻黄汤要学好用活，要从三大方面去学习，第一个大的方面就是解读方药，第一个我们要知道药物的主要作用，方中射干主要作用是降肺平喘；麻黄主要作用是宣肺平喘；麻黄在射干麻黄汤中就不是以辛温解表为主，而是因病证发挥其主要作用；生姜主要作用温肺化饮；细辛主要作用温肺化饮；紫菀主要作用降肺止咳；款冬花主要作用宣肺止咳；五味子主要作用收敛肺气；半夏主要作用降逆燥湿化痰；大枣主要作用补益中气。

第二个，如何认识相同作用的药物有不同的作用点。比如说，麻黄、细辛、生姜、款冬花，它们的主要作用都是宣肺化饮，麻黄的作用偏于宣发，细辛的作用偏于化饮，生姜偏于宣透，款冬花偏于宣散，也就是说，麻黄、细辛、生姜、款冬花，虽然主要的作用相同，但是在发挥作用的时候也有各自的特性；半夏、紫菀、射干，都是降肺化饮，半夏偏于醒脾燥湿，射干偏于利肺消痰，紫菀偏于下气消痰；五味子敛肺益气；大枣益气和中，这几个方面相互作用，达到的目的就是温肺化饮，下气祛痰。这就是我们在理解药物的作用的时候，第一个方面要了解药物的基本作用。

下面我们学习第二个方面的问题，就是方药配伍关系，搞清楚药物与药物之间的关系。射干与麻黄是相反的又是相须的，怎样叫相反？射干与麻黄是寒热同用，射干可以制约麻黄温宣化燥，麻黄也能制约射干寒凉之性；相须，射干助麻黄宣肺，麻黄助射干降肺。生姜与细辛是相须，共同的作用特点就是温肺宣肺化饮；紫菀与款冬花之间的关系是相须，共同点都是止咳平喘的，它们在共同点之上有略微的不同，也就是说，款冬花在止咳平喘的时候偏于宣肺，紫菀在止咳平喘的时候偏于降肺。麻黄与半夏之间的关系应该有相反，麻黄是宣，半夏是降，从宣降这个角度应该属于相反，但是它们同时还是相使，麻黄协助半夏降逆化痰，半夏助麻黄宣发化饮。麻黄这一味药既辛又苦，以辛为主，半夏这一味药是既苦又辛，以苦为主，一个偏于宣，一个偏于降，分工之中还有合作，合作的目的就是达到宣降肺气的作用。麻黄与五味子之间的关系属于相反，麻黄是宣散的，五味子是敛降的，五味子制约麻黄宣散而不伤阴津，麻黄制约五味子敛肺而不留邪。半夏与五味子应该是相反，半夏是燥，五味子是敛津，燥意味着燥湿，五味子制约半夏燥湿之中出现的伤阴，半夏也能制约五味子在敛的时候助长邪气。大枣和麻黄也是相反的，大枣是要补的，麻黄是要宣散的，它们之间通过相反而达到的目的是纠偏，使方药更好地发挥治疗作用。

解读方药第三个小问题，就是重视药物之间的用量比例，射干与麻黄用量比例是3∶4。为何要用寒降的药，为何要用温宣的药，这就告诉人们肺寒证，用温热的药很容易出现燥化，一定要用上寒降的药，但是还要考虑到寒降的药用量的比例关系；生姜与细辛用量的比例关系是4∶3，细辛或多或少有毒性，生姜有解毒的作用，它们既能增强疗效又能避免药物发挥作用的时候出现不良现象；紫菀与款冬花用量的比例关系是1∶1，也就是说宣与降都不能太过，太过了会引起病证发生其他变化，告诉人们宣肺与降肺的用量调配关系；麻黄与半夏用量比例关系也是1∶1，同样告诉人们宣肺与降逆药用量之间的调配关系，关系到如何治疗病证。半夏与五味子用量的比例关系是1∶1，悟出一个道理，燥湿化痰与敛阴益肺之间，燥湿多了会出现伤津，滋阴多了又会出现助痰湿，所以我们在开方治病的时候，对于方中的用量调配比例关系，必须引起足够的重视。

还有一个问题，方证辨别。遇到病人，病人最先告诉我们的是西医的病名。作为一个大夫必须要知道，比如说今天见到的支气管哮喘，或急慢性支气管炎，或慢性阻塞性肺疾病，或肺源性心脏病，这些病只要它的病证表现具备咳嗽，气喘，痰多，喉鸣，舌质淡，苔薄白，都可以选用射干麻黄汤；假如说一个人是支气管哮喘，或慢性阻塞性肺疾病，咳喘，痰多，喉鸣，舌质红，苔黄腻，就不能用，这就告诉我们用射干麻黄汤治疗肺的病证，必须符合射干麻黄汤的方证，符合方证才能去辨病治疗。

再一个方面，过敏性鼻炎、肥大性鼻炎、慢性鼻窦炎，这样的病在病变过程中，只要出现鼻塞，鼻鸣，舌质淡，苔薄白，就可以用射干麻黄汤。相对而言，慢性鼻炎和慢性鼻窦炎比较多。慢性鼻炎、慢性鼻窦炎，这样的病人，在绝大多数情况下，天凉了容易复发，得出一个结论，慢性鼻炎、慢性鼻窦炎，大部分与肺寒证有关系。再想一个问题，一个人是鼻炎、鼻窦炎，相对来说，鼻涕比较多，如果从射干麻黄汤的作用来看，也可以说这个鼻涕就是我们所说的痰，本质都是一样的。

下面我们看第三个方面，临床应用，举一个例子。一个人才12岁，他告诉我他的病史有五年，五年并不算太长，但是这个人的年龄告诉我们，他得病时间是比较长的，是个支气管哮喘。大概在两三个月前，我在门诊上班，有一个人哮喘两年多，但年龄才3岁，经过我们的积极治疗，现在所有的症状，都得到了有效的控制，像正常的小孩子一样，尤其是到了天凉的时候，这样的病复发的机会偏多，症状被完全控制了，这个小孩子的奶奶说今年她已经下狠心了，一定要坚持吃最少半年，我们用的是射干麻黄汤，应用射干麻黄汤的病人主要症状是什么呢？病人就是哮喘，胸中、喉中痰鸣。我介绍的这个病例不管 12 岁，还是 3 岁的患儿，呼吸时胸中、喉中我们都能听到有痰鸣音，这样的病人大部分都是夜间加重，受凉加重，活动加重，我们摸脉象的时候，他们的手没有我们的手温度高，一看，舌质淡，舌苔白腻，脉象沉弱，这样就可以把他辨为支气管哮喘，中医的证为寒饮郁肺结喉证。我们在辨证的时候，牢牢把握几个要点，一个就是哮喘，第二个胸中喉中痰鸣，第三个就是舌质淡，苔白腻，告诉我们是寒证，遇寒加重，进一步告诉我们这个病是寒饮郁肺结喉证，郁肺，肺中有痰饮，结在喉，喉中有痰鸣音，对于这样的病，应该温肺化饮，下气祛痰。当时我给他开了两个方，一个是射干麻黄汤，一个是四逆加人参汤，可以这样说，很多中医大夫，遇到寒哮这样的病人，绝大多数都想到了射干麻黄汤，我们思考一个问题，假如其他大夫想到了四逆加人参汤，他会不会把两个方合在一起？这里面就有两味药，一个是半夏，一个是川乌，四逆加人参汤应该用的是生附子，由于药房没有生附子，我给他开了生川乌，其他大夫一般不开，但我就开了，就有良好的治疗作用。

第27讲

怎样学好用活小青龙汤（一）

这一节我们学习怎样学好用活小青龙汤，张仲景在《伤寒杂病论》中是这样论述的："伤寒表不解，心下有水气。"从这两句话告诉我们小青龙汤治疗的病证是表里兼证，不是单一的病，"伤寒表不解"应该是表证，"心下有水气"中的心下，其中一个"心下"，人们说是胃，柯韵伯在解读《伤寒杂病论》的时候，他就提出来"心下"指的是肺，就是肺中有水气。这个"心下"最少应该包括两个方面，一个是胃，一个是肺，这两种可能性在疾病的病变过程中，可能是一个方面，也可能是两个方面都有，根据张仲景的论述，干呕病变的部位应该是胃，换一句话说，肺的病证也会引起胃的症状表现，如咳嗽、发热等症状，张仲景同时又告诉人们疾病在病变过程中可能出现一些或然的病证表现，或然的病证表现也就是说可能出现的病证表现，主要是因人而不同，比如说同样是一个慢性支气管炎，有些人就是以咳嗽为主，有些人就是以喘为主，有的人咳嗽、喘不重，就是痰多。这就是说疾病在病变的过程中因人的体质不同，可能出现主要的症状不尽相同，病人可以出现可有可无的症状表现。

张仲景在《伤寒杂病论》中还这样论述"咳逆倚息不得卧"，咳嗽，气喘，两个手按着桌子或者按着床呼吸，不能平卧，用小青龙汤。刚才我们说小青龙汤治疗表里兼证，又根据张仲景所说的"咳逆倚息不得卧"，提示人们，就是今天人们所说的支气管炎，是单一的里证。又根据张仲景论述"病溢饮者，当发其汗"，可以用小青龙汤，这样，我们就知道小青龙汤治疗中医的证，主要有几个方面，一个方面是表里兼证，表即太阳伤寒证，里即寒饮郁肺证。第二个方面，没有表证，病人就是寒饮郁肺证。第三个方面就是溢饮寒证。

我们学习小青龙汤，务必要知道小青龙汤方药的组成。小青龙汤由八味药组成：麻黄、桂枝、细辛、芍药、干姜、半夏、甘草、五味子。这里提醒大家，记住了小青龙汤方中的用量，就有好的疗效；如果没有记住用量仅仅是记住药物的组成，在很大程度上直接影响治疗效果。

要想学好小青龙汤，其中一个问题就是怎样煎煮，怎样服用小青龙汤。举一个例子，在两周之前，我在门诊上班，有一个女同志，她问了我一个问题，她说麻黄是一个解表的药（这个人有可能学习过中医，有一句话叫久病成名医），中医解表的药应该煎煮的时间长还是短呢？麻黄是解表药，但煎煮的时间应该偏长。这个女同志说其他大夫说，麻黄煎煮的时间要短而我们给她说煎煮的时间要长，她说根据吃药的感觉，我开的方和其他大夫开的方应该是差不多。我说长与短不是我要问的，我要问的是一个疗效的问题。她紧接着说她自己感觉我们开的方效果显著。我主张麻黄煮的时间应该是偏长，从张仲景的论述先煎麻黄大约 10 分钟，再加入其他药，煎煮 25 分钟，每天服三次。我在临床中为了减少病人煎药的麻烦，在通常情况下，主张麻黄和其他药一起煎熬，煎煮大约 35 分钟，根据我多年运用小青龙汤治病的体会，发现麻黄先煎或者是与其他药同时煎，只要煎煮大约 35 分钟，常常能取得良好治疗效果。

我们学习小青龙汤，还要认识到桂枝的作用。《神农本草经》在论述的时候，就是说桂，桂的作用"主上气咳逆"，说明桂枝能治疗肺的病证，主要就是肺寒饮证。桂枝的作用是既温肺又降肺，还能化饮。我们对桂枝要有一个足够的认识，不要把桂枝的作用局限在某一个方面，尤其是在临床实际中，运用桂枝治疗久病在肺，肺气上逆，出现咳、喘、痰，有良好的治疗作用。

再一个方面，小青龙汤用细辛的量。在学习中药的时候，有一种说法是"细辛不过钱，过钱不安全"。也就是说细辛用量应该是在 3g 左右，才是在安全范围之内。现在我们再想一个问题，张仲景在论述小青龙汤的时候，用细辛的量是9g。张仲景所说的1两相当于今天所说的1钱，1钱从医药这个角度是3g，1两也是3g。张仲景用了3两相当于9g，话说到这里，刚才我们就认识到一个问题，说细辛不过钱，相当于是3g，从张仲景设方这个角度就是细辛3g，张仲景用小青龙汤用的是3两，会不会出现问题呢？这个问题我们是要搞清楚的。古人所说的细辛用量，从今天来看不超过3g，指的是单用细辛，也就是什么药也不吃，就吃细辛3g，肯定是会中毒的。现在我们学习小青龙汤，小青龙汤中最少有八味药。我为何还说最少八味药，因为张仲景在论述小青龙汤的过程中有一个加减变化，说不定这个方会超出八味药，因为人的体质不同，病证的表现不同，应该随症加减变化用药，药物与药物之间有相互促进的作用，也有相互制约的作用，细辛主要作用就是温肺化饮，有寒散寒，药物与药物之间既相互促进又相互制约，可以说，凡是用小青龙汤，用细辛的量没有恰到好处，直接影响治疗效果。

我们用小青龙汤一定要用名副其实的小青龙汤，尤其是方中细辛的用量。再一个方面，怎样理解小青龙汤中芍药的作用？芍药这一味药，它是寒性药，小青龙汤治疗的病证应该是寒性，性寒的芍药在这个方中起到什么作用呢？其中一个作用就是引经的，寒容易进去，使温热的药能够入于寒中。第二个方面，芍药味酸而能益阴。现在我们思考一个问题，麻黄化痰，桂枝化饮，细辛化饮，干姜、半夏也化饮，这些药作用比较明显，在发挥作用的时候，会出现温燥伤阴，所以要用芍药，另外，芍药味酸而受辛散药所制，达到的治疗效果就是不助寒饮。

怎样理解小青龙汤中麻黄、桂枝、细辛的作用，这是我们要探讨和解决的一个问题。运用小青龙汤治疗的病证是表里兼证，在表太阳伤寒证，在里寒饮郁肺证，麻黄、桂枝、细辛，我们在学习中药的时候，这三味药归解表药。一个病人，没有表证就是寒饮郁肺证，所谓表里兼证就是一个人是慢性支气管炎伴有感冒，是不是表里兼证？假如说一个人是慢性支气管炎没有感冒，张仲景所说的"咳逆倚息不得卧"，相当于中医所说的寒饮郁肺证，寒饮郁肺证而没有表证，麻黄、桂枝、细辛的用量是不是应该减少，用了会不会出现不良反应呢？我们从临床角度，根据张仲景的论述有表证，麻黄、桂枝、细辛就发挥解表作用；如果病人没有表证，麻黄、桂枝、细辛应该发挥温肺作用，宣肺，散寒。得出一个结论，在治病的过程中药物发挥作用，比如说麻黄有三大作用，发汗平喘利水，它在治病的过程中，不一定把这三个作用都发挥出来了，关键是有什么样的病证就发挥什么样的作用。麻黄、桂枝、细辛，如果发挥作用就是宣肺温肺散寒；表里兼证，麻黄、桂枝、细辛就发挥既宣肺温肺又解表散寒的作用。根据病证的表现，我们要认识到用麻黄、桂枝、细辛即便没有表证也不需要减少用量，集中优势兵力温肺宣肺散寒而达到更好的治疗效果。学习小青龙汤，要重视麻黄、桂枝、细辛在方中针对不同的病证而发挥作用。

第28讲

怎样学好用活小青龙汤（二）

这一节我们继续学习怎样学好用活小青龙汤。如何应用小青龙汤，关键就是要把学习小青龙汤的若干问题搞清楚，其中一个问题就是怎样应用小青龙汤。小青龙汤治疗的病证，一个是表里兼证，表即太阳伤寒证，里即肺寒证，小青龙汤是治疗表里兼证的一个重要代表方，同时还要知道小青龙汤是治疗寒饮郁肺证的一个重要基础方，还是治疗溢饮寒证的临床变化用方。

第二个方面，小青龙汤可以治疗寒饮郁肺证，所谓寒饮郁肺证，就是这个人有慢性肺疾病，有肺的疾病没有感冒，在上一次学习的时候，也提到麻黄、桂枝、细辛，这三味药有表证解表；没有表证就温肺宣肺化饮，药物发挥作用是因病证表现而发挥作用。

第三个方面，小青龙汤可以治疗溢饮寒证。在通常情况下，小青龙汤既是温肺散寒的一个方也是表里双解的一个方。所谓表里双解就是既可以解除表证，也可以解除肺寒证。万变不能离开寒证，如果离开了寒证不能用小青龙汤。从今天来看，用小青龙汤治疗"咳逆倚息不得卧"的疾病，主要有慢性阻塞性肺疾病、肺源性心脏病、间质性肺疾病等在其病变过程中出现"咳逆倚息不得卧"，辨证的要点是舌淡苔白，病人吐的是白痰，尽管慢性阻塞性肺疾病非常重，治起来非常难，但只要我们用小青龙汤，都能改善病人的症状表现。

举一个例子，在今年上半年，遇到一个人，将近70岁，来找我们看病的时候，就是慢性阻塞性肺疾病。这个人吃了 3 个月的药，走路没有喘，没有出现明显的咳嗽，也没有明显的痰，他自己感觉像正常人一样，现在他自己感觉良好，又想再吃一点药，重在预防。

心病证，如风湿性心脏病、心室肥大、心肌梗死等疾病，在其病变过程中只要出现"咳逆倚息不得卧"，符合我们学习的小青龙汤治疗的病证表现，用小青龙汤同样能取得治疗效果。

举一个例子，上半年，有一个女同志，西医诊断为心室肥大，她说每一次症状加重，都与受凉有关系；第二句话更为重要，每一次受凉不仅加重心脏的症状，还会出现肺部的病证，她这样一说，我们就想到了小青龙汤，用之后症状明显好转，原来走路喘，后来明显好转。

再一个问题，怎样运用小青龙汤治疗"心下有水气"。张仲景说的"心下有水气"，我们在上一次讨论第一个部分的时候，就提到心下的基本概念，最少应该有两个方面，第一个，心下就是指的在肺，换一句话说就是今天所说的寒饮郁肺；第二个，心下指的是水气在胃脘，也就是说肺气不降影响胃气，不能气化水津，以此演变为胃脘水气，胃脘水气的症状表现应该是在胃还是在肺呢，两种可能性都不可否认。我们在上一次学习第一部分的时候，张仲景说"伤寒表不解，心下有水气"，接着说"干呕"，病变的部位在胃。现在想一个问题，如果一个人呕吐，或者要呕吐还没有呕吐出来，小青龙汤能不能治疗？小青龙汤能不能治疗干呕，或者是呕吐？根据小青龙汤方药组成，干姜、桂枝、半夏，均有温胃化饮的作用，干姜、桂枝、半夏也能温肺化饮，药物因病证表现发挥治疗作用。

怎样理解服用小青龙汤出现口渴？一种情况是服用小青龙汤，可能出现药量有点重了，病有点轻了，温热之药会伤人的津液，伤人的津液会出现口渴。

第二个方面，服用小青龙汤，寒邪去了，阳气恢复，阳其中一个方面是要从阴中化生的，寒邪去了，阳气恢复，阳气从阴中化生，用温热的药伤了津液，阳又要从阴中化生。在这种情况下，病人也会出现口渴，这个口渴是疾病向愈的一个标志，怎样知道是疾病向愈的标志，我们要搞清楚，如果这个人在口渴的同时所有的症状都还有，这不是疾病向愈，这是病可能发生变化了，我们在判断的时候，必须是病人出现了口渴，其他所有症状减轻缓解或者是消除，仅仅根据一个口渴，不能说明问题。

下面我举一个例子，在门诊上班，有一个人是多年风湿性心脏病，最近出现心衰水肿，看病的时候主要症状表现是呼吸困难，咳嗽，气喘，痰多清稀色白，病位在心，心悸气短，下肢水肿，手足冰凉，小便短少，想一个问题，水肿这样的病人在多数情况下有没有可能小便多？在多数情况下，如果小便多说不定把水就利下去了，在临床实际中，凡是肿都是小便偏少的，看舌质、舌苔，摸脉象沉弱，我辨为寒饮郁肺，心气虚弱，治疗应该宣降肺气，补益心气，兼以利水，当时我给他开麻黄、桂枝、干姜、细辛、半夏、白芍、五味子、甘草，就是小青龙汤。我在临床中发现用小青龙汤用生半夏作用最明显，当然也有炮制的，当今有法半夏、姜半夏等，相对来说我们治病，希望大家到临床中用生半夏。张仲景没有说炮制，应该是生的，我加了人参、白术、茯苓，加上甘草，这是一个四君子汤。病人手足冰凉，需要散寒逐寒，我加了一个生川乌，病人水肿，我加了一个甘遂。大家可以发现，我开这个方有一个问题，一个是半夏、乌头，一个是甘遂、甘草。通过开方治疗，第二次病人来看病说心悸好转，下肢水肿减轻，小便比原来多；第三诊咳喘减轻，手足冰凉好转；第四诊呼吸困难基本消除；第五次病情稳定，连续治疗50多天；第六次病情仍然稳定，这样的病很难彻底治愈，需要巩固治疗，我用前方变汤剂为丸剂，每一次6克，每天分3次，一年之后，病人的病情仍然稳定，病人感觉一切良好。

我是怎样辨证的？根据咳喘、痰多色白辨为寒饮；再根据心悸气短辨为心气虚；根据手足冰凉、舌质淡辨为阴寒；根据下肢肿、舌苔腻辨为水气痰湿，这样就应该选用小青龙汤宣肺散寒，降逆化饮，以四君子汤健脾益气，补益心气。

第 29 讲

怎样学好用活大承气汤（一）

这一节我们学习怎样学好用活大承气汤。学习大承气汤，要知道大承气汤由四味药组成：大黄、芒硝、枳实、厚朴。我们不仅仅要知道药物的组成，还要知道方中用药的量。务必要搞清楚药量之间的调配关系。

大承气汤中，泻热的药有大黄、芒硝，行气的药有枳实、厚朴。再考虑一个问题，泻热的药与行气的药相比哪一个药用的量偏大，先作为一个思考题去认识。大黄和芒硝都是泻热的，大黄的主要作用偏于硬攻，芒硝的作用偏于软坚。

再想一个问题，行气药有何作用特点？行气的药用了两味，一味是枳实，一味是厚朴，枳实是寒凉的，厚朴是温性，温性和寒性同样重要，达到清热温里效果；大承气汤用了四味药，这四味药中厚朴用量最大，厚朴是温性。大承气汤，泻热药用量，大黄用量相当于是 12g，芒硝相当于 8g，加起来大概就是 20g，行气药，枳实一枚。枳实小一点，一枚大概是 1 克，五枚大概就是 5g，厚朴应该是 24g，加起来差不多是 30g。行气药量大，泻热药量小。

我们再考虑一个问题，寒性的药用量大还是温性的药用量大？寒凉的大，为何说寒凉的大，大黄寒性，芒硝寒性，枳实寒性。我们再考虑一个问题，大黄和厚朴相比较，大黄的作用比较明显，为何这里边还要重用厚朴？大承气汤治疗诸多疾病，其中可以治疗一个病，就是大便不通，治疗大便不通，病是热证，应该用寒凉的药，大黄作用比较明显，芒硝作用也

122

明显，枳实肯定会协助大黄和芒硝泻热。我们再想一个问题，本来就不通，用了寒凉的药，寒凉的药虽然能清热，紧接着意味着通还是不通？病会产生新的变化，新的变化是寒凝不通，为了既使寒凉泻热，又能达到治疗目的，必须用一味药是温性的，量一定要大，比如说，厚朴是温性药，再一个是理气的一个药，中医在认识问题的时候，认识到气得温则行，得寒则凝，大黄、芒硝、枳实，这三味药，加起来应该是25g左右，厚朴是24g，在这种情况下，厚朴能不能起到"监督"的作用？厚朴的量大，两个作用，一个作用是制约，一个是为了气机的畅通。

下面，我们讨论一个问题，怎样煎煮与服用大承气汤。张仲景在论述大承气汤的时候，主张先煎枳实、厚朴，根据我做的验证，大概要煎煮25分钟，然后再加入大黄，再煎煮大约15分钟，总共差不多40分钟。今天有一个问题，在临床中需要引起重视，比如说，人们在应用芒硝的时候是主张煮还是不煮，是冲服还是煎煮呢。根据我们以前所学习的知识，在多数情况下都是说芒硝冲服，这个冲服应该怎样冲服呢，想过没有？为何今天有些人用了大承气汤，没有取得良好治疗效果呢，其中有一个原因就是煎煮没有恰到好处。张仲景在论述大承气汤的时候，主张芒硝煎煮，张仲景用什么锅，没有说。在这里，我要补充的一句话，煎药在一般情况下不能用铁锅、铜锅、锡锅，今天在多数情况下用的都是砂锅，煎药机都不是砂锅。张仲景说，煮上一两沸，水开了，水在里面沸腾了一两下，大概需要几分钟？一两沸，大概就是两三秒。在临床中用大承气汤，能不能取得最佳治疗效果，其中一个主要条件就是对大黄煎煮了多长时间，对芒硝煎煮多长时间，煎药关系到疗效。

今年上半年，遇到一个男同志，是习惯性便秘，一般情况下大概是十多天解一次大便，每一次解大便不流泪不罢休，说明解大便的痛苦，他说吃西药一吃就有作用，吃中药一吃同样有作用，药一停病又复发了，他得出一个结论，西药解决的是当时的问题，中药解决的仍然是当时的问题，他对西药、中药都失去信心，但是还要用药，为何还要用药，他每一次解大便都是非常痛苦。我给他开大黄、芒硝、枳实、厚朴，以这四味药为主，我把处方一给他，他一笑，他说这些药经常吃，也不知道吃有多少了，我问他怎样煎煮药，他说大夫说让他大黄后下，芒硝冲服。我给他怎样说呢，我说我开的方和其他大夫开的方，用的药差不多，不过有一点，我给你说煎药的时候，要注意看表，严格把握时间，芒硝就是药煎好了，往锅里一放，紧接着端下来，在端的过程中，有没有两三秒钟就过去了，在端的时候水还沸腾，吃了两周之后，他说在他的印象中，不吃药应该是大便不通，过了两周大便照样通，他为何又来找我们呢，因为他以前有一个症状，每一次解大便不流泪不罢休，说明他想这一次把解大便流泪给消灭掉，他问我需要不需要巩固治疗。我们怎样说，这个病时间长，应该巩固治疗，有必要把量酌情减少，如果大便通了，继续用量偏大，会出现腹泻，巩固疗效是为了既不腹泻又能达到远期治疗目的，这个人断断续续，有时两天吃一剂，有时三天吃一剂，大概巩固有一个月左右，这个人之后见到我，说多少年的一个问题解决了。

再一个方面，运用大承气汤有哪些注意事项。运用大承气汤治疗脘腹满痛，没有大便不通，在这种情况下，怎样煎煮大黄，大黄是后下还是不后下，是不后下的，一定要知道，凡是在临床中治病用大黄，后下，病人应该有一个大便不通；如果大便通不需要后下，如果治疗的病证是湿热发黄而不是热结大便不通，大黄不后下。张仲景有一个方叫茵陈蒿汤，茵陈蒿汤张仲景就没有明确提出来大黄要后下，它和栀子是一起煎的，当然茵陈蒿汤其中先煎的是茵陈，张仲景有好多用大黄的方，是不主张后下的，凡是后下都有一个症状，我们要引起重视。

再一个方面，根据张仲景所说的，若已得利，止后服，指出方药治病，大便得通，邪热得下，应该停止服药，这与我们刚才所举的例子有矛盾。假如说我们见到一个病人，大便不通时间比较短，不需要巩固治疗。如果这个人大便不通时间比较久，尤其是加了"习惯性"，一定要巩固治疗。如果我们在治疗的时候，没有因人而确立治疗的方法，是很难取得治疗效果的。

再一个方面，大便正常能不能用大承气汤？再举一个例子，我在门诊上班，就是上半年，遇到一个男同志有四十多岁，最近两年，每天下午大概三点左右，他感到腹中有一个气体，这个气体大概就是两三秒钟到了肛门这个地方，就是感到下坠，我给他开了一个玩笑，我说你跑到卫生间把它放出来不就行了吗，他说他往卫生间一蹲，自己感觉有几公斤的东西往下拉他的肛门，下坠得特别明显，站起来以后就好一些，大概到了9点左右，他自己感觉肛门这个气兵分两路，一路上来了，一上来腹部胀满，一胀起来，腹部鼓起来，敲的话如同鼓音，另一路他感到肛门这个地方有一个东西在往下拉，下坠得特别难受，腹部胀满特别难受。我又一问他，他说胀到了第二天早晨，一解大便腹部不胀了，肛门下坠没有了，一切正常。又到3点了，病证又发作了，经检查是大肠蠕动功能差，大便正常，也不硬，对于这样的病，把他辨为热结不通，当然也要看舌质、舌苔，用大承气汤达到了预期治疗效果。

第30讲

怎样学好用活大承气汤（二）

这节我们继续学习怎样学好用活大承气汤。大承气汤的主要作用就是泻下的。现在我们要探讨一个问题，产后能不能服用大承气汤，运用大承气汤治疗产后不大便病变证机在多数情况下应该是以什么为主？产后不大便，应该是以阴血虚为主，治疗应该用滋补阴血的方。如果病变证机不是阴血虚，而是热结不通，应该改用什么方？

举一个例子，在今年上半年，遇到一个女同志，产后两个月，就是大便困难，她说不用手协助排大便是排不出来的。这个人是比较消瘦的。当时，我摸了一下脉象，脉象不虚，看了一下舌质，舌质红，舌苔黄燥，当时我给她开大黄12g，芒硝8g，枳实5g，厚朴24g，病人形体比较消瘦，还是在产后，应该适当地兼顾一下正气，当时，我给她加了一味甘草，生甘草20g。甘草是补益药，其中一个作用就是补气，补气生津。我给她开的方，吃一周，大便即恢复正常。3周就取得了预期治疗效果。

在巩固治疗的时候，用的量是偏小的，服药是断断续续服药，因为这个人是产后，在产前大便是正常的，所以不需要连续巩固治疗，要照顾到病程与产后。再考虑一个问题，我们在巩固治疗的时候，用量需要做调整。我在临床中发现，在调整用药用量的时候，最好按照古人的用量比例关系，酌情按比例减少或者酌情增加，这个好处就在于疗效，如果一个病人的症状表现通过辨证符合大承气汤，用大承气汤就能取得良好治疗作用。如果不符合大承气汤，是不能应用的。产后不大便是比较难治的，张仲景说：

产后三大病，病痉，郁冒，大便难。"病痉"相当于今天所说的产后破伤风，"郁冒"相当于今天所说的休克，如果不及时治疗，会夺取人的生命。举一个大便难的例子。上半年遇到一个病人，西医诊断是大肠黑病变，所谓大肠黑病变，在某种程度上，就是癌症的前期，她就是产后引起的大便困难，我问她多长时间了，她说大便困难三十多年了，三十年来，每一次解大便都需要手来协助，我给她开方，这个人现在解大便正常，通过检查原来说是大肠黑病变，经过检查，现在基本上是正常，可以这样说，大肠黑病变这个病理变化已经得到了完全消除，这个病人治疗取得了良好的效果，其中就收录到我所写的一本叫作《经方合方辨治疑难杂病》的书中，完整地收录进去了。张仲景在《伤寒杂病论》中就明确提出来"产后少腹坚硬，不大便，烦躁"，用大承气汤。并且张仲景告诉我们，大承气汤不仅可以治疗的病证在大肠，还可以在膀胱。有一个病人，她是膀胱结石，膀胱结石通常情况下用利水排石的药，我根据她的病证表现，给她开大承气汤，加了两味药，一味药是甘遂，一味药是甘草，病人吃药不到一个月，这个症状就消除了，这说明大承气汤不仅仅可以治疗大肠的病证，还可以治疗膀胱的病证，这个病人其中一个症状就是小腹胀痛。

下面我们再讨论一个问题，大承气汤可以治疗大便不通，大便通能不能用大承气汤？张仲景在《伤寒杂病论》中明确提出来，大承气汤可以治疗下利，不过我们在认识问题的时候，要知道下利有几种情况，一种情况，有没有湿热下利？湿热"热"字变成"寒"字，湿热下利，寒湿下利，都不能用大承气汤。大承气汤治疗的是热结下利，热结下利又叫热结旁流。所谓下利，指的是病人泻下的是青水，中医认为邪热与肠中的糟粕相结，阻塞不通，热太盛，热逼迫津液从旁而下，所下之物是青水而无粪便，张仲景说"自利清水，色纯青"，色纯青，就是臭秽，颜色发暗，现在我们要知道，大承气汤所说的下利，相当于我们现在所说的肠梗阻、肠套叠、肠扭转。

举一个例子，我在门诊上班，遇到一个女同志是肠梗阻，并且告诉我她们家有家族性，她说她爷爷就是因为肠梗阻去世的，她的哥哥做过手术，她的父亲做过手术，她本人也做过手术，都是肠梗阻。仔细一问，她说她们家人解大便有个特点，一开始解的是水，然后解的是大便，解的大便像羊粪，几天才解一次。大承气汤的前提应该是脉象不虚，再一个方面，舌质、舌苔都应该向热结靠拢，通过治疗，病证解除。在这种情况下，她又让她的父亲吃，又让她的哥哥吃，症状消除了，她心中还是不放心，又把大承气汤打成粉状泡水喝。这样我们就知道大承气汤治疗下利是有条件限制的。

大承气汤为何能辨治潮热？现在思考一个问题，潮热在多数情况下虚证比较多，虚证大部分是阴虚。我结合多年临床治病体会，做了一个小小的总结，在通常情况下，在晚上9点之前，这个潮热实证偏多；晚上9点之后这个潮热虚证偏多。晚上9点之后这个潮热是虚热，非常难治，根据刚才说的话，在治疗的时候得出一个结论就是9点之后这个潮热，我们把它辨为虚，在治疗的时候，应该以补虚为主，一定要配伍泻的药，这就是我刚才所说的要重视的方面。换一句话说：凡是晚上9点之前出现的潮热以实证为主，在治疗实证的时候一定要用补的药，因为这个时间之前实证多，如果出现了虚证，说明出现了虚中夹实。

举一个例子，大概就是在两个月左右，有一个人，他就是说下午5、6、7点这个时间出现发热，一看舌质红，又一看舌苔接近无苔，一摸脉象，虚细，有点虚，有点细，应该属于虚证，潮热，舌红，少苔，脉象虚，应该是阴虚，阴虚应该用滋补的方，治疗已经超过一年，仍然是轻轻重重，没有一天不出现潮热的。我给他开方第一步，应该是滋补，开的其中一个方就是张仲景的方叫百合地黄汤，又开了一个方叫大承气汤，开百合地黄汤用张仲景的原方原量，开百合14g，生地黄50g，开大承气汤，我用了张仲景的量的六分之一，也就是说大黄12g，当然这里边有一个问题，枳实六分之一，开1g，病人吃一个星期，他的潮热去除了。举这个例子，告诉同学们到临床中既要知道多又要知道少，尤其"少"这个治疗思路，应该怎样去确立，选方用药忽视任何一个小小的思路都会影响治疗的大局。我在临床中治病的时候，在通常情况下对于一些比较容易治的病，我没有过多地去想它，如果见到一个病，比较难治，尤其是时间比较久，经过诸多大夫治疗，没有达到良好的治疗，我总是从两个角度考虑，这个时间在多数情况下应该属于什么证，这个病在少数情况下应该属于什么病，所以我们在治疗的时候一定不能忽视这个病在多数情况下的特点是什么，一定不能忽视在多数情况下所确立的治疗原则，这个话对于我们以后当一个大夫，对于治疗疑难杂病或许是有帮助的。我们在临床中治疗潮热必须搞清楚潮热的原因是有很多方面的，并不一定都是阴虚，都是阳明之病，瘀血能出现潮热，水结，气郁，都会的，在应用潮热理论的时候，参考我刚才所说的针对的实与虚。例如，瘀血有没有虚证，实证多还是虚证多，瘀血应该是实证偏多，会不会夹虚，是会的，辨证的思路都要知此知彼。

大承气汤能不能治疗饮食积滞？饮食积滞，在通常情况下是用助消化的药，只有饮食积滞比较重，才用大承气汤，相当于今天西医所说的饮食积滞引起的胃扩张，说明这个病比较重，单用助消化的药无济于病，只有用大承气汤才能达到治疗效果，这就是张仲景的论述"故知有宿食，大承气汤主之""此有宿食，下之愈，宜大承气汤"。我们在应用大承气汤的时候一定要考虑到腹部胀满疼痛等，诸多症状都是比较急，比较重的。

下面我们额外说一个问题，饮食积滞，摸脉象，仅仅靠摸脉象，能不能辨清楚呢？是可能性不大的，为何这样说呢？张仲景就提出了一个"脉象浮而大，按之反涩"，这是饮食积滞；他又说"脉数而滑"，也是饮食积滞，摸脉象可靠性大，还是问病人可靠性大呢？应该是问，摸脉象虽然重要，但是我们一定要脉证合参，忽视任何一个方面，或多或少都可能引起诊断偏差。

再一个方面，大承气汤能不能治疗筋脉的病证？张仲景说："痉之为病，胸满，口噤，卧不着席，脚挛急，必齘齿。"应该用大承气汤。

举个例子，在门诊上班，有一个女同志，她说她经常出现胳膊抽筋，张仲景说的"脚挛急"，刚才我说的是胳膊抽筋，这个人她说胳膊抽筋，主要就是肘关节抽筋，她说在多数情况下，女同志相对来说做饭的机会多一些，她说在做饭的时候，尤其是一炒菜抽筋了，一抽筋胳膊不能动，她说一接触热的地方，一活动就要抽筋，同时她说三四天解一次大便，但是解大便不痛苦，所以也没有引起重视，但是我们就把它辨为热既在大肠又在筋脉，开大承气汤取得了预期治疗效果，这个人她说吃吃这个药，吃吃那个药，效果总是不理想，用我们的大承气汤取得了治疗效果。再一个方面"必齘齿"相当于一个磨牙病，我们看一下舌质、舌苔，摸一下脉象，只要不虚，只要属于热，在多数情况下，我们用大承气汤能改善病证表现，当然这个不一定是病。这是我们学习大承气汤可以治疗筋脉的病证。

怎样学好用活小柴胡汤（一）

这一节我们学习怎样学好用活小柴胡汤。小柴胡汤由七味药所组成：柴胡、黄芩、半夏、生姜、人参、大枣、甘草。小柴胡汤方药的用量，大家可以看一下，柴胡用量比较大。学一个方既要重视用药又要重视用量，两方面的结合，是我们学好用活小柴胡汤的基础。学小柴胡汤，要知道药物组成与用量，还要知道怎样煎煮，怎样服用。

通常情况下，煎药需要煎煮 30 分钟左右，张仲景所设的 260 个方中，其中有一个方叫四逆汤，这个方张仲景主张用水三升，煮取一升二合，用一升水煎煮 5 分钟，也就是说，四逆汤这个方，煎煮的时间不到 10 分钟。张仲景在《伤寒杂病论》中，其中有一个方叫泽漆汤，其中需要煎煮 3 个小时左右，这告诉人们用药用量针对的病证不同，煎煮的时间也不同，小柴胡汤煎煮的时间应该是偏长的。张仲景是这样说的："以水一斗二升，煮取六升，去滓，再煎，取三升。"大概要煎煮到 45 分钟到 50 分钟之间，为何这样说呢，张仲景说先煮取六升，一升大概需要 5 分钟，30 分钟过去了吧，药滓去掉了，又倒到砂锅里，在这种情况下想一个问题，药的温度相对来说低了，相对来说煎药的时间有点偏长了，大概就是 50 分钟，这样煎药比较不麻烦。今天，我们再开小柴胡汤的时候，主张去滓，再煎，有点麻烦，为了减少麻烦，干脆让病人煎煮的时间在 45~50 分钟。煎药能否恰到好处直接关系到治疗效果，这个方在服用的时候，张仲景在通常情况下要求服三次，这和我们当今用中药每天服用两次的服用方法有差距。结合在临床中治病的体会，我发现一个问题，辨证准确，开的方准确，定的量恰到好处，煎煮时间也十分恰当，就是让病人一天吃两次，与吃药三次有显著的差别，为了提高疗效，务必要引起重视。

再一个方面，我们在学习、运用、研究的过程当中还发现一个问题。小柴胡汤如果我们煎煮的时间是 30 分钟，主要有三大药理作用，第一个大的作用就是解热，第二个抗炎，第三个抗菌。这三个作用在通常情况下治疗的病证范围是比较大的，为何还要煎煮 50 分钟，结合我们的理论研究、临床应用，发现小柴胡汤煎煮 50 分钟，仍然具有解热、抗炎、抗菌的作用，同时又多了几个作用，换一句话说，在临床中治疗发热性疾病、炎症，或者是细菌性疾病，煎煮 30 分钟。如果我们用小柴胡汤，抗肿瘤煎煮 30 分钟，无济于病，必须要煎煮 50 分钟。

举一个例子。今年上半年，遇到一个男同志，有 70 岁左右，诊断为肝癌，医院诊断已经是肝癌的晚期，还有转移。对于这样的病，从病人的角度做手术不能达到预期治疗目的。病人主张吃中药，医院也主张用化疗。我们主张既化疗又用中药，化疗作用显著，毒性大，但配合我们中药合理地应用，常常能取得显著疗效，这个病人主要有两个症状，一个症状就是肝区疼痛，一个症状就是发热，发热就是癌细胞在体内变化蓄积产生的发热，根据症状表现符合小柴胡汤治疗的病证。当时根据他的症状表现，我开了张仲景三个方的合方，一个是小柴胡汤，一个是桂枝茯苓丸，一个相当于张仲景的桂枝汤，经过两个月的治疗，病人疼痛完全消除，发热完全消除，现在这个病人还在吃药，自己感觉精神状况良好，小柴胡汤在控制症状、改善病情、提高病人的生存质量方面起到了重要的作用。

再一个方面，就是抗病毒。比如说，有乙肝病毒，一提到乙肝病毒，大家都知道这个病的治疗难度，在临床中遇到乙肝这样的病人，我常常要问两个问题，第一个问题就是有没有家族性，如果有家族性，这样的病证治疗的难度是偏大的。第二个问题，如果这个病人说父母都没有乙肝，自己什么时候成为乙肝也不知道，就是被感染的，对于这样的病，我们根据他的病证表现，开小柴胡汤，特别要重视一个煎煮的问题，一天服三次，能够坚持治疗半年左右，"大三阳"会发生变化的，如果再坚持治疗半年，有部分人就转阴了，如果有的人再坚持半年，对于顽固性的也可以转阴的。这里必须给大家说明一个问题，在门诊上班的时候有时遇到这样的病人，吃了半年药，一检查觉得好了好多，尤其是从病毒指数发现有很大的变化，这种情况下不想吃药了，或者是想着吃两天，想不着就停了，这样根本不行的。一定要坚持治疗，取得预期治疗效果的前提是做到坚持服用才行。同时还要知道小柴胡汤具有抗硬化、抗溃疡、抗自由基、抗精神失常等作用，这说明煎煮时间的长短关系到治疗的效果。

运用小柴胡汤，怎样辨清楚病人是口渴还是不渴？在应用小柴胡汤的时候，如果病变的证机是以热伤津为主，病人会出现口渴。再一种情况如果病人的证机是热郁而未伤津为主要矛盾方面，病人口不渴，所以我们在运用小柴胡汤的时候，一定要重视加减变化用药，在哪一种情况下要加减变化用药呢？就是口渴出现了热伤津。

怎样运用小柴胡汤治疗默默，默默是什么病证表现呢？默默就是胆气郁滞，心气被抑，神明被遏，症状就是表情沉默，不欲言语，有些人就是急躁易怒。再一个方面，我们在应用小柴胡汤的时候，根据我们刚才所说的小柴胡汤可以抗精神失常，换一句话说，小柴胡汤可以作用于人的大脑单胺类神经，单胺类神经主要调节人的精神，如果压抑了就是抑郁症；如果失去了压抑就是躁狂症，临床中不管遇到哪一种情况，只要符合我们学习的小柴胡汤治疗的病证，都可以以小柴胡汤为基础方。如果治疗抑郁症，通常情况下要加开窍安神药，如果是狂躁症，要加清泻安神药。

下面探讨一个问题，对于呕吐一般人是厌恶，张仲景在《伤寒论》中第96条说："伤寒五六日，中风，往来寒热，胸胁苦满，嘿嘿，不欲饮食，心烦喜呕。"张仲景为何要用一个"喜"字呢？胆与胃的关系是什么呢？胆是疏达胃气，胃气要行使"通降"的功能。如果少阳胆热，这个热在胆，在正常情况下胆气疏达胃气，如果胆有热，胃气的通降功能被扰乱，一扰乱会出现胃气上逆，呕吐。胆热侵犯到胃，胃中有热，胃受胆热所扰而上逆，病变的部位在少阳胆而不在阳明胃。呕吐之后，胃中不舒服减轻了，胃中的热也减少，由于胆有热，胆热影响到了胃，胃中不舒服，呕吐之后，胆热减轻了，胃中舒服的程度高了。呕吐之后胃中舒服，像正常人一样，过了一个小时、两个小时，胃中又不舒服了，不舒服了，会产生一个什么症状呢？如果吐出来就好多了，为何吐出来好，因为胃中的症状减轻缓解了，这就是张仲景论述"喜呕"的辨证精神。换一句话说，不管是胆囊炎还是胰腺炎，还是胃炎，只要病人呕吐之后胃中舒服，过一会儿又出现了，我们基本上都是选用小柴胡汤，这就是张仲景在论述的时候突出了一个"喜"。

怎样理解小柴胡汤治疗"诸黄"？发黄相当于今天所说的黄疸。中医在辨证的时候，第一步考虑的是寒热。黄疸从今天辨证也是首先辨寒热，在通常情况下把热说成是阳黄，寒说成是阴黄，小柴胡汤，张仲景没有说热黄，也没有说寒黄，而是说了一句"诸黄"，告诉人们在应用小柴胡汤的时候，可以治疗单一的热黄，治疗单一的热黄应该加大清热的用药。再思考一个问题，小柴胡汤能不能治疗寒黄呢，也就是说阴黄呢？也是完全可以的。把温性的药量加大，把寒性的药用量减少。如何理解小柴胡汤治疗诸黄？可以说有三大方面，以热为主，以寒为主，以虚为主。当然有的人还提了一个问题：如果这个人有瘀血怎么办，能不能加活血化瘀的药？是可以的。如果这个人有痰湿能不能加药？都是可行的。

再一个方面，我们学习应用小柴胡汤，一定还要结合今天治病的实际情况，小柴胡汤既可以治疗肝损伤引起的黄疸，又可以治疗肝损伤而没有出现黄疸，更可以治疗乙肝而没有肝损伤。怎样知道一个人是乙肝而没有出现肝损伤呢？肝损伤最常见的就是转氨酶升高。还有一个问题，一个乙肝的病人，没有出现肝损伤，如果这个病人是大三阳，没有症状，我们一定要重视两个方面的内容，看一下舌质、舌苔，摸一下脉象，就能判断这个病人是否符合小柴胡汤证。

第32讲

怎样学好用活小柴胡汤（二）

这节我们继续学习怎样学好用活小柴胡汤。小柴胡汤治疗的病证，病变的证机涉及热、寒、郁。在前面讲的时候，如果一个病人是以热为主要矛盾方面，可以调整用量，如果这个人以寒为主要矛盾，可以调整用量，如果这个人以虚为主要矛盾方面，可以调整用量。在什么情况下不调整用量？就是既有热又有寒，更有郁，三方面的病变证机，没有出现哪一个为主要矛盾方面。张仲景说"血弱气尽"，小柴胡汤治疗的病证有没有血虚？小柴胡汤用药有七味药，柴胡、黄芩、半夏、生姜、人参、大枣、甘草，小柴胡汤方药的组成并没有以补血药为主。张仲景所说的"血弱气尽"，病变的主要矛盾应该是气虚，即便有血虚，也为疾病矛盾的次要方面。

张仲景说："血弱气尽，腠理开，邪气因入，与正气相搏，结于胁下，正邪分争，往来寒热，休作有时，嘿嘿，不欲饮食，脏腑相连。""脏腑相连，其痛必下，邪高痛下，故使呕也。"张仲景的辨证精神不局限在一个方面，下面我们重点讨论一个问题，就是小柴胡汤治疗"脏腑相连"，"脏腑相连"指的是肝胆的关系。张仲景在论述小柴胡汤的时候，没有明确提出来治疗哪一个脏腑的病证，后人在研究《伤寒杂病论》的时候提出来小柴胡汤是治疗少阳病的重要基础代表方，少阳应该指的是少阳胆，在研究的过程中应该知道治疗的病证是少阳胆热气郁夹杂证。

柴胡的基本作用应该有四大方面，一个是解表，一个是疏肝，一个是清热，一个是升举。

再思考一个问题,柴胡升举、解表、疏肝、清热,与用量有没有直接的关系?在通常情况下,用柴胡量偏小一点,就是升举,如果用柴胡的量在10g左右,主要作用就是疏肝解表,为何疏肝和解表用相等的量?如果是肝郁是不是需要疏散呢?感冒是不是需要疏散呢?共同点都是疏散,不过针对的病证不同,语言表达不同。如果是表证,疏散;如果治疗的里证,这叫疏泄,疏达;柴胡用量大达到的目的就是清热。相对而言,我们在临床实际中,病人既有寒又有热还有虚,相对来说以热明显一些,就用小柴胡汤的原方原量,如果热特别明显,寒特别明显,虚特别明显,就应该调整用量。

肝和胆是很难截然分开的,肝和胆的关系是非常密切的。脏腑相连的第二个含义,就是脾胃相连,肝胆很难截然分开,脾胃也不容易截然分开,脾和胃,中医所说的脾有实实在在这个脾,就是脾这个功能,中医的脾和西医的脾有没有直接的关系呢?既有关系又有截然不同的关系。脾统血,出血从脾治,这与西医的脾是相近的。我们通常情况下说的脾是主运化水谷、运化水湿的,这个相当于今天的胃和小肠,脾和胃不能截然分开。

我们在认识的时候,思考一个问题,小柴胡汤7味药,可以治疗脾胃的药有好几味。如半夏、生姜、大枣、人参、甘草,小柴胡汤能够治疗胆的病证,可以治疗肝的病证,还可以治疗肝胆的病证,以此类推,小柴胡汤可以治疗脾的病证也可以治疗胃的病证,还可以治疗脾胃的病证。第三个方面"脏腑相连"指的是胆胃相连。"胆胃相连",张仲景是这样说的,"其痛胁下,邪高痛下",邪高,胆和胃相比,是胃高还是胆高?胃和胆相比,胃在上还是胆在上?胆在哪儿?胆在胁下,胃在胁下的中间靠下。"其痛必下,邪高痛下"这句话告诉人们是胆胃相连。胆胃相连能用小柴胡汤。

举一个例子,我在门诊上班,遇到一个病人,既有慢性胆囊炎又有慢性胃炎,这个人说不想吃凉东西,说明偏于胃寒,接着又说胆这个地方不舒服,说明有胆的病证,她总是说口苦,舌质红,苔黄。张仲景在《伤寒杂病论》中说过这样一句话:"少阳之为病,口苦,咽干,目眩是也。"这样我们就认识到一个问题,这个病既有胃寒又有胆热,一摸脉象偏弱,开小柴胡汤能达到治疗目的。

在一般情况下,人们说"颈项强硬",一提到"颈项强",大部分就想到了桂枝加葛根汤，或者是葛根汤，因为张仲景在《伤寒杂病论》中是这样说的："太阳病，项背强，反汗出恶风者，桂枝加葛根汤主之。"他又说："太阳病，项背强，无汗恶风者，葛根汤主之。"在《伤寒杂病论》中专门提到小柴胡汤可以治疗颈项强硬。就是今年的上半年，有一个女同志，她多次检查没有发现颈椎有明显器质性的病变，不过经常感到颈项部落枕，出现脖子僵硬，这个人夜里睡觉就算再好的姿势，也会出现颈项僵硬，经过多次检查，也没有什么大问题，就是一个月最少发作一次，每次发作最少能持续半个月或二十天，甚至这个月还没有好，下个月又来到了。我根据她的症状表现，即感到颈项部这个地方怕冷，这说明是寒证，接着又说好像这里有火，发不出来，自己感到有热散发出来，即经常外面是怕凉，多少受一点凉又复发加重了，同时又感到里面有热的感觉，看了一下舌质是偏红的，摸了一下脉象是偏弱的。根据我们所学习的知识，认识到小柴胡汤治疗颈项强三大病机，开小柴胡汤，达到了预期治疗效果。

张仲景在论述小柴胡汤的时候，可以治疗"如结胸状"，"结胸"病变的部位应该在胸，事实上张仲景在论述结胸的时候有三大概念，病变在胸中叫结胸，比如说《伤寒论》中第 134 条结胸在胸中，第 135 条结胸不在胸中而在胃脘，第 137 条结胸既不在胸中又不在胃中而在腹部，如"从心下至少腹硬满而不痛而不可触近者"，要用我们学习的大陷胸汤。张仲景说的不是结胸，用了一个"如结胸状"，也就是说病人的病证表现很像结胸，张仲景所说的"如结胸状"就是妇科热入血室证在上焦，有些女同志出现乳房胀痛，对于这样的病我们就把它辨为小柴胡汤治疗的如结胸状。如结胸状告诉人们在某些情况下，病人以疼痛为主要矛盾方面的，当然我们说了，有没有可能病变的部位在下？有这种可能性。有没有可能有些女同志出现小腹疼痛，与月经有关系？这样的腹痛叫痛经。小柴胡汤治疗的如结胸状，其中一个病相当于乳腺增生、乳腺炎，再一个方面相当于我们今天所说的痛经。小柴胡汤治疗的如结胸状，病证加重与月经有关系，往往是月经来临之前或者是月经来临之时腹痛加重或者是乳房疼痛加重，才能把它辨为热入血室。如果这个人不是与月经前中后有关系，仅仅就是乳房胀痛，或者仅仅是腹痛，能不能首先考虑小柴胡汤呢？如果符合小柴胡汤治疗的病证，是可以的；如果不符合是不可行的，这样告诉我们在临床中要重视鉴别诊断，鉴别诊断不是某一个症状而是病变的证机，关键是病变的证机。

举一个例子，我在门诊上班，遇到一个男同志，我问他哪里不舒服，他说前列腺增生。这个病人有一个特殊的表现，基本上天天都有小腹和会阴部胀痛，每一个月总有一个星期左右疼痛加剧，一加剧影响解小便，他既有寒又有热，还有虚，这个病人为什么每一个月总有六七天加重呢？我在治病的过程中忽然想到这样一个问题，女同志来月经六七天前病证加重，也是表现六七天，有时七八天，想到这一点，我给他开小柴胡汤，这个人连续吃了将近4个月，一检查增生完全消除了，和正常人一样。

怎样理解小柴胡汤治疗"如疟状"？疟疾的症状表现是有规律性的，先怕冷，后发热，接着头痛，再接着全身汗出，再接着病证缓解，再接着像正常人一样，这说明疟疾的症状表现有规律性，小柴胡汤治疗的如疟状，发热怕冷有没有规律性？头痛汗出不一定有，这样我们就知道病证的表现。热入血室既可以出现发热恶寒，也可以出现仅仅是一个方面的病证。

发热恶寒可能在上午，可能在中午，还有可能在下午，在什么样的情况下用小柴胡汤能取得良好治疗效果，在什么情况下还需要和其他方合在一起去治疗？张仲景在《伤寒杂病论》中把少阳归在上午三点到九点，也就是说一个人发热怕冷总是表现在这个时间段，用小柴胡汤就有一定的作用；假如说一个人发热一会儿，怕冷一会儿，或者以发热为主，过了一会儿以恶寒为主，病人的表现以中午为主，在这种情况下我建议用小柴胡汤和桂枝汤合在一起；如果是以下午为主，下午是阳明，从下午的3点到下午的9点，如果这个病人以热为主，可以加白虎汤，如果这个时间以寒为主可以加理中丸，常常能取得显著治疗效果。

再一个方面，怎样理解小柴胡汤治疗"如见鬼状"？什么叫作鬼状？也就是说这个人有幻视幻听，这样的病在月经期前后易发，对于这样的病证，我们应该选用小柴胡汤。

如结胸，如疟状，如见鬼状，都与热结有关系。

怎样学好用活小柴胡汤（三）

这一节我们继续学习怎样学好用活小柴胡汤。张仲景在《伤寒论》中第148条说："伤寒五六日，头汗出，微恶寒，手足冷，心下满，口不欲食，大便硬，脉细者。"应该辨为"必有表，复有里"。主要就是告诉人们"必有表"，就是病人有太阳病的病证表现，"复有里"又有少阳里的病证，张仲景又明确提出来"此为半在里半在外"，这又告诉人们一半病是太阳病，一半病是少阳病，突出辨证的核心是辨表里兼证。如果病变以太阳病为主要矛盾方面，张仲景所说的太阳病的基本证型有12个，换一句话说，我们遇到了具体的病人，谁都知道太阳病，假如说这个人太阳病，发热，怕冷，不出汗，常常想到太阳伤寒证。如果这个人发热，怕冷，头痛，想喝水，说明是太阳温病证。太阳伤寒证、太阳中风证、太阳温病证，一个核心症状区别就是口渴与不渴。假如说一个病人怕冷，出汗，眼睑肿，是太阳表虚风水证，相当于今天的慢性肾炎、内分泌失调。

如果这个人的病证表现以少阳为主要矛盾方面，应该用小柴胡汤治疗。如果表里病证都比较重，应该把桂枝汤与小柴胡汤合在一起，叫柴胡桂枝汤。当然我们说把小柴胡汤和桂枝汤合在一起，就知道这个表证是太阳中风证；小柴胡汤和防己黄芪汤合在一起，说明里是少阳胆，表是太阳表虚风水证；如果一个人是少阳胆的病证，经常出虚汗，颈项强硬，这叫作太阳柔痉证，应该开小柴胡汤与桂枝加葛根汤。这就是我们平时所说的举一反三。

　　小柴胡汤治疗的病证，应该是在里，是少阳胆热气郁夹杂证。为何会出现往来寒热？少阳胆气抗邪则发热，少阳胆气不足则怕冷。再想一个问题，少阳的病证，病的主要矛盾方面是先发热还是先怕冷？在这种情况下，我们要考虑病变证机，张仲景明确提出来"血弱气尽"，就告诉人们病的一个主要矛盾方面不可忽视是虚。虚就是邪气侵犯，与邪气相斗争，正气需要一个蓄积力量的过程，蓄积力量的过程没有抗邪，常常是怕冷，只有当正气蓄积到一定的程度才会发热。张仲景辨证少阳病证是里证，不是半表半里。张仲景在前面所说的"必有表复有里"是辨表里兼证，这是我们认识思维、指导临床辨证的一个核心方面。再一个方面，张仲景所说的"阳微结"怎样理解？根据张仲景所说的"必有表复有里"的辨证精神，《伤寒杂病论字词句大辞典》是这样认为的，"阳微结是指太阳少阳之气被邪气所结的病理病证，也就是说阳指的是太阳，微指的是少阳，古代有'微'与'少'互训。"互训是语言表达的一种技巧，微者少也，少者微也，微与少在某种程度上概念是相等的，张仲景所说的"必有表复有里"，指的是在表有太阳，在里有少阳，如果病以少阳为主，就应该用小柴胡汤，辨"阳微结"是少阳病在病变过程中特有的病证表现，它的特点，具有复杂性与疑似性，对此，我们要引起高度重视。张仲景又提出了一个问题"假令纯阴结"，为何张仲景用假设的方法提出来纯阴结，因为张仲景在论述"必有表复有里"的时候，病证的表现很像少阴寒证。少阴寒证，手是凉的，脉象是细的，像，但不是；怎样知道不是？因为这样的病人怕冷，太阳病怕冷，太阳病的怕冷与少阴寒证的怕冷有没有本质的区别？相对而言，太阳病的怕冷，常常与发热症状并见；少阴病的怕冷，不一定与发热并见。少阳病会出现手发凉；少阳胆气内郁，阻遏阳气不能外达，会出现手发凉，少阴寒证更会出现手发凉。少阳病出现的手发凉，仅仅出现在手或足，而少阴寒证不仅仅手足发凉，并且全身都是凉的，一定要重视同中求异，审证求机，以此我们才能认清病变的本质。

　　下面，我们来理解小柴胡汤治疗"产后郁冒"。在前面我们学习某一个内容的时候，就提到张仲景说"产后三大病，病痉，郁冒，大便难"。我们在学习的时候就提到大便难，产后不一定都是虚证也有实证，应该用大承气汤。产后郁冒，与今天人们所说的头昏目眩，以及可能会昏倒的产后休克、产后晕厥、头晕目眩是产后郁冒的常见症状表现。根据张仲景论述，小柴胡汤可以治疗产后郁冒。举一个例子，有一个女同志 40 多岁，我问她哪儿不舒服，她没有明确说哪儿不舒服，她说她生过小孩子之后出现了头晕目眩，晕了 15 年过去了，这 15 年过去了，还叫不叫产后病？只要产后出现的病证都叫产后病，不过产后严格地说就是 45 天或者说 40 天，不超过60 天，都叫产后病，现在她的病十几年过去了，她给我说这个病就是在产后引起来的，人们说她产后虚得太重了，吃好多补的药，虚都没有补过来。我根据病证表现，认识到两个主要矛盾方面，一个是热，一个是虚，热是郁热，虚是气虚，选用小柴胡汤，如果这个人没有寒，酌情调一下方的用量；如果有寒，一般可以用原方用药用量，根据病人的症状表现，可以加减变化用药；这个人产后郁冒 15 年了，假如说经常吃饭不香，没有胃口，可以加助消化的药。我们在前面讨论问题的时候，张仲景所说的血弱气尽，病人的主要矛盾方面在气；张仲景在论述小柴胡汤主治的时候"病痉，郁冒，大便难"，专门提出来血虚，张仲景所提出来的血虚实际上就是我们现在所说的气虚。为何又要这样强调呢，就是因为小柴胡汤用的大枣、人参、甘草重点是补虚的。再一个问题，张仲景为何要提出来血虚？就是告诉人们血虚和气虚是不容易鉴别清楚的。我们一定要搞清楚，病的主要矛盾方面是血虚还是气虚，假如病以血虚为主要矛盾方面，根据病变证机用小柴胡汤，酌情配伍补血药。

再一个方面，我们怎样理解小柴胡汤治疗"头汗出"？病变证机应该突出两个方面，一个就是虚，虚不能固护；再一个方面就是郁，如果没有郁，病人的出汗很有可能是全身出汗，当然我们在认识小柴胡汤的时候，小柴胡汤能治疗全身出汗，只要具备胆热气郁夹杂证的病变证机，有热有气郁。也就是说，如果病人有这方面的症状表现，就发挥这样的作用；如果病人没有这样的症状表现，就不发挥这样的作用，这是我们学习应该重视的一个方面。张仲景所说的小柴胡汤可以治疗"头汗出"，从《伤寒杂病论》中可以看到，张仲景论述结胸会出现头汗出，湿热黄疸及非黄疸都可以出现头汗出，我们应该重视鉴别诊断。

怎样理解小柴胡汤可以治疗大便硬？一提到大便硬，人们就想到了阳明不通。想一个问题，大便硬，热会不会硬，寒会不会，虚会不会？都会。小柴胡汤也可以治疗大便硬。举一个例子，大概就是在两个月之前，有一个女同志，她说大便干结，解大便困难，经常服用泻下的药。经常出现大便干结，经常服用泻下的药，当用泻下药的时候，有治疗作用，一吃就通了，今天吃今天通，明天不吃就不通，三天不吃还是三天不通，说吃药起作用不起，也真起，达到治疗目的了没有，还真没有。我根据症状表现，抓住了热、寒、虚，用小柴胡汤达到了预期治疗效果。张仲景在《伤寒杂病论》中第 148 条就明确提出来"大便硬，脉细者"，可以用小柴胡汤，吃了药，仍然还有不舒服，"得屎而解"，大便通畅，病证解除。

怎样理解"柴胡证"及"柴胡汤证"？张仲景论述的时候，既论少阳证又论柴胡证及柴胡汤证，张仲景这样论述主要告诉人们辨柴胡汤证的概念重要，为何这样说？因为少阳病就是病在少阳。如果病在阳明不叫少阳，少阳病就是少阳病，太阳病就是太阳病。柴胡证和柴胡汤证，这个概念又变了，小柴胡汤可以治疗少阳病证，不是少阳病证用小柴胡汤，照样能取得显著的疗效。

举一个例子，热入血室，假如说是如结胸状，即乳房胀痛可以用小柴胡汤治疗，痛经可以用小柴胡汤治疗，痛经和乳房胀痛虽然都是女同志的病，有什么直接的关系呢？痛经是不是一定要乳房胀痛呢？不一定。乳房胀痛是不是一定要痛经呢？没有必然的关系，但是用小柴胡汤则有必然的关系，都能达到治疗目的，但是万变不离其宗，辨证机能不能变。

小柴胡汤能不能治疗黄疸？黄疸有很多种，我们从大的方面说是寒、热、虚。小柴胡汤能有效地治疗。也就是说张仲景所说的少阳证概念要局限一些。当然少阳证能不能和阳明证同时出现，能不能和太阳证同时出现呢？都是可以的，这叫兼证。柴胡汤证适用的范围要大一些，应用的范围要广一些，只有这样认识我们才能对方证有一个足够的认识。再一个方面，理解柴胡证与柴胡汤证的基本概念没有本质区别，从广义角度理解柴胡汤证应该不局限在小柴胡汤，因为张仲景设小柴胡汤，在小柴胡汤基础之上又演变了柴胡桂枝汤、大柴胡汤、柴胡桂枝干姜汤，以及柴胡加龙骨牡蛎汤，在临床实际中，我们怎样运用小柴胡汤？现在我再重点强调一下，运用小柴胡汤是治疗少阳胆热气郁证、热入血室证、胆郁发黄证、产后郁冒证等病证表现的基础代表方，应用小柴胡汤治疗的病变辨证重点突出三个方面，一就是热，二就是郁，三就是虚，具备热郁虚或者是热与虚就可。当然这里常常要夹杂寒，如果没有寒，有时我们因人酌情调整方中的用药，就可以选用小柴胡汤。

我们要认识到用小柴胡汤有一定的局限性，治疗所有诸多相似的病，可以合方使用。如果一个病人有明显的湿热，应该与茵陈蒿汤合用；如果这个人气虚比较明显，可以合用黄芪建中汤；如果这个人以瘀血为主，我们可以合用桂枝茯苓丸；如果这个人是以气郁为主，我们可以合用四逆散。

下面举一个例子，我在门诊上班，遇到一个病人，她是胆囊息肉，息肉比较多，有疼痛等症状，根据症状表现，有热、郁、虚夹寒，一看舌质有点紫暗，摸一下脉象有点涩，我当时就给她开了两个方，一个小柴胡汤，一个桂枝茯苓丸，经过一段时间的治疗，一做 B 超，大的明显缩小了，小的找不到了，病人没有任何症状，又治疗了一段时间，病证消除，怎样知道病证消除？主要是从 B 超检查的结果得出了结论，这是我们应用合方的重要性。

第34讲

怎样学好用活桃核承气汤

这一节我们学习怎样学好用活桃核承气汤。桃核承气汤是《伤寒杂病论》中辨治瘀热证的重要基础代表方，治疗的病证，从张仲景的论述是热结膀胱，接着张仲景说了一句话，其人如狂，狂的症状表现在心。这就告诉人们张仲景在论述桃核承气汤的时候，既告诉人们桃核承气汤可以治疗病变的部位在膀胱，又可以治疗病变的部位在心。换一句话说，我们用治疗瘀血的方，主要要搞清楚这个方是偏于清热还是偏于散寒，还是偏于理气，还是偏于补气，还是偏于利水，还是偏于化痰，只辨病变的属性，不辨病变的部位。

瘀血的主要症状表现其中一个是疼痛；疼痛的性质是刺痛。第二个是疼痛固定。第三个相对而言，夜间加重，为何会夜间加重呢？就是因为血属于阴，到了夜间，阴气更盛，瘀血更加严重，这样相对来说夜间疼痛明显，还有两个都是非常重要的，一个容易掌握，就是看舌质，舌质应该是紫色；还有一个很重要，但是对于初学者来说不容易掌握，就是摸脉象，瘀血在多数情况下，它的脉象应该是涩。

运用桃核承气汤治疗的病变部位，不管是在下焦，还是在上焦，还是在中焦，只要在我们中医辨证是瘀热，都能用之，都能取得良好治疗效果。下面举一个例子，有一个病人，她说是慢性胃炎，其中一个主要症状就是胃痛，问她其他方面的症状表现，她又补充了一句话，经常大便干结，但是不困难，她自己感觉三四天解一次大便，解大便干结，但不是十分的困难。在这种情况下，我问她，胃痛相对而言是白天明显还是夜间明显？夜间疼痛明显，是不是所有的瘀血舌质都是紫的，不一定，摸脉象是不是所有的瘀血都是涩的，也不一定，即便是脉象涩，也不一定是瘀血。病人的舌质并不是明显的发紫，摸病人的脉象并不是明显的涩，从我的感觉病人的脉象是不虚。刚才我们说瘀血夜里加重，胃痛是不是疼痛的部位固定就在胃脘，怎样知道这个病人不是寒证而是热证呢？看舌质最为重要，一看舌质红，舌苔薄黄，当时我开桃核承气汤，用药一周，她吃我开的方，第二天大便通畅，胃痛基本上消除，感觉良好，大概治有 3 周左右，病证完全解除。

从中医这个角度看，膀胱的病证、肾的病证、输尿管的病证，以及尿道的病证，这样的病证表现容易区别。比如说，肾的病证会出现小便不利；膀胱也会出现小便不利。膀胱的小便不利与肾的小便不利，在治疗的方面没有截然的不同，是一模一样的，只要是瘀热，不管病变部位在膀胱还是在肾，都可以用我们学习的桃核承气汤。

上半年，遇到一个病人，西医诊断为肾小球肾炎，病人小便不利、腰痛，腰痛夜间相对来说明显一些；我一看他的舌两边有瘀点，这个人表现的症状相对来说还是比较典型的，给他开桃核承气汤，连续用药 40 天，经化验检查各项指标恢复正常。这是我们理解张仲景所说的热结膀胱，病变的部位不局限在膀胱而是泛指泌尿系病证。

第二个概念，张仲景所说的热结膀胱并不局限于泌尿系病证而是泛指生殖系统的病证，男科前列腺炎、前列腺增生、前列腺结石，会出现膀胱的症状，可能会出现尿频、尿急、尿痛、尿不利及点滴而下。妇科盆腔炎、附件炎、子宫内膜炎，也会出现膀胱的症状。

西医在认识泌尿系疾病的时候，常常提出病人有膀胱刺激征，桃核承气汤，可以治疗生殖系统的病证，比如说，前列腺炎治疗，只要具备两个特点，一个是瘀血，一个是热，中医所说的热不一定有发热。中医所说的热百分之九十病人都没有发热，没有发热，为何辨为热，其中最重要的一个方面就是看舌质，也就是说这个人只要舌质红，再加上舌苔薄黄，都可以把它辨为热证，加上瘀血的病证就是瘀热。

大概就是在三周前，有一个女同志，西医诊断说是子宫内膜炎，其中一个症状就是带下色黄，当然还有疼痛，刺痛，看了看舌质，给她开了方，吃了一个星期，她说症状基本上完全消除了，感觉良好。

子宫内膜炎这样的病是比较难治的，我给她说坚持治疗，半个月不行，一个月也不一定痊愈，最少40天才能达到预期治疗效果。这个人说吃上两个月能完全好，也满足，这说明这个病人有多年的病，心中有痛苦，想彻底治愈。

再一个方面，我们要理解"其人如狂"其特殊辨证精神是什么。

"狂"在某种程度上就是以烦躁为主，病变的证机与病变的部位在膀胱，病人有可能出现烦躁不安。举一个例子，我在门诊上班，遇到一个病人，她说是肾结石，曾经做过两次手术，第一次做手术的时候，她的结石比红枣大。第二次又做了一次手术，比红枣小。这一次来找我们的时候，又复发了。西医做手术是立竿见影，但没有解决根本问题。从我们中医来说用桃核承气汤，瘀热的病理没有改变，根据她的症状表现，当时我给她开的方是两个方，一个方是桃核承气汤，另一个方是张仲景的猪苓汤，这个人连续吃，最后一检查，她的结石被排出来了。她吃药的时间最起码半年左右，这是我们认识到桃核承气汤可以治疗结石，当然治疗结石应该符合我们中医辨证的特点是瘀热。另一个方面，病人以烦躁为主，病变的证机和病变的部位不是在膀胱而是在心，也可以说瘀热在心，心神得不到心血所养，瘀热肆虐心神，病人会出现烦躁不安，相当于今天所说的焦虑症、精神分裂症。上半年有一个人就是焦虑症，焦虑症的病证表现不是以疼痛为主，当时我根据她的病证表现，一个是舌质红，苔薄黄，说明热；第二个方面，根据这个病人口唇发紫，舌边发暗，这就是瘀热。当时我开了两个方，一个方是桃核承气汤；第二个方面，焦虑症有气郁，我给她开了一个方叫四逆散，两个合方，明显控制症状，改善了病情，经过有效的治疗，病人的精神状况像正常人一样。为了达到远期治疗效果，我让病人把我刚才说的两个方的药打成粉状，一次一小勺，一天三小勺，分早中晚三次服，不管发病不发病，一天总是这样吃，自己感觉恢复得像正常人一样。张仲景在《伤寒论》中第106条说："太阳病不解，热结膀胱，其人如狂，血自下，下之愈。"为何提出一个"血"，告诉我们病的主要矛盾方面是热与血相结而为瘀，病在泌尿系，病人会出现小便不利；张仲景在药后说"当微利"，这个"微利"应该是小便通利，由原来的不利变为利。

病变的部位、瘀的病机不在膀胱，假如说在大肠，病变以大便干结为主。比如说，我们用桃核承气汤，可以治疗泌尿系疾病，可以治疗生殖系疾病，能不能治疗消化系疾病呢？肠炎会不会出现腹痛，会不会出现夜间加重，会不会出现舌质紫呢？如果会，我们就把它辨成瘀热，如果是大便干结用了桃核承气汤，病人应该是大便通利，这样我们理解"当微利"，从两个角度要搞清楚，如果病变的部位在膀胱，当然这个膀胱的概念是比较大的，服药后会出现小便通利，如果病变的部位不在膀胱而在大肠，服药之后会出现大便通利。再一个方面，病变的部位即瘀热的病机不是在膀胱而是在女子胞中，有没有这种可能性？有些女性来月经的时候，量少夹有血块，还疼痛，这样的疼痛，一般叫作痛经，痛经量少，有血块，我们把它辨为瘀热，服用桃核承气汤，病人会出现月经量多，下瘀血，这样我们就知道张仲景所说的"当微利"概念比较多，并不局限在一个方面，用方一定要因人而异。

桃核承气汤方药组成有桃仁、大黄、芒硝、桂枝、甘草，要知道方中的用药，更要重视用量，还必须搞清楚方中用药之间的关系。桂枝与桃仁是相使关系；大黄与芒硝是相须关系；桃仁与大黄、芒硝属于相使关系，桃仁协助大黄、芒硝软坚祛瘀，大黄、芒硝协助桃仁活血化瘀；桃仁与甘草属于相反相使，相反是补泻同用，相使是因为补气能帅血，益气能行气，气血互用。

学习桃核承气汤还要重视煎煮与服用。在通常情况下，用水煎煮25分钟，然后加入芒硝，饭前服用，每天服三次，就是张仲景所说的"先食，温服五合，日三服"。如果大便干结，大黄煎煮不是25分钟而是15分钟就行；如果大便没有异常情况，大黄和其他药一样煎煮25分钟。

下面我们探讨一个问题，桃核承气汤能不能治疗神经性头痛？可以。辨证的要点是瘀热，要抓住疼痛的部位是固定不移；第二个方面要抓住一个热。热，辨证最容易掌握的一个要点是舌质，比如说，一个人是神经性头痛，她说痛像针刺一样，白天明显，夜里明显，就这一句话我们能不能把它辨为瘀血？是可以的。因为瘀血的特点，疼如针刺，可以辨为瘀血了；假如说舌质是淡的，是不能用桃核承气汤的。用桃核承气汤的标准，必须是热，热的核心症状其中一个就是看舌质，看舌质是最容易掌握和最能把握病变的本质所在。

　　桃核承气汤能不能治疗肌肉疼痛呢？再举一个例子。我在门诊上班，来了一个人，她说大腿外侧，即左右大腿各有一块肌肉大概像核桃那样，对称性疼痛，像针刺一样。从肉眼上看没有任何问题，她就是疼痛，痛得像针刺火烤一样。根据这个情况，就可以把它辨为瘀热。自觉发热实际上摸摸不热。桃核承气汤可以治疗全身各部问题，只要抓住"瘀热"这两个字，都可以用，用了都能取得良好的治疗效果。

第 35 讲

经方剂型有哪些

这一节我们学习经方剂型有哪些。学方用方是要用剂型的，确定剂型有两个条件，一个根据病情的轻重缓急而决定剂型，第二个方面根据药物的特性而决定剂型。张仲景在《伤寒杂病论》中用的剂型有 7 大方面，主要是汤剂、散剂、丸剂、洗剂、膏剂、熏剂、酒剂。

第一大类，汤剂。简单地说，汤剂就是把药放在水里煮之后，喝汁，去渣，汤剂主要适应证有急性病、危重病、难治病。通常情况下，用汤剂的时候包括十二个方面。

第一个方面，水煮汤剂。在通常情况下，药放到水里面，要浸泡 30 分钟左右，然后是大火烧开，根据病情、用药而决定煎煮时间的长短，在通常情况下，我们主张一天服用三次，当今大部分人服中药是两次，可以这样说，两次在很大程度上影响治疗效果，以后我们当大夫，辨证准确，开方用量准确，在煎煮方面恰到好处，一定要告诉病人在多数情况下尽可能服用三次。张仲景在《伤寒杂病论》中像桂枝汤、麻黄汤、小青龙汤等都主张一天服三次。这里要做一个解释，假如说，桂枝汤、麻黄汤治疗感冒，服了一次，又服了一次，病证解除了，不需要继续治疗。如果桂枝汤、麻黄汤治疗的病证不是感冒而是其他病变，早上服，中午病证明显缓解了，下午还需要继续服用。我们认识桂枝汤、麻黄汤，一定要知道治疗的是外感病还是内伤杂病，在服用方面是不一样的。汤剂最大的优势是用量大，吸收快，疗效显著，更重要的一个方面就是灵活性强，可以随症加减用药。

第二个方面，水煮散剂。也就是说张仲景主张先把药打成细散状，然后再用水煮散，连汤带药一并服用。比如说，张仲景所说的一个方叫作风引汤，这个方从方名上来看是汤剂，实际上张仲景在用的时候先把药物打成粉状，然后再用水来煮散，这样相对来说药物成分更容易煎出，更容易发挥治疗作用。大概在两个月左右，有一个病人是脑干出血，脑干出血的后遗症就是半身不遂，根据他的病证表现，符合我们学习的风引汤证，通过治疗，第一次找我们的时候身体总是向左侧倾倒，走路的时候总是不知不觉往左边走，经过我们治疗，他自己感觉向左侧倾倒这个感觉不明显，走路能向前方走。水煮散剂最大的特点，就是加大服用汤剂用量而不加大药用量，这样可以达到补偏救弊而能增强效果的目的。

第三种情况，煎药汤送服散剂。就是说张仲景在用汤剂的时候，部分药打成粉状，用某些药煎煮，这样煎煮的方法叫作煎药汤送服散剂。有一个方叫作十枣汤，这个方剂型是汤剂。事实上，是把大戟、甘遂、芫花，这三味药打成粉状，大枣煎汤，送服。治病用药，非用毒性药或峻猛药不能达到治疗目的，不能达到治疗目的怎么办，只好用了，用，就有弊端。现在我要问一个问题，一个药相对来说作用比较峻猛，让病人喝汤还是直接把药粉吃到肚子里，哪一个见效快，喝汤快还是直接把药粉吃到肚子里快？尤其是峻猛的药、毒性的药，吃药粉见效最快，药粉见效快有弊端，弊端比较多。用十枣煎汤，大枣有缓解药物的弊端，能纠正药物的毒性，我在临床中经常开十枣汤，开的时候我经常加上一味甘草，发现治疗的效果更明显。从理论上说"藻戟遂芫俱战草"，但是从临床实际上来看，我们在学习中药的时候甘草是解毒药，治疗效果会更好。我们还要搞清楚一个问题，药物有毒性，肝脏是解毒的。肝脏解毒靠的是葡萄糖醛酸，甘草含糖，大枣含糖，含的糖进入肝脏转化为葡萄糖醛酸，正好能解毒，得出一个结论，我认为"藻戟遂芫俱战草"，它是缺乏理论根据的，也是得不到临床支持的。

第四个方面，水酒合煮汤剂。今天在应用古人方的时候，大部分人注重了水煎而忽视了用酒。张仲景在《伤寒杂病论》中当归四逆加吴茱萸生姜汤、炙甘草汤、胶艾汤，都主张在煎药的时候用酒的。下面举一个例子，我在门诊上班，遇到一个女同志，她说不到冬天就出现冻疮，一看她的手，冻得黑红，手冻得比我们的手指要粗，手背冻得已经是发红，仔细一看，还有脓疱，叫作冻疮，她每年如此。我给她开当归、白芍、桂枝、细辛，开到第四味药的时候，这个病人说话了。她说是不是开当归四逆汤，病人知道我们开什么方，我问她是不是学习中医的，她说不是，但是她说她是中医爱好者，她发现十个大夫差不多有十个大夫都是开这几味药，她一搜索绝大部分人治疗冻疮都是当归四逆汤。她问我是不是开当归四逆汤，我说是，不过这个方有两个特点，一个不完全是当归四逆汤，我说张仲景还有一个方叫作当归四逆加吴茱萸生姜汤，我在开方的时候，她还继续说不要考虑花钱，只要考虑治病，告诉我不一定要开当归四逆汤，我说不要着急，我把方开好以后，给她时我说我开的方和其他大夫开的方应该差不多，不过有一点要引起重视，我说你煎药的时候用酒了没有？我当时给她说要用白酒，给她说用到 30 毫升左右，就这一点点小小的差距，用药一周，她说你看看我的手，我一看她的手，她说手比上一次薄了，说明上一次怎样，肿了。她又说手上的冻疮，原来的浓痂明显消除了。治病用药差不多，就是一点点小小的差距，就是区别疗效的一个方面。今年遇到一个病人，他是室上性心动过速，病证的表现既有手心热又有背部怕冷，从我们中医辨证辨为阴阳俱虚，开炙甘草汤加上酒取得了明显治疗效果，酒有活血的作用；能使滋补的药更快更好地运行于脏腑之中发挥滋补的作用。

第五个方面，水蜜分煮汤剂。张仲景在《伤寒杂病论》中主张有些药用水煎，有些药用蜜煎，然后把水煎蜜煎合在一起再煎。这种情况下，大部分是有毒性的药。比如说，乌头汤、乌头桂枝汤，相对而言乌头有毒，毒性应该是比较大的。炮制的大部分经过加工，有些药的成分被破坏了，而生的药的有效成分没有被破坏，经过不同的煎煮而取药物的有效成分，取得的治疗效果会更好。

第六个方面，水煮蜜煎汤剂。张仲景主张先用水煎一下药，用蜜再煎一下药汤。先用水煎，取药汤去药滓，再用蜂蜜煎汤，其中一个方叫甘遂半夏汤，甘遂半夏汤治疗顽固性腹泻，大便中有黏液，治疗效果是显著的。如果在煎煮方面没有恰到好处，同样影响疗效。

　　第七个方面，张仲景主张分煎合并服用。比如说，张仲景所设的百合知母汤、百合地黄汤，主张百合单独煎，地黄单独煎，然后把两个药汤合并在一起服用。在临床中这样的煎煮方法，没有引起重视。张仲景为何要这样煎，是要取药物各自的聚合之性，然后再用药物各自聚合之性、合并的共性而达到预期治疗目的。治病，辨证重要，用药用量重要；煎煮，同样重要。

　　第八个方面，用煎药汤再煮药。比如说，张仲景有一个方叫泽漆汤，还有一个方叫厚朴麻黄汤，这两个方在煎煮方面又不一样。张仲景煎煮泽漆汤主张先煎煮泽漆 3 个小时左右，煎煮泽漆 3 个小时以后，再用这个药汤来煎药，泽漆汤张仲景用泽漆的时候是三斤，相当于现在的 150g，量是比较大的。当然张仲景在其他方中也有用量超过 150g 的药，张仲景在《伤寒杂病论》中有一个方叫麦门冬汤，用麦冬超过了 150g。泽漆是有毒性的，煎煮一定要重视，效果是显著的。一个病人是痰热哮喘，我给他开泽漆汤并告诉病人怎样煎煮，病人用药两周，哮喘基本上控制得像正常人一样。张仲景用厚朴麻黄汤，主张先煎小麦，用小麦煎汤再来煎汤药。

　　第九个方面，张仲景主张用醋煎煮方药。一个方叫苦酒汤，苦酒别名就是醋。举一个例子，我在门诊上班，遇到一个病人，他是慢性咽炎，感觉咽喉烂了，说话声音有点嘶哑。在这种情况下，根据病证的表现符合张仲景所说的少阴病"咽中伤，生疮，不能语言，声不出者，苦酒汤主之"。我给他开方，就让他用醋来煎药。当然，需要不需要少加一点水，加也行，不加也行，为了让病人喝药适当多一点，加上一点水。如果完全用醋来煎，病人喝药量不能多，因为醋对人的胃是有刺激性的。我在临床中发现醋是治疗咽喉病证非常重要的一个药。再一个张仲景主张水与醋合煮药，比如黄芪芍桂苦酒汤。我在门诊上班，遇到一个女同志，她说她生过小孩子之后，发现出的汗是黄的，比如说穿一个白色的衣服，脱下来，颜色就变成黄的了，经过检查，没有发现实质性问题，并不是黄疸性肝炎，各项指标都表示正常，就是汗是黄色的，我根据病证表现，开黄芪芍桂苦酒汤，达到了预期治疗效果。

　　第十个方面，用酒浸药，另蒸他药，取汁合服。有一个方叫作防己地黄汤，防己地黄汤治疗的病证就是病人感到烦躁，同时又乏力，虚热烦扰。遇到一个病人，他是抑郁症，不愿说话，但心情非常烦躁，又觉得困倦，我给他开防己地黄汤，并且严格按照煎煮的方法，最后有效地控制了症状，抑郁症不容易彻底治愈，治疗是一个方面，病人的心理素质也是非常重要的，治病在特定的情况下，用方要注重特定的煎药方法，只有注重有效的煎药方法，才能既让方药迅速发挥作用，又能让方药发挥滋补的作用。

第十一个方面，张仲景主张用沸腾水浸渍汤药，相当于我们今天所说的用水泡药。如果把病控制到一定的程度，也就是说病明显减轻了，用水浸泡中药来服用，相当于今天所说的喝茶，是完全可行的。

第十二个方面，煎药之后再煎药，比如说半夏泻心汤、生姜泻心汤、旋覆代赭汤、小柴胡汤，药煎好之后，把药滓去掉再煎，这样直接关系到治疗效果。

❧ 第 36 讲 ❧
学用经方的思路与方法

这一节我们学习学用经方的思路与方法，学好经方的最佳思路与方法是研究探索经方的基础方。

基础方是指辨治病证主要针对脏腑病变属性具有普遍性的方剂。研究用活经方的第一要领是务必学习用活基础方，基础方既具有固定性、稳定性和特定性，又具有规律性、普遍性和可行性，只有重视深入研究基础方，才能为应用经方奠定扎实的辨治用方思维，只有从基础方深入学习与理解，才能把握与应用基础。辨治疾病选用基础方的最大优点是针对病变属性而非局限于病变部位，尤其是辨治疾病的病变部位具有广泛性和不确定性时。常用的基础方我进行了总结，可以这样说，在临床实际中，如四逆散作为一个理气解郁基础方，所有的气郁病人都可以首先考虑使用四逆散。

桂枝茯苓丸，作为活血化瘀基础方，换一句话说所有瘀血我们在治病的过程中，都可以把桂枝茯苓丸作为首选方。

赤丸，有四味药，包括乌头、半夏、茯苓、细辛，就是温化寒痰。在临床中辨证就两个痰，一个痰是寒痰，一个痰是热痰。热痰用小陷胸汤，是清热化痰基础方，寒痰就是赤丸。

一个人有湿热，选一个方治疗湿热，叫作栀子柏皮汤，栀子柏皮汤有栀子、黄柏、甘草，在临床实际中，只要见到一个人是湿热，首先选用栀子柏皮汤。一个病人来看病，下焦湿热，还有瘀血，我们选两个基础方，就是栀子柏皮汤和桂枝茯苓丸合在一起。

治疗寒湿的基础方是甘姜苓术汤，这个方有四味药：甘草、干姜、茯苓、白术。举一个例子，我在门诊上班，遇到一个女同志，她说带下量多色白，从我们中医来说应该是寒湿，接着她又说她的病证与情绪有很大的关系，一不顺心，盆腔炎就复发了，心情一好，病证没有好，但是相对来说轻一些，在这种情况下，应该开两个方，一个是甘姜苓术汤，一个是四逆散。在门诊还遇到这样一个病人，慢性盆腔炎，带下色白，经常感到小腹疼痛像针刺一样，开甘姜苓术汤与桂枝茯苓丸，这是我们学习基础方的重要性。

益气补血基础方，张仲景有一个方叫芍药甘草汤，芍药是补血的，甘草是补气的。所谓基础方就是说在临床中有很多病，只要它出现了，既有血虚又有气虚，都可以加上芍药甘草汤。

补血温阳基础方是当归四逆汤。

温阳壮阳基础方是四逆汤。最近遇到一个病人，她的舌头前半天右侧凉，后半天左侧凉，到了夜里左右都凉，她说凉得比吃雪糕还凉，冰得她的牙不舒服，上颌不舒服，特别难受。各种检查都没有问题。西医说是更年期，吃什么药都不行。当时，我一看她的舌质偏淡，舌苔偏白，我给她开四逆汤。四逆汤有三味药，附子、甘草、干姜，四逆汤用的附子是生的。我给她开方：生附子5g，干姜5g，炙甘草6g，就开三味药，并且告诉她大火烧开，然后计算时间，不要超过10分钟，当她把药取好了，药房的人说这个药最少要煎煮1个小时以上，我给她说10分钟左右。她又来找我，她说你给我说煎煮10分钟左右，药房说煎煮的时间应该长，她问我应该煎煮多长时间，我说这个方是古人的方，用的药发挥治疗作用要重视煎煮。这个病人用药一周，第二周她来看病的时候，她说舌头不再发凉了，当时门诊有几个实习的研究生，就问她喝药什么感觉，她说喝药什么感觉也没有，由于舌头比较凉，也没有感觉到苦，也没有感觉到什么，到口腔就下去了。其中一个研究生问她，吃药之后有什么感觉，她说没有感觉，就是感觉舌头发凉减轻了，减轻到不再凉了，还想再巩固治疗。

滋阴凉血的基础方是百合地黄汤。

清热泻火基础方是白虎汤。

泻热通下基础方是大承气汤。我经常开大承气汤治疗痤疮，用大承气汤有良好的治疗作用，但是这里必须是热结。

温阳通下基础方是大黄附子汤。

清利水气基础方是牡蛎泽泻散。

温化水气基础方是真武汤。

要想学好用活张仲景的方，张仲景的基础方一定要牢牢记住，比如说，桂枝茯苓丸，我们把它作为活血化瘀的基础方，只要病变属性属于瘀血，就可以选用桂枝茯苓丸，桂枝茯苓丸从张仲景的论述主要就是治疗妇科病，而我们今天在应用的时候并不局限在妇科病。有一个女同志，身上有比较多的脂肪瘤，脂肪瘤大的比核桃大，小的像绿豆大小。根据病证表现我给她开桂枝茯苓丸，病人用药之后，感觉大的在缩小，小的在消失。今年有一个进修生，她说她爱人身上长的小肉瘤，像小麦粒那样，身上最起码有50个，也不痛也不痒，就是她爱人心理上觉得不应该有。我给他开桂枝茯苓丸，加了两味药，其中一个药叫王不留行，一个药是皂刺，王不留行是活血的，皂刺是软坚透散的，大概就是在两周左右，身上大概有三分之二的肉瘤没有了，她说要再治疗一段时间。

我们学习桂枝茯苓丸不能局限在妇科，只要是瘀血都可以用，桂枝茯苓丸是比较中性的，说它热就热，因为有桂枝，说它凉它就凉，因为有丹皮，说它不热不凉就是不热不凉。

四逆散，不管哪里的气郁都可以用。

另一大类是代表方。所谓代表方就是指辨治病证在诸多方中挑选针对脏腑病变部位具有特有性的方剂。学好用活经方的基本准则，必须深入研究代表方，代表方既具有集约性、典型性和特有性，又具有选择性、针对性和可靠性。学习只有深入研究代表方才能为应用经方提供最佳思路，也就是说辨治疾病，只有从代表方深入研究与探索，才能把握与运用代表方治病的切入点，辨治疾病选用代表方的最大优点是既针对病变部位又针对病变属性，也就是说，辨治疾病病变部位具有固定性与确定性。

肺寒证首选的代表方是小青龙汤。假如说，我们遇到一个病人是肺寒证，同时，寒痰比较重，可以加上赤丸。如果一个肺寒证，加上情绪比较激动，可以加上四逆散，这就是我们学习经方，一个方面要重视基础方，一个方面要重视代表方。

基础方，针对的是病变属性而不是病变的部位，代表方既针对病变属性又针对病变的部位，肺寒证代表方是小青龙汤。

肺热证代表方是泽漆汤。

肺气阴两虚证代表方是麦门冬汤。

脾胃气郁证代表方是橘枳姜汤。

脾胃虚寒证代表方是理中丸。举一个例子，我在门诊上班，遇到一个病人，问他哪里不舒服，他说慢性胃炎。接着说多少年来都没有吃过凉东西，应该是虚寒，我们一看舌质偏红，舌苔黄厚腻，有痰热，开理中丸合小陷胸汤，最后达到预期治疗效果。

脾胃寒热夹杂证代表方是半夏泻心汤。

脾胃气血虚证代表方是黄芪建中汤。

肝瘀血证代表方是大黄䗪虫丸。

肝湿热证代表方是茵陈蒿汤。

肝热生风证代表方是风引汤。

肝胆郁热气虚证代表方是小柴胡汤。

肾虚不固证代表方是天雄散。

肾阴虚水气证代表方是猪苓汤。

肾阴阳俱虚证代表方是肾气丸。

心气郁证代表方是枳实薤白桂枝汤。

心阳虚证代表方是桂枝加附子汤。

心阴阳俱虚证代表方是炙甘草汤。

心肝阴血虚证代表方是酸枣仁汤。

心肾阳气虚证代表方是茯苓四逆汤。

心脾风痰证代表方是侯氏黑散。

瘀热证代表方是桃核承气汤。

寒瘀证代表方是温经汤。

阳虚出血证代表方是黄土汤。

血虚出血证代表方是胶艾汤。

风寒湿痹证代表方是乌头汤。

阳虚郁热痹证代表方是桂枝芍药知母汤。

气血两虚夹湿证代表方是当归芍药散。

　　临床中尽管疾病有很多，疾病的证型有很多，基本上都是基础方加代表方治疗。

　　举一个例子，比如说，心阴阳俱虚证代表方是炙甘草汤，炙甘草汤能不能和真武汤合在一起？炙甘草汤证心阴阳俱虚会出现水肿，水肿要辨两个方面，如果是寒就用真武汤；如果是湿热就用茯苓泽泻散。一个心脏病会出现大便干结，大便干结应该辨寒热，热了加什么，寒了选什么；如果阴虚为主要方面选什么，如果阳虚为主要方面选什么？如果这个人阴虚，我们可以选百合地黄汤，任何一个代表方都可以与基础方合在一起，这样我们可以举一反三，触类旁通。比如说小青龙汤辨治肺寒证，尽管治疗肺寒证有很多方，相对来言小青龙汤是最佳的选用方，也可以说除了小青龙汤之外其他都不能代替。

　　下面就是衍生方，所谓衍生方就是我们在学习古人方的基础之上应该借鉴古人用方不断地变化，衍生方是指治病用方在动态中因病证演变而又产生的方剂，充实与扩展经方的最佳方法是深入研究衍生方，衍生方既具有秉承性、关联性和可变性，又具有随机性、特异性和操作性，学习只有深入研究衍生方，才能优化用方最佳思维，亦即辨治疾病只有从衍生方深入思考与探索，才能把握与运用经方衍生方治病的切入点，衍生方是我们治病最为常用的方。

　　所谓衍生方就是我们用桂枝汤，在桂枝汤的基础之上加葛根；加黄芪，叫桂枝加黄芪汤；可以加附子；为何要加黄芪，因为病人有气虚；为何要加附子，因为病人有阳虚；如果病人咳嗽、喘了加厚朴、杏仁。

　　张仲景在《伤寒杂病论》中重点突出有几个衍生方，一个是桂枝汤衍生方，我统计了一下，桂枝汤的衍生方有二十多个。另外还有麻黄汤的衍生方、小青龙汤的衍生方、百合知母汤的衍生方、栀子豉汤的衍生方等，小柴胡汤的衍生方有柴胡桂枝汤、柴胡桂枝干姜汤、柴胡加芒硝汤、柴胡加龙骨牡蛎汤，干姜黄连黄芩人参汤可以演变为半夏泻心汤、生姜泻心汤、甘草泻心汤及乌梅丸等，另外还有大承气汤衍生方、干姜附子汤衍生方、苓桂术甘汤衍生方、瓜蒌薤白白酒汤衍生方、麻杏石甘汤衍生方等。

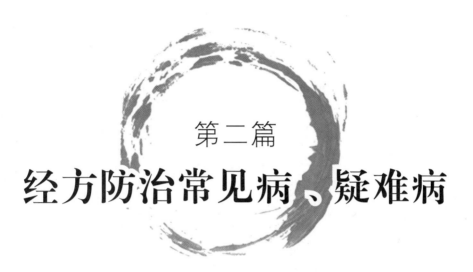

第二篇
经方防治常见病、疑难病

经方在临床上防治常见病、疑难病，效果是非常明显的。实践证明，只要坚持用好经方基础方、代表方、衍生方、经方合方，疗效是很好的。下面，我重点讲一讲常见病、疑难病如何用经方防治。

第1讲

从经方研究急慢性肺系疾病

经方指的是张仲景的方。经方也是经历代医家临床检验行之有效的治病用方。对经方有一个足够的认识，第一个是张仲景的方，第二个是经过历代医家检验行之有效的方。经方的特点主要有两个大的方面，一个是经方药味比较少，用药的量也比较准确，见效快，疗效高。第二个特点，能较快消除病人的痛苦，又能减轻病人的经济负担。

肺系疾病是发病率最高的。肺系疾病是临床中的常见病、多发病。病在演变过程中又演变成了疑难杂病，这是我们今天学习经方防治急慢性肺系疾病的重要原因。

西药在治疗鼻炎、鼻窦炎等慢性病的时候它的用药相对来说具有一定的局限性，而我们中医呢，具有广泛的针对性，为何说是广泛的针对性呢，比如说我们的经方用温热的药能消炎，用补气的药能消炎。鼻咽部的病突出表现在两个大的方面，一个大的方面是鼻的症状，一个是咽喉的病变。咽喉病变突出表现为两个方面，一个是扁桃体炎，一个是咽喉炎。咽炎和喉炎从理论上完全可以区分开，而在临床治疗的时候很难截然分开。

我们学习经方防治慢性肺系疾病的系列用方，这里面第一个方面，就是防治肺热证用方，有桔梗汤、葶苈大枣泻肺汤、麻杏石甘汤、泽漆汤。防治肺寒证用方，在临床中最为常用的方有麻黄汤、小青龙汤，以及射干麻黄汤等。另外还有寒热夹杂证，具有代表性质的方有小青龙加石膏汤、厚朴麻黄汤，以及越婢加半夏汤等。还有防治肺气阴两虚证用方，叫麦门冬汤。

　　急慢性肺系疾病属于肺热证的常见表现有三个字，即咳、喘、痰。肺系包括鼻子，应该还有鼻塞。肺热证在这个基础之上应该抓住两个方面，一个方面是口渴，第二个方面要看舌质、舌苔，就是人们通常所说的舌质红，舌苔黄。这是我们要认识到的。

　　下面重点先介绍一个防治急慢性肺系疾病肺热证的重要代表方——麻杏石甘汤。麻杏石甘汤要想学好、用活，想在临床中取得良好的治疗效果，必须重视几个方面的内容。第一个方面，要认识到麻黄和石膏用量的比例关系，第二个方面要认识到麻黄和杏仁用量的比例关系，第三个方面要重视麻黄与甘草用量的比例关系。临证治疗，除了用药准确之外，更重要的是还要重视用量。用量关键就是药物与药物之间的调配关系。麻杏石甘汤中，麻黄的主要作用是宣肺平喘，石膏的主要作用清泄肺热，杏仁的主要作用是肃降肺气，甘草的主要作用是补益肺气。药物之间的相互作用是清宣肺热，止咳平喘。

　　方中石膏用量倍于麻黄，清泄郁热，使麻黄宣肺而不助热；麻黄宣发肺气，使石膏清泄而不寒凝。麻黄、石膏这两味药，一个是温性一个是寒性，为何肺热证还要用温性的药，主要是肺主气，气得温则行，所以治疗肺的病证必须用温热的药。用温热的药又有什么弊端呢？主要是助热不利于病变证机，所以必须重用清热的石膏。如果石膏用量过大，又影响肺中气机的温通。用麻黄量过小，又达不到宣肺制约石膏的寒凉之性。这就是我们刚才所说的用麻黄、石膏应该重视用量的比例关系。

　　我们还要知道麻黄和杏仁之间的关系，麻黄的特点是宣，杏仁的特点是降。肺的生理特性是宣发肃降。治病一方面要针对病变证机用药。第二个方面我们在治病的时候，一定要重视针对脏腑的生理特性用药。换一句话说，治疗肺的病证，务必要用宣发肃降顺应肺的生理特性的药，这样才能更好更快取得良好的治疗效果。当然我们在认识麻黄和石膏的时候，要重视它们之间的用量比例关系。麻黄石膏用量比例是1:2，如果用量失调是影响治疗作用的。

　　接下来分析甘草与麻黄之间的特殊关系。麻黄是宣的药，甘草是补的药，麻黄宣肺，宣肺的过程中有可能伤肺气。热邪在病变的过程中，热有可能伤气。所以说，肺热证用麻杏石甘汤，药物可能损伤肺气，病变可能损伤肺气，所以我们要重视麻黄和甘草用量的比例关系，如果用麻黄量大了或者是用甘草量大了，都不能取得最佳治疗效果。

接下来再看甘草与石膏之间的关系。石膏虽然可以清泄肺热，但因为石膏是寒凉的药，寒凉的药会伤人的胃气。胃气受伤了就会影响肺气的恢复。甘草在其中，既可以补益肺气，又可以补益胃气，还能制约石膏的寒凉弊端。也就是说，麻杏石甘汤是以清宣肺热，止咳平喘为主，其他方面应该还有补气作用、生津作用，为何要生津？热伤津。为何要补气？热伤气。麻杏石甘汤可以用于防治急慢性肺系病变的肺热证。我们还要发现一个问题，麻杏石甘汤这个方用的药不多，不多就告诉我们，麻杏石甘汤是一个基础方，基础方在应用的过程中一定要重视加减变化，比如说痰多了需要加药，清热化痰最好加贝母、胆南星；气喘明显了，需要加桑白皮、款冬花。中医在认识问题的时候常常还认识到肺与大肠相表里。肺有热，就会影响到大便的通畅，如果出现了大便干结，需要加味用药；咳嗽重了需要加味用药，可以加桔梗；胸闷加葶苈子、苏子；如果热伤肺气比较重，可以加粳米、人参。

现在我们想一个问题，麻杏石甘汤能不能治疗慢性鼻炎？慢性鼻炎的主要症状是鼻塞不通。在临床中有这样的慢性鼻炎，一遇到凉的空气，鼻炎就会加重，它应该属于寒证，流黄鼻涕这个鼻炎应该属于热。所以得出一个结论，凡是鼻的病证在诸多情况下都应该从肺治。我们今天学习麻杏石甘汤突出一个要点是肺系的热证都可以用。

第2讲

清热方与急慢性肺系疾病

这一节，我们学习泽漆汤。学习泽漆汤，第一个我们要知道泽漆汤的用药。主要由半夏、紫参、泽漆、生姜、白前、甘草、黄芩、人参、桂枝所组成。方歌就是：泽漆汤中夏紫参，生姜白前草人参，黄芩清热桂化饮，热饮哮喘效更神。

麻杏石甘汤与泽漆汤都是治疗肺热证的，麻杏石甘汤是治疗气喘，泽漆汤是治疗哮喘。方中泽漆主要作用是清解肺热，还有一个主要作用，荡涤痰饮。黄芩的作用是清热降泄。紫参的作用是清热解毒。张仲景说的是紫参，今天我们的中药学上叫拳参。也就是说张仲景所说的紫参就是我们今天中药学上所说的拳参。半夏的作用是醒脾燥湿化痰，白前是宣降肺气，生姜的作用是宣肺降逆，桂枝的主要作用是通阳化饮，人参是补益肺气。

学好用活泽漆汤，其中我们要牢牢把握泽漆与生姜之间的关系。泽漆在这个方中，用量大到了150g，张仲景说是三斤。泽漆用量大还有毒性。在治疗的时候用清热的药量小达不到治疗目的，不用毒性的药达不到攻毒的目的。所以用量必须要大，大又带来弊端。姜有解泽漆之毒的作用，要重视生姜在与泽漆配伍的时候，既能制约泽漆寒凝，又能解泽漆之毒。

中医配方有三大原则，第一大原则就是针对病变证机选药，所谓针对病变证机选药就是如热证用清热的药。中医配伍的第二大原则就是针对脏腑的生理特性用药，肺的生理特性宣发肃降，用药应该宣发肃降。第三个方面，中药就是针对方药的弊端而用药，这是我们中医用药优于西医的一个重要方面。

　　下面我们要知道泽漆与人参之间的关系，泽漆作用是清泄肺热。人参是补益肺气。肺是主气的，气的特点是升降出入，郁热在肺而伤气，人参的作用是补益肺气，使肺气得以恢复。中医治病用药和西医治病用药有一个不同，哪一点不同？西药治病重在祛邪，中药治病既重在祛邪又扶助正气祛邪，这是中药在治病方面与西药治病的不同。

　　泽漆与紫参、黄芩都是清泄肺热的药，配伍的目的是增强疗效；生姜与半夏是宣肺降逆的关系。桂枝与生姜之间的关系是辛温透散。半夏与白前之间的关系是降肺化痰的，配伍之后疗效是增强的。人参与甘草的关系是补气的，增强补气的作用。再看一个问题，紫参、泽漆、黄芩与人参、甘草它们之间的关系，一个是偏于泻，一个是偏于补。因为病人是既有热又有虚，忽视了清热达不到治疗目的；忽视了气虚，治疗的结果是更伤气。

　　根据我们刚才所说的泽漆汤药物组成的特点，它的主要作用应该是以清热化痰、益气宽胸为主，应该还有温通的作用。泽漆汤可以用于防治急慢性肺系病变的基本证型是肺热证。肺热证有两个方了，第一个方是麻杏石甘汤，一个是泽漆汤。在临床实际中，我们学习的经方都是固定的，治疗的病都是变化的。用固定的方去治疗变化的病一定要重视随症加减变化。随症加减变化是我们在临床实际中提高治疗效果必不可少的一个方面，比如说痰多色黄，加胆南星、瓜蒌仁；如果是咳喘重了，加杏仁、五味子、款冬花；如果热伤血络出现咳血加白及、白茅根。

　　我在门诊上班的时候，遇到一个人，他有多年慢性阻塞性肺疾病病史，最近咳嗽、喘、水肿加重前来诊治。当时他的主要症状表现是气喘，咳嗽，呼吸困难，动则加重，下肢水肿，胸满，烦躁，咳痰色黄不爽，口渴想喝水，舌质黯红，苔黄腻，脉略微有点数。根据病证表现我把他辨为痰热伤肺证，痰热伤肺证治疗应该是清热化痰，补益肺气。我给他开半夏、紫参、泽漆、生姜、白前、黄芩、红参、桂枝、白术、茯苓、射干、炙甘草。这里边大家要注意一个问题，我们用泽漆，一开始用量不要太大，主要就是说泽漆一方面是有毒的，另外一个方面，要考虑这个人相对来说虚的程度会更重一些。结合临床实际，我在临床中用的时候，通常先用小的量，根据治病的情况再慢慢加大用量。一开始不要用量太大。根据病证表现，我给他开了6剂药。煎煮方法有一个特殊性，用泽漆药液再煎煮其他药，煎煮的时候是大火烧开，小火煎 35 分钟左右，每天分早中晚三服。第二次病人来看病的时候，他说胸满、烦躁减轻，由于用方与病证相适应，我用原方又开 6 剂。第三次病人说痰量减少，又给他开了 6 剂。连续治疗几次，病人的基本症状解除。

慢性阻塞性肺疾病这样的病治疗难度较大。西医说是肺气流受阻，改善是非常难的。用我们的泽漆汤能够改善症状，只要我们用得恰到好处，常常能取得理想的治疗效果。要想取得治疗效果长久一些，汤剂仅仅是控制了症状表现，不一定能达到良好的治疗效果。我在临床中治疗慢阻肺的时候通常情况下先开汤药，开汤药一般让病人吃两三个月，病重的时候甚至吃五六个月。但吃汤剂也仅仅是控制了症状，病人有可能复发，为了取得远期治疗效果，通常情况下我在原来汤剂的基础上把汤剂变成散剂，如果条件具备的话，可以把散剂再做成丸剂，一般情况下巩固治疗应该在半年左右。一般我们采用先汤剂，先把症状控制住，然后用散剂或者是丸剂，继续巩固治疗，这样常常能取得良好的治疗效果。这个病人治疗了 1 年，病证没有发作。

学方是为了用，用是为了有更好的疗效。比如上面这个病，根据咳嗽、喘、舌质黯红，可以把它辨为肺热证；再根据呼吸困难、动则加重，可以把它辨为夹有气虚；再根据病人咳痰色黄、苔黄腻，把它辨为痰热。以此辨为痰热伤肺证。方中用泽漆汤，清热化痰，兼益肺气；以四君子汤补益肺脾，化生气血，杜绝生痰之源。方药相互为用，取得了预期治疗效果。

现在，我们知道治疗肺热证可以用四个方。一个是桔梗汤，一个是葶苈大枣泻肺汤，一个是麻杏石甘汤，一个是泽漆汤。下面简单说一下桔梗汤，桔梗汤只有两味药，桔梗、甘草，这两味药配合在一起，治疗作用应该说是比较一般。葶苈大枣泻肺汤有两味药，葶苈子、大枣。单独应用作用也一般。这两个方，在大脑中要有这样一个印象，在用麻杏石甘汤的时候能不能把桔梗汤加上去？能不能把葶苈大枣泻肺汤加上去？都是可以的。也就是说用麻杏石甘汤的时候，再配合桔梗汤、葶苈大枣泻肺汤，效果会更好一些。麻杏石甘汤和泽漆汤的区别我们也有了足够的认识，泽漆汤突出了一个虚，虚的症状特点是动则加重。

第3讲

散寒方与急慢性肺系疾病（一）

前面我们讨论了麻杏石甘汤。我们又知道治疗肺系的用方是四大方面。我们已经学了肺热证，这一节学习第二个方面，就是肺寒证。急慢性肺系疾病常见病证有肺热证、肺寒证，其基本症状表现是一模一样的，都是咳、喘、痰，如果是在肺，加一个鼻塞。换一句话说，在临床实践中，仅仅根据一个人咳嗽、气喘、有痰就能辨清寒热，这一点是可以的，比如看一个人的痰，不是白就应该是黄，当然还有红痰，就是痰中带血。

肺热证痰是黄色，肺寒证就是白色。前几天我看一个七十多岁的老先生，他就是肺寒证，是哮喘病。根据他的病证表现，用张仲景的方治疗。吃了两周的药，症状基本上得到了控制。在辨证的时候是怎样辨证呢？他问了我一句话，他说你怎么就没有问我过多的话就给我开方？我也没有问他吐什么痰，我就看了一下他的舌质舌苔，舌质是淡，舌苔是白。我没有问他咳什么痰，我只是看了一下舌质，他不是一般的偏淡，是比较重的偏淡，舌苔是白的，这样就知道他是肺寒证。两个症状中，痰非常重要，但是在临床中有时候病人没有痰，没有痰怎么办？看舌质、舌苔。

急慢性肺系疾病属于肺寒证的常用方剂有麻黄汤、小青龙汤，还有射干麻黄汤。当然，还有一个方，叫甘草干姜汤。不过，甘草干姜汤是一个非常小的基础方，在配伍的时候根据情况运用。麻黄汤治疗的要点大家都知道了，主要就是咳、喘、痰，痰的颜色白，舌质颜色淡，舌苔白。

麻黄汤中麻黄主要的作用是宣肺散寒，桂枝的作用主要是辛温通阳，杏仁主要的作用是肃降肺气，甘草的主要作用是益气和中。我们要想学好用活麻黄汤，也要重视麻黄与杏仁用量的比例关系。麻黄与杏仁用量的比例是3：4。杏仁的用量大，因为咳嗽是气上逆，应该偏于降气。还应该重视麻黄与桂枝用量的比例关系。

　　麻黄与桂枝相配伍，麻黄助桂枝温肺化饮，桂枝助麻黄宣肺降逆。麻黄有三大作用，就是发汗、宣肺、利水。如果麻黄治疗的病变部位在肺，它利水的作用就是通过化饮祛痰表现出来的。麻黄和杏仁之间的关系我们在前面学习麻杏石甘汤的时候就认识了，也就是说治疗肺的病证，务必要重视宣发肃降。麻黄的作用是宣，杏仁的作用是降，一宣一降可以治疗咳嗽、气喘、咳痰。当然我们还要知道甘草与麻黄之间的关系，麻黄宣肺，甘草补肺。这里我们要理解一个道理，宣肺就会伤肺，伤肺了怎么办？病人本身不虚，用药的过程中相对来说，它会伤人的正气。在学习中医基础知识的时候，人们说热伤气，一般情况下不说寒伤气，这就告诉我们在临床中治疗肺热证的时候，用补气药的量应该偏大一些。而寒一般情况下，它的病证表现一般没有伤气，即便是伤气，也是不明显的。所以用甘草的量应该偏小一些。这样我们要知道甘草与麻黄的用量比例是1：3。如果在用量方面没有恰到好处，照样会影响治疗效果。

　　学习、认识麻黄汤，要知道麻黄与桂枝的主要特点就是温肺散寒，麻黄和杏仁的特点，一个偏于宣散，一个偏于降泄。麻黄与甘草的关系，一个偏于宣发，一个偏于补，补有利于制约麻黄宣发伤肺气，宣发有利于肺气的宣发。杏仁与甘草的关系是益肺降逆。桂枝与甘草的关系是益气温通。根据刚才学习麻黄汤的药物组成特点，就会知道麻黄汤是以温肺散寒，宣肺平喘为主，可以治疗急慢性肺系疾病。麻黄汤相对来说药味比较少，在临床中我们为了提高疗效，务必要重视随症加减用药，只有加减用药，才能取得良好治疗效果。

　　下面学习小青龙汤的组成。小青龙汤由麻黄、芍药、细辛、干姜、甘草、桂枝、五味子、半夏组成，共八味药。我们不仅仅要知道方剂的组成是八味，还要知道药物的用量，用量主导方剂治疗病证的效果。小青龙汤用量是两个计量单位，一个是三两，一个是半升。做一个简要的说明，凡是张仲景的方，换一句话说，凡是我们所学的经方，一两按3g计算，张仲景所用的一升我们通常情况下按24g计算，那半升就是12g。临床情况下，三两是9g，能不能开成10g？也是可以的。

小青龙汤治疗的病证这里边我们可以看出来它与麻黄汤治疗的病证略有不同，相当于我们在前面学习的麻杏石甘汤和泽漆汤，一个轻一个重。麻黄汤和小青龙汤也是一个轻一个重，重了它会出现一种什么状态？可能会出现脉象弱，不一定都有，但是会出现的。

小青龙汤有没有补的药？最起码应该有三味药，芍药、五味子、甘草，《神农本草经》在认识五味子的时候就明确提出来它有补的作用或者是补中益气的作用。小青龙汤这个方，方中麻黄的主要作用是解表散寒，宣肺平喘。桂枝的作用是解表化饮，温肺化饮。这里边要做一个补充说明，相对而言，慢性肺系疾病属于寒证，这样的病人容易感冒。如果没有感冒，麻黄宣肺平喘，桂枝温肺化饮。如果有感冒它们就解表。半夏的作用是温降肺气，化饮止咳，醒脾燥湿。干姜的作用是温肺散寒，温阳化饮。细辛温阳化饮。五味子收敛肺气。芍药补血敛阴。甘草补益中气。

在学习的时候，要认识到麻黄和五味子的关系，它们的关系一个是偏于向外宣，一个是偏于向内收。麻黄宣、五味子敛，麻黄制约五味子敛肺而不助饮，五味子制约麻黄宣肺而不耗散。也就是说，在治病用方用药的时候，既要考虑到治病的需要，又要考虑到药物在发挥治疗作用的时候出现的弊端。麻黄与半夏之间的关系，麻黄是宣的，半夏是降的。半夏与麻黄之间的关系是一降一宣，调理肺气的宣发肃降，使肺气宣发肃降的功能得以恢复，这样咳嗽、气喘、咳痰随之而消。还要认识到麻黄、桂枝、细辛之间的关系，它们之间既解表又温肺。如果病人有表证，就解表；如果病人没有表证就温肺宣肺化饮。这样我们可以得出一个结论，药物是以病证表现而发挥治疗作用。麻黄与桂枝、细辛既可以增强治表散寒，又可以加强治里温肺。麻黄与干姜之间的关系是温肺宣肺化饮。干姜与细辛之间的关系是增强温肺化饮。五味子与干姜、细辛，五味子是收敛的，干姜、细辛是化饮的，它们之间又有什么关系？五味子制约干姜、细辛温化伤阴。温肺化饮的时候伤阴，五味子来制约。麻黄与半夏，麻黄治肺偏于宣发，半夏治肺偏于降气。麻黄与五味子，五味子收敛制约麻黄宣发耗散，麻黄宣散制约五味子敛肺留邪。麻黄与芍药，麻黄宣发，芍药益血，芍药制约麻黄宣发伤血。麻黄与甘草，麻黄宣发，甘草补益，甘草制约麻黄宣肺伤气。五味子与芍药敛阴益血。五味子与甘草酸甘化阴，益气缓急。

根据小青龙汤药物组成，得出一个结论，小青龙汤的功用主要是温肺化饮，宣肺平喘，可以用于治疗急慢性肺系疾病属于肺寒证者。麻黄汤与小青龙汤都可以治疗肺寒证。麻黄汤主要用于治疗肺寒证比较轻，而小青龙汤治疗肺寒证病证比较重。在学习小青龙汤的时候，要有这样一个概念，小青龙汤本身用的药就有麻黄汤的含义在内。我们可以看一下，小青龙汤有麻黄、桂枝、甘草，没有用杏仁，用了半夏来降肺。古人总结：杏仁是肃降肺气之要药，说明杏仁在降肺方面效果是显著的。半夏是降逆化痰之要药，说明半夏也是降肺的一个药。合在一起，可以说杏仁和半夏都是降逆化痰的药，不过有一点点的不同，半夏是燥，杏仁是润，润中之化痰，燥中之化痰，杏仁一般不伤人的阴津，半夏化痰很有可能伤人的阴津。这两个药中半夏化痰的作用应该是偏于明显的。在临床实际中，如果肺气上逆，咳、喘、痰都比较重，用小青龙汤加上杏仁，会提高疗效，不会减弱功效的。

在临床实际中治病的时候与理论上的认识多少是有差异的。麻黄汤治疗肺寒证是轻证，小青龙汤治疗的病证是重证，重证可以用小青龙汤和麻黄汤的合方，目的都是为了提高治疗效果。在学习肺热证用方的时候说麻杏石甘汤可以治疗慢性鼻炎，麻黄汤也能治疗慢性鼻炎。慢性鼻炎在绝大多数情况下流的是清鼻涕，这说明了慢性鼻炎寒证偏多，应该考虑到用麻黄汤。如果流的是黄鼻涕，用麻杏石甘汤。相对来说麻黄汤、麻杏石甘汤治疗的病证比较轻。如果一个人是慢性鼻炎，几年过去了，病证比较重，肺热证首先想到用泽漆汤。如果这个人是肺寒证慢性鼻炎用麻黄汤。在临床实际中，还可以发现有些病人对凉空气过敏，一遇到凉空气鼻子就不通，一不通就几个月，这时候用小青龙汤。

从现在研究的角度，小青龙汤有抗过敏的作用，麻黄汤也有抗过敏的作用，泽漆汤也应该有，麻杏石甘汤也应该有。我们在前面学习泽漆汤的时候，提出了泽漆汤能治疗慢性阻塞性肺疾病。假如慢性阻塞性肺疾病吐的痰不是黄而是痰多清稀色白、舌质淡、舌苔白，这时候就开小青龙汤。慢性肺系疾病辨证要点是咳、喘、痰，急性也是咳、喘、痰，治疗的方法是相同的，辨证重点抓住痰。如果病人说没有吐痰，我们重点要望诊，看舌质、舌苔，自然而然就辨清了寒热。如百日咳，我们如何去辨它的寒热？是痰，还包括舌质、舌苔。换句话说，治病虽难，辨证虽难，总有规律可循，按照规律去治病，总能取得良好的治疗效果。

第4讲
散寒方与急慢性肺系疾病（二）

急慢性肺系疾病从西医角度讲有四大类，第一大类是鼻咽部疾病，第二大类是气管、支气管疾病，第三大类是肺部疾病，第四大类是呼吸性传染病。从中医辨证角度，把慢性肺系疾病也分为四类证型，一类是肺热证，一类是肺寒证，第三大类是肺寒热夹杂证，第四大类是肺虚证。也就是说，在临床实际中，尽管肺系慢性疾病有很多，从我们中医认识大的方面就是四大类。

急慢性肺系疾病属于肺寒证的常见表现有咳嗽、气喘，或者是哮喘，痰鸣，痰鸣是在哪里痰鸣呢？有两种可能性，一种可能性是喉中痰鸣，一种可能性是胸中痰鸣，痰稀色白，或成泡沫状，或肢体水肿，或胸闷，或心悸，或倚息不得平卧，舌淡苔白，脉浮。前面我们讨论了治肺寒证的方，如麻黄汤、小青龙汤。下面我们学习射干麻黄汤，它也是治疗肺寒证的，这几个方学好了，只要病人是肺寒证，都能取得良好效果。

射干麻黄汤的药物组成由射干、麻黄、生姜、细辛、紫菀、款冬花、五味子、大枣、半夏所组成。射干麻黄汤中射干用量是9g，麻黄是12g。射干麻黄汤中麻黄的用量与麻黄汤和小青龙汤中的用量发生了变化，由三两变成了四两，生姜12g，细辛、紫菀、款冬花各9g，五味子12g，大枣7枚，半夏12g。方歌是射干麻黄治寒饮，咽喉不利在宣肺，细辛紫菀款冬花，姜枣半夏与五味。这个希望大家记住。

方中用的麻黄、细辛、生姜、款冬花，共同点是宣肺化饮。我们在研究一个方的时候，既要知道方中用药的共同点，更要重视药物在发挥作用的时候的不同点，也就是不完全相同点。麻黄偏于宣发，细辛偏于化饮，生姜偏于宣散，款冬花偏于宣润。化饮的药、宣肺的药在发挥治疗作用的时候有可能伤人的阴津，在考虑用药的时候需要选一些药，既有宣发的作用，又有润的作用，达到的目的是宣发化饮而不伤人的阴津。

麻黄、细辛、生姜、款冬花这四味药作用是偏于宣肺，肺的生理特性是既宣发又肃降。方中用的半夏、射干、紫菀，降肺化饮；同时我们还要知道半夏、射干、紫菀在降肺的时候同中之不同，半夏的作用偏于醒脾燥湿，射干的作用偏于清利消痰，清利消痰这四个字我们要引起重视。紫菀的作用偏于下气消痰，五味子的作用是敛肺益气，大枣益气和中。五味子和大枣都是益气的，不过一个偏于敛肺，一个偏于和中。方中用药相互作用，达到的目的就是温宣化饮，降气利痰。

接着我们要探讨一个问题，射干与麻黄之间的作用特点。麻黄的作用偏于宣，射干的作用偏于降，射干和麻黄配合在一起，既能调理肺的生理特性宣发肃降，又能相互制约。相互制约主要突出的就是麻黄温热宣发，有燥的弊端，需要一些药来制约，这里就用射干制约麻黄的辛温。刚才我们说有四个字引起重视，就是指射干有清的作用，这个清不是清热的清，而是清温热药制约药物的弊端。当然，你用了寒凉的药，有可能助寒，有可能使原来的寒进一步加重，这种可能性是完全有的，这就告诉我们，用射干与麻黄，应该使麻黄的用量大于射干，这样起到的作用是散寒而不燥化。再谈到一个问题，就是射干与生姜之间的关系，射干的作用我们刚才说了，它的作用是降逆，生姜的作用是宣散，射干可以制约生姜温散，生姜制约射干寒凉，相互作用重点就是温宣降逆。同时我们还要注意一个问题，射干与麻黄用量比例是3：4；射干与生姜用量比例是3：4，这就是说病的主要矛盾方面是寒，必须重用温热的药，用温热的药又有一定的弊端，要酌情用寒凉的药，在用量方面如果没有恰到好处，就会直接影响治疗效果。

再探讨一个问题，就是紫菀与款冬花之间的关系，款冬花的作用是宣发肺气，紫菀的作用是降泄肺气，这两个药配合在一起，也是为了照顾肺的生理特性，一宣一降，调理肺气的宣发肃降。方中用了9味药，宣肺的药有麻黄、细辛、生姜、款冬花4味，用量总和是42g。降肺化饮的药有半夏、射干、紫菀3味，用量总和是30g。

再接着就发现了一个问题，敛肺的药五味子。五味子是偏于降，用量是12g，这样我们看，宣肺的药的用量是42g，降敛的药用量是42g，治病不仅仅要重视药物的作用特点，还要重视用量的比例关系。大枣主要是补益肺气。通过用量分析方药，可以得出一个结论，射干麻黄汤治疗中医的证型是寒饮郁肺结喉证。根据射干麻黄汤方药组成特点，射干麻黄汤的主要作用是温宣化饮，降气利痰，可以用于防治急慢性肺系疾病的肺寒证。

在临床中应用射干麻黄汤的时候，如果病人气虚明显加人参、黄芪；如果病人饮邪比较重，加桂枝、白术；如果病人胸腹满闷比较明显，可以加陈皮、厚朴；如果气喘明显，可以加苏子、葶苈子。

在临床中用射干麻黄汤治疗支气管哮喘、肺源性心脏病，辨证恰到好处，用方常常能取得良好效果。下面举一个例子。我在门诊上班，有一个男同志，六十多岁，有多年支气管哮喘、肺源性心脏病病史，最近由病友介绍前来诊治，当时病人的主要临床表现是哮喘，胸中及喉中痰鸣，咳嗽夜间加重，受凉及活动加重，同时病人还有心悸，胸闷，手足不温，恶心，腹胀，下肢水肿，舌淡，口不渴，苔白腻，脉沉弱。根据病人的症状表现我把他辨为寒饮郁肺，水饮凌心，这八个字概括了西医的两个病，一个是支气管哮喘，一个是肺源性心脏病，给他开方是射干麻黄汤与茯苓四逆汤合方。射干10g，麻黄12g，生姜24g，细辛10g，紫菀10g，款冬花10g，五味子12g，大枣7枚，生半夏12g，生附子5g，干姜5g，茯苓30g，红参10g，炙甘草6g。这里面大家会发现一个问题，生姜用量偏大，茯苓用量偏大，开了12剂，第一次煎煮50分钟，第二次煎煮30分钟，合并药液，每日一剂，每天分早中晚三服。第二次病人就诊，哮喘减轻，胸中及喉中痰鸣好转，我们用前方6剂再服。第三诊，手足温和，心悸缓解减轻，又用前方6剂。第四次病人来就诊，水肿基本消退，以前方变为茯苓15g，6剂继服。第五诊，水肿消退，诸症较前均又有好转，以前方6剂继服。之后，又以前方治疗100多剂，病情稳定，复以前方变汤剂为丸剂，每次6g，每日

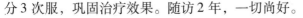

分3次服，巩固治疗效果。随访2年，一切尚好。

支气管哮喘、肺源性心脏病完全彻底治愈很难。我们开的方能把病证控制，用丸剂巩固治疗效果，使病人没有痛苦。辨证的思路是根据哮喘活动加重，辨为气虚；再根据痰鸣、受寒加重，辨为寒；因胸闷、苔白腻辨为痰阻；又因病人心悸、水肿辨为水气凌心。因此，我们把病辨为痰饮郁肺，水气凌心。方用射干麻黄汤温肺化饮，降逆平喘；以茯苓四逆汤温阳化水，益气宁心，加大生姜用量以温散水气，加大茯苓用量健脾渗利水气，方药相互为用，以取其效。

大家可以注意到，上面的方剂中生姜的用量比较大，为什么要用较大的剂量呢？病人既有腹部的症状，又有心的症状，从西医的角度，那就是出现了心衰，心衰有左心衰又有右心衰，对此要有足够的认识。生姜能散水，能醒脾和胃，同时还能解附子和半夏的毒。茯苓的量也加大了，为何要加大？因为病人有水肿，治疗水肿通常情况下用生姜、茯苓，这两个药配合在一起，可以使水从汗而解，从下而泻。姜是发汗消水的，茯苓是利水消肿的，在治疗的过程中，病人的水肿减轻了，有没有必要酌情减少茯苓的用量呢？由原来的30g变成了15g。根据病证的表现可以酌情加大用量，也可以酌情减少用量，究竟是加大用量，还是减少用量，主要的根据是病人的病情。还有一个问题，附子和半夏属于相反的药，在临床实际中，结合多年治病的体会，发现这两个药配合在一起，不仅没有毒副作用，还有显著的治疗效果。

我把十八反这个歌诀做了一个修正：本草明言十八反，相反相成妙中言，半蒌贝敛芨喜乌；藻戟遂芫俱爱草，诸参辛芍盼藜芦，辨治杂病效非凡。供大家参考。

第5讲

寒热方与急慢性肺系疾病

下面我们学习急慢性肺系疾病属于肺寒热夹杂证的辨证治疗。肺寒热夹杂证主要症状表现是咳嗽，气喘，痰稀色白或成泡沫状，肢体水肿，或胸闷，或胸满，或倚息不得平卧，这样的病证表现在多数情况下，可以见到肺寒证，那我们怎样知道病人又有肺热证呢？口渴，喜热饮，舌红，苔薄黄，脉浮或紧。

肺热证、肺寒证、肺寒热夹杂证，相对而言，后者治疗的难度会大一些。肺热证一清热，好了；肺寒证一散寒，病证解除了。肺寒热夹杂证在辨证的时候，要认识到一个问题，寒热夹杂，用温热的药多了，会出现燥化；寒凉药多了，会出现寒凝。在临床中如果我们没有用经方，而是自己组了一个方，用了清热的药，用了散寒的药，很难把握方的用量，也就很难达到预期治疗效果。

要想取得好的治疗效果，在临床中，要用到厚朴麻黄汤，厚朴麻黄汤方的组成有厚朴、麻黄、石膏、杏仁、半夏、干姜、细辛、小麦、五味子。在治疗寒热夹杂时，用张仲景的方，要重视用量的调配，厚朴用量是15g，麻黄用量是12g，石膏用量48g。张仲景在定石膏用量的时候，他说如鸡子大，就是我们所说的一个鸡蛋50g左右，杏仁12g，半夏12g，干姜6g，细辛6g，小麦24g，五味子12g。在此，还要把厚朴麻黄汤的药物组成背会，这个方的方歌是：厚朴麻黄用石膏，杏仁半夏与干姜，细辛小麦五味子，主治寒饮夹热证。学方基本功之一就是要记住药物组成。基本功之二就是

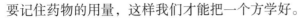

要记住药物的用量，这样我们才能把一个方学好。

厚朴麻黄汤治疗的病证，咳嗽，气喘，痰稀色白，或成泡沫状，或肢体水肿，或胸闷，或胸满，或倚息不得平卧，口渴喜饮热水，舌红，苔薄黄，脉浮或者紧。张仲景在论述的时候，说得比较简单，他说："咳而脉浮者，厚朴麻黄汤主之。"认识一个方，它的作用如何，一定要重视方中的用药作用的特点，厚朴作用特点是下气平喘，麻黄作用特点是宣肺平喘，石膏的作用特点是清解肺热，杏仁降肺平喘，半夏的作用特点是降肺燥湿，干姜的作用特点是温肺化饮，细辛的作用特点是宣肺化饮，五味子作用特点是收敛肺气，小麦补益肺气。

学一个方，不仅仅要知道药物的作用特点，还要知道药物与药物之间的关系。比如说，厚朴、麻黄之间的作用特点是什么？厚朴与麻黄相配伍，厚朴下气平喘，麻黄宣肺平喘；厚朴降泄浊气，麻黄宣散浊气，得出一个结论，厚朴作用特点是偏于下行、降泄；麻黄的作用特点是宣散。在这种情况下，厚朴除了下气平喘，还有降气，这里面所说的下气，其中包含一个含义就是厚朴有理气的作用，它理气的特点是气偏于下行。

再一个方面，麻黄与石膏之间的关系是什么？麻黄用量是12g，宣发肺气；石膏用量是48g，清泻肺热；麻黄与石膏相配伍，一温一寒，温则散寒，寒则清热，功各相居，最后合在一起，起到了既散寒又清热的作用。在临床实际中，如果用麻黄量大了，会出现助热；如果用石膏的量大了，会助寒，只有治疗肺寒热夹杂证，选麻黄用12g，石膏用48g，才能达到预期的治疗效果。

再一个方面，麻黄与五味子之间的关系是什么？麻黄的作用是宣发肺气；五味子的作用是收敛肺气，麻黄是宣的，五味子是敛的，在这种情况下，麻黄宣肺很容易伤肺气，五味子敛肺很容易留恋邪气，要想达到宣而不伤肺、敛不留邪的目标，这就要求在定量的时候如何定量？应该用量是相等。麻黄用量是4两，12g；五味子半升，12g。

厚朴与麻黄，厚朴助麻黄宣肺平喘，麻黄助厚朴下气降逆，厚朴，它的味主要有两个，一个是苦，一个是辛，苦大于辛，说明厚朴既降又行散，它的行散作用需要和麻黄配合在一起，才能更好地发挥。

再讲一个问题，麻黄的味是辛、苦，辛大于苦，以宣为主。麻黄和厚朴配合在一起，会协助厚朴降。也就是说，厚朴与麻黄配合在一起，它们之间一个是辛大于苦，一个是苦大于辛，一辛一苦起到了调理肺的宣发肃降功能。干姜与细辛共同点都是温肺宣肺化饮；石膏与干姜、细辛，它们之间的关系是什么？干姜、细辛是要散寒的，石膏是要清热的，它们之间是互相制约的。石膏用量从48g来看，应该是偏大的，偏大靠一味麻黄去制约，有一定的困难，还需要干姜和细辛来制约。

麻黄与细辛配合在一起，主要就是增强温肺化饮，止咳平喘作用。半夏与杏仁，主要就是增强降逆化痰，止咳平喘作用。麻黄、细辛与杏仁、半夏，它们之间的配伍，麻黄、细辛重在宣肺，半夏、杏仁重在降肺。治疗肺系的疾病牢牢把握的一个原则，就是要照顾到肺的生理特性，宣发肃降，调理肺气，有利于肺气更好更快地恢复。麻黄与五味子，它们之间既相互促进、又相互制约。五味子与干姜、细辛，它们之间也是相互促进，相互制约，制约的偏多一些，辛散而不太过，一定要用收敛的药；收敛而不恋邪，一定要用辛散的药，只有这样配伍，才能提高治疗效果。五味子与半夏、杏仁，它们之间的作用，一个偏于敛阴，一个偏于化痰，化痰有可能伤阴，五味子肩负的任务，一个方面，药物可以伤人阴津，另外一个方面，病久吐痰，也伤人的阴津，五味子就是要敛，使人的阴津得以内收。小麦与五味子这两味药配合在一起，小麦助五味子益气化阴，五味子助小麦益阴化气，相互作用，旨在调理肺的生理特性，提高治疗效果。麻黄与五味子之间的关系，五味子与干姜、细辛之间的关系，我们都要有一个足够的认识，不仅仅要认识，还要重视在临床中的运用与掌握。根据厚朴麻黄汤的方药组成特点，它的主要功用是温肺降逆，宣肺散寒，兼清郁热，可以用于防治急慢性肺系疾病属于肺寒热夹杂证。

如果病人气虚明显，加蛤蚧、黄芪；如果夹热明显者，可以加连翘、葶苈子；如果小便不利者，加茯苓、苏子，以通利水道；如果病人烦躁，加栀子、淡豆豉。

举一个例子，我在门诊上班，有一个女同志，四十多岁，她告诉我们她是两个病，一个病是喉源性咳嗽，一个是慢性支气管炎。她的主要病证表现是咳嗽，咽喉痒，反复发作，多次服用中西药，有时还静脉用药，咳嗽始终没有被消除，最近症状加重前来诊治。当时她的主要症状表现有：咽喉遇到凉就痒，咽喉一痒就是咳嗽，是阵发性的，痰少夹黄，胸闷、胸满，口干欲饮水，能喝一点凉水，但是喝水不多，病人本身还有寒，手心发热，舌淡，苔薄白，脉沉。根据病证表现，我辨为寒饮郁肺夹热证，当时开了两个方，一个是厚朴麻黄汤，一个是桔梗汤。厚朴15g，麻黄12g，石膏48g，杏仁12g，半夏12g，干姜6g，细辛6g，小麦24g，五味子12g，葶苈子15g，桔梗15g，甘草10g。开了6剂，1天1剂，水煎两次合并分3次服。第二次病人来就诊的时候，咽痒好转，咳嗽减轻，用前方治疗20多剂，诸症消除。

喉源性咳嗽、支气管炎不好治，虽然症状得到了控制，但病人也没有痊愈，需要巩固治疗。把汤剂变成丸剂，每次6g，每天分早中晚3次服，治疗了一段时间，病情完全得到了控制，病人像正常人一样，没有痛苦。根据咳嗽因凉加重，应该辨为寒证；再根据胸闷、胸满辨为气阻气逆；又因痰少夹黄，口干欲饮水辨为郁热，以此选用厚朴麻黄汤温肺宣肺降肺，以桔梗汤宣利咽喉祛痰，加葶苈子降肺气。方药相互为用，取得预期治疗效果。

接着我们还要探讨小青龙汤加一个石膏，叫小青龙加石膏汤。重点掌握一个东西，就是石膏的用量是2两，6g；厚朴麻黄汤用石膏量是48g。越婢加半夏汤，石膏用量是24g。厚朴麻黄汤、小青龙加石膏汤、越婢加半夏汤，都可以治疗寒热夹杂。相对而言，厚朴麻黄汤治疗的寒热夹杂，郁热比较重；小青龙加石膏汤辨治肺寒热夹杂，郁热比较轻；而越婢加半夏汤辨治肺寒热夹杂，郁热介于厚朴麻黄汤和小青龙加石膏汤之间，这是我们临床上中用方的时候应该注意的问题。如果热比较重，我们选厚朴麻黄汤；如果热比较轻，用小青龙加石膏汤；如果郁热介于二者之间，也不太重，也不太轻，用越婢加半夏汤。

补益方与急慢性肺系疾病

下面我们学习急慢性肺系疾病属于肺气阴两虚证的辨证。肺气阴两虚证，它的主要症状表现是咳嗽，气喘，痰少而黏，或者是咯吐涎沫，倦怠乏力，五心烦热，舌红少苔，脉细。辨治肺气阴两虚证，最为常用的一个方是麦门冬汤。麦门冬汤由麦冬、半夏、人参、甘草、粳米、大枣所组成。方中麦冬用量是168g，半夏是24g，人参、粳米各9g，大枣12枚，甘草6g。临床实际中用麦门冬汤，要牢牢把握麦冬与半夏用量的比例关系。最近，我的一个研究生毕业了，毕业了他给我打了一个电话，说他治疗一个病人是支气管哮喘，他说病证表现是我们中医的肺气阴两虚证，他在开方的时候考虑到现在麦冬的价格有点偏高，怕病人多花钱，把麦冬的量用了一半，他说效果不够理想。我告诉他，我们治病既要考虑病人的经济因素又要考虑治疗效果。他听我说之后，他开了170g，就是一个用量的不同，病人一吃很快症状得到了控制。刚才我举的例子就是提醒大家，在用量方面要高度重视。方的组成有一个方歌，希望大家要记住：麦门冬汤用人参，枣草粳米与半夏，虚热肺痿咳上逆，益胃生津效果佳。

这个方中，麦冬的主要作用就是养阴生津清热，人参、粳米、大枣、甘草，这4味药都是益气药。人参、粳米、大枣、甘草之间相同之中又不完全相同。人参的作用特点是大补元气；粳米偏于养气和胃；大枣、甘草的主要作用是偏于平补；半夏主要作用是醒脾降逆。方中用了6味药，麦冬用量是168g，益气的药用了54g，降逆的药用了24g，气阴两虚，病的主要矛盾方面是应该是侧重于阴虚。麦冬与半夏，麦冬的作用滋阴，半夏的作用燥湿，为何要重视麦冬与半夏的用量关系？麦冬量小了，达不到滋阴的目的；半夏的量大了，不仅不滋阴，反而又伤阴。麦冬用量有点偏大，大虽然能滋阴，但是它有浊腻壅滞的弊端。一定要用半夏燥湿，制约它的浊腻。人参与粳米、大枣、甘草配伍，增强补益中气的效果。麦冬与人参、粳米、大枣、甘草，它们配伍的特点是阴得气而生，气得阴而化，气阴互化。半夏与人参、粳米、大枣、甘草之间的关系是，半夏辛、苦，制约人参、粳米、大枣、甘草补益出现的壅滞。

　　临床中运用麦门冬汤，可以调整方中用量。麦门冬汤的用量、用药针对的病证是气阴两虚，病的主要矛盾方面是阴虚。在临床中如果气阴两虚侧重于阴虚，用麦门冬汤原方用量比例关系；如果病人阴虚特别明显，应该考虑加大麦冬的用量。如果我们遇到的病人是以气逆为主，要酌情加大半夏的用量，比如说肺气阴两虚证，咳嗽、气喘比较明显，半夏是降逆的，需要酌情加大用量。如果病的主要矛盾方面是以气虚为主，要酌情加大人参、粳米、大枣、甘草的用量。我们学习古人的方，既要知道古人的方本来是治疗什么病的，又要知道在临床中怎样用活古人的方，调整用量治疗变化的病证。

　　根据麦门冬汤方药组成得出一个结论，麦门冬汤主要的作用就是益气滋阴，降泄浊逆，治疗的病证是急慢性肺系疾病属于中医的肺气阴两虚证。结合临床实际，凡是用古人的方治疗具体的病人，都要重视随症加减用药。如果津伤损伤比较明显，可以再加其他滋阴的药，如沙参、生地、玉竹；如果病人潮热，加银柴胡、地骨皮；如果阴虚出现了大便干结，可以加石斛、白芍。重视加减变化，是提高用方治病至关重要的一个方面。

　　在临床中，我用麦门冬汤治疗西医的几大类病，如鼻咽疾病，气管、支气管疾病，肺部疾病，肺传染病等。它的证型应该是肺气阴两虚。

　　我在门诊上班，遇到一个病人，他是慢性支气管炎、冠心病。这个病人有多年慢性支气管炎、冠心病病史，近因病证加重前来诊治，主要的症状表现是：咳嗽，气喘，一活动就加重，痰少而黏，口干，欲饮水，心胸痞闷，心痛因情绪异常加重，舌红少苔，脉细弱。根据病人的症状表现，我把它辨为肺气阴两虚证与心气郁证相兼，它一个特点是心痛因气郁加重，也就是因情绪异常加重，这是我们辨证的一个要点。怎样治疗？益气养阴，行气解郁。我给他开麦门冬汤与枳实薤白桂枝汤合方加味，枳实 4g，厚朴 12g，薤白 24g，全瓜蒌 15g，桂枝 3g，麦冬 170g，半夏 24g，红参 10g，粳米 10g，大枣 12 枚，蛤蚧 1 对，炙甘草 10g。6 剂，第一次煎 35 分钟，第二次煎 30 分钟，合并药液，每日 1 剂，每天分早中晚三次服。

说到这里，我要插一句话，在临床实际中，治病一定要注意一天服几次药，三次服药最好，三次服药比两次服药效果明显。很多书上建议一天服两次药，我建议大家最好让病人一天服 3 次药。第二次病人来看病的时候，说心胸痞闷好转，我按照前方继续治疗。第三诊病人怎样说呢，痰量减少，仍然按前方治疗。前前后后给他开了 100 多剂药，这个病，是比较难治的，既有肺的病证，又有心的病证。肺的病机有两大方面，一个是气虚，一个是阴虚；心的病一个主要方面就是因情绪异常加重，那就是心气郁。之后呢，我把前方变散剂，每次服 6g，每天 3 次服药。随访 1 年，病人目前像正常人一样。

根据咳嗽、气喘，动则加剧，把他辨为气虚；再根据口干、欲饮水、舌红少苔，把他辨为阴虚。根据心痛因情绪异常加重，把他辨为心气郁。以此把慢性支气管炎、冠心病辨为肺气阴两虚证与心气郁证相兼。方中用麦门冬汤益气养阴，用枳实薤白桂枝汤行气解郁通阳，加蛤蚧补益肺气、止咳平喘。方药相互作用，取得了预期治疗效果。

在临床中用麦门冬汤治疗的病证是非常多的，再介绍一个。有一个男同志，40 多岁，年龄不算大，他说他有十多年慢性支气管炎、慢性咽炎病史，主要症状：咳喘，动则加剧，咽喉不利，痰少黏黄，咳之不出，口干口渴，五心烦热，声音嘶哑，有时咽喉疼痛像火烧灼一样，舌红少苔，脉细数。我把它辨为肺气阴两虚证与咽痛郁热证。对于这样的病证应该益气养阴，清利咽喉。当时我给他开了三个方，一个方是麦门冬汤，一个方是百合知母汤，一个方是桔梗汤：麦冬 170g，半夏 24g，凡是我说的半夏，没有说是清半夏，没有说是姜半夏，也没有说是法半夏，通常情况下我用的是生半夏。红参 10g，粳米 10g，大枣 12 枚，炙甘草 10g，百合 15g，知母 10g，桔梗 10g，生甘草 20g。这里面我用了两个甘草，一个是炙甘草，炙甘草主要就是补益肺气的，生甘草主要就是清利咽喉的。在临床中用张仲景桔梗汤治疗咽喉的病证，一定要重视桔梗与生甘草用量的比例关系。张仲景用的就是甘草量大于桔梗，正好是它的一倍。今天要按照张仲景用量的调配关系，可以酌情加大。6剂，第一次煎煮35分钟，第二次煎煮30分钟，合并药液，每天1剂，分早中晚三次服。第二诊，病人说咳嗽减轻，咽喉好转，以前方6剂继服。第三诊，病人说咳喘较前减轻，又以前方6剂继服。第四诊，病人咽痛消除，口干口渴消除，前方减麦冬为60g，为何减这样多呢？因为病人的口干、口渴已经消除。第五诊，病人咳痰消除，声音嘶哑明显减轻，减桔梗为6g，生甘草为10g。第六诊，咽喉不利消除，咳喘基本得到控制，又以前方6剂继服。经过一段时间的治疗，病证完全得到了消除，为了巩固疗效，又坚持服用一段时间。随访1年，一切尚好。

根据咳喘，动则加甚，辨为气虚；根据口干、口渴、舌红少苔，辨为阴虚；根据咽喉不利、时有灼痛，辨为阴虚热扰；这样就把支气管炎、咽炎辨为肺气阴两虚证与咽痛郁热证相兼。方中用麦门冬汤益气养阴，以百合知母汤滋阴清热，以桔梗汤清热利咽。方药相互为用，取得了预期治疗效果。在临床中，根据治病的需要也可以酌情减少麦冬的用量，举的两个例子，就是告诉我们用古人的方一定要重视因病证变化调整用量。

在临床实际中，尽管急慢性肺系疾病有很多，但是从中医辨治角度考虑问题主要有四大类型，病变以肺热为主，考虑麻杏石甘汤、泽漆汤，肺热证较轻的话用麻杏石甘汤，肺热证较重的话用泽漆汤。如果病人是肺寒证，可以用麻黄汤、小青龙汤、射干麻黄汤。相对而言，麻黄汤治疗的病证偏轻一些，小青龙汤和射干麻黄汤治疗的病证重一些。小青龙汤治疗的病变部位主要以肺为主，射干麻黄汤治疗的病证是哮喘、喉中痰鸣，以咽喉病证比较明显。肺寒热夹杂证，选用的方是厚朴麻黄汤、小青龙加石膏汤，以及越婢加半夏汤。这里面要知道都是用石膏，厚朴麻黄汤用石膏48g，小青龙加石膏汤用石膏是6g，越婢加半夏汤用石膏是24g。另外，还要认识到厚朴麻黄汤治疗的病证以胸闷、胸满为主；麦门冬汤治疗的病证是肺气阴两虚证。当然，要根据具体的一些症状来酌情调整用量。

第7讲

经方辨治妇科杂病的思路与方法

接下来讲一下经方辨治妇科杂病的思路与方法。我们学习首先要搞清楚思路，接着搞清楚方法。如果我们把思路和方法搞清楚了，就能把经方学好，就能运用经方辨治妇科急慢性疾病。张仲景撰写《伤寒杂病论》既重视研究诊治外感疾病、内伤杂病的思路与方法，又重视研究妇科急慢性疾病的思路与方法，也可以这样说，张仲景所著的《伤寒杂病论》是当今诊治妇科急慢性疾病的重要用书，为我们今天辨治妇科疾病提供了最佳的辨证思路与方法。

我总结经方辨治妇科急慢性疾病有几个特点。第一个特点是思路简洁，第二个特点是方法巧妙，第三个特点是操作简单，第四个特点是应用方便，第五个特点是疗效显著。这是我们学习经方防治妇科急慢性疾病的中心所在。在临床实际中，只要合理运用经方，辨治妇科疾病既能较快地消除病人的痛苦，又能更好地提高治疗效果。

现代医学对妇科病的研究范围主要是女子内外生殖器、乳腺及内分泌的病因病理，研究主要包括内分泌失调、感染性及非感染性炎症、胎孕特有的反应，以及组织增生性疾病、细胞突变性疾病。学习西医的知识是为了帮助我们在临床中更好地治疗疾病。

西医在治疗的时候主要采用的就是用激素，抗感染，以及对症治疗、手术治疗等方法。这对于病因明确以及病因单一的部分妇科疾病有良好的治疗效果，但是在多数情况下，对病理比较复杂，特别是一些特殊疑难病，至今未能认清妇科疾病的发病机制，在治疗上也未能取得突破性进展。

　　妇科疾病目前主要分为八大方面，第一个大的方面是内分泌疾病，如功能失调性子宫出血、闭经、痛经、多囊卵巢综合征、经前期综合征、围绝经期综合征、性功能异常、性早熟。我们《中医妇科学》所说的月经病都属于西医内分泌疾病。第二个大的方面是炎性疾病，西医所说的炎性疾病就是我们《中医妇科学》所辨的带下病。中医所说的月经病实际上就是西医所说的内分泌失调。中医所说的带下病就是西医所说的炎性疾病如湿疹、外阴及阴道炎、子宫内膜炎、慢性宫颈炎、宫颈糜烂和宫颈腺囊肿、附件及盆腔炎等。第三个方面就是乳腺疾病，主要分为乳腺炎、乳腺增生、乳腺纤维瘤和乳腺癌。第四个方面是生殖系肿瘤，如外阴肿瘤，子宫肌瘤和子宫肉瘤，宫颈癌、子宫内膜癌和滋养细胞肿瘤，卵巢肿瘤、囊肿及卵巢癌。第五个方面就是其他生殖疾病，包括不孕、子宫脱垂等方面的疾病，主要包括不孕症、子宫脱垂和阴道壁脱垂、子宫内膜异位症、子宫腺肌病、输卵管粘连、外阴皮肤病变。第六个方面是妊娠病，如妊娠呕吐、妊娠高血压、流产和早产、前置胎盘与胎盘早剥、羊水过多、羊水过少、胎儿宫内生长迟缓、过期妊娠、母儿血型不合等。第七个方面就是产后病，如产后腹痛、产后头晕等。第八个方面就是妇科传染病，如尖锐湿疣、梅毒、淋病、生殖系结核病、生殖器疱疹、细菌性阴道病、阴虱病、艾滋病。

　　今天中医在治病的过程中，首先考虑的是证，但是我们要考虑到一个问题，在认识证之前，一定要知道病。比如说同样是妇科的一个疼痛，中医在辨疼痛的时候，有必要搞清楚是内分泌引起的疼痛，还是炎症引起的疼痛，还是增生引起的疼痛，还是其他方面引起的疼痛，比如说一个女同志她说少腹疼痛，或者说小腹疼痛，从我们中医要搞清楚是否是内分泌失调引起的疼痛，内分泌失调可以引起痛经，另一个方面，一个妇科的炎症也能引起少腹疼痛。肿瘤也能引起疼痛。

　　第一个概念要搞清楚西医是什么病，接着要搞清楚我们中医的证，中医的证是非常重要的，我们学习经方，从经方角度我们如何认识，这是我们探讨的第二个大的方面内容。经方辨治妇科杂病，除了重视女子特有的生理病理之外，还特别重视五脏六腑以及气、血、精、津、液等整体因素，还要考虑六淫、七情等因素对妇科疾病的影响。中医因病人的个体差异，并根据疾病不同阶段所表现的特殊症状与体征要因人因时分型辨证，有针对性地选方用药，从而取得更好的治疗效果。

辨治妇科疾病的基本要素有几个方面。第一个方面首先要抓住疾病的主要症状，抓主要症状就是辨清病人的基本脉证。比如说，来了一个病人，我们通常情况下要问病人哪儿不舒服，病人会告诉我们疼痛，又或者说胀满，这样我们就能抓住病的主要矛盾方面，这是一个主要症状。

第二个方面，根据辨证要点进一步要辨清病变的属性，辨主要症状重要，辨病变的属性更重要。比如说一个女同志来看病了，她说痛经，在我们的印象中，根据以前所学习的知识，痛经应该辨病变的属性，热能不能引起痛经？寒能不能引起痛经？瘀血能不能引起痛经？痰饮能不能？第二步要辨清病变的属性，所谓病变的属性，就是病变的证型。

第三个方面，还要辨病人在病变的过程中可能出现的症状。比如月经量少，这告诉了我们一个主要的症状，接着要辨病变的属性，一摸病人的脉象，脉象弱，这就告诉我们这个月经量偏于虚证；一看病人的舌质偏红，这说明病人是热。病人可能出现的症状表现不作为辨证的要点，但是在治疗的时候尽可能要兼顾到，避免顾此失彼。

从经方角度辨治妇科杂病的基本思路、方法及技巧主要有四大方面，第一个大的方面从气辨治妇科杂病，第二个大的方面从血辨治妇科杂病，第三个方面从湿辨治妇科杂病，第四个方面从病变夹杂中辨治妇科杂病。

下面先谈谈从气辨治妇科杂病。一般情况下辨气的病证主要有几大方面，一个气虚，一个气郁，一个气逆。在学习《中医诊断学》的时候，辨气的病证是四大方面，即气虚、气郁、气逆，还有一个气陷。气陷属于气虚的范围之内，只不过是病证表现重一些，治疗的方药没有本质的区别。治疗气虚用人参，治疗气陷也是人参。气虚代表方是理中丸，气郁代表方是四逆散，气逆代表方是奔豚汤。

第二个方面，从血辨治妇科杂病。血，一个是血虚，一个是瘀血，一个是出血。血虚代表方是胶艾汤，瘀血代表方是桂枝茯苓丸，出血的代表方是胶艾汤。出血，如果是阳虚出血，我们首先考虑的是黄土汤。如果是血虚出血，首先考虑的是胶艾汤。血热出血首先考虑的是泻心汤。瘀血出血，我们首先想到桂枝茯苓丸。瘀血可以选用桂枝茯苓丸，出血还可以选用桂枝茯苓丸。桂枝茯苓丸，既可以治疗瘀血没有出血，也可以治疗出血，中医把它辨为瘀血出血。我们在辨瘀血的时候还需要辨妇科瘀血，就是所说的还要辨寒热。寒热也就是瘀热代表方有桃核承气汤、抵当汤、下瘀血汤。寒瘀代表方有当归四逆汤、温经汤。

第三个方面，从湿辨治妇科杂病。湿分为湿热和寒湿。湿热代表方是栀子柏皮汤；寒湿代表方是甘姜苓术汤。

第四个大的方面是从夹杂之中辨治妇科病。比如说气郁，有没有可能出现瘀血呢？气郁夹有瘀血，既有气郁又有血瘀，选四逆散合桂枝茯苓丸。气郁夹湿热应该选四逆散和栀子柏皮汤的合方。

气郁能不能和寒湿出现呢？代表方是四逆散与甘姜苓术汤的合方。瘀血最基本的代表方是桂枝茯苓丸。如果有湿热，桂枝茯苓丸合栀子柏皮汤。如果瘀血和寒湿同时出现用桂枝茯苓丸与甘姜苓术汤。如果是湿热和寒湿同时出现，应该选栀子柏皮汤合甘姜苓术汤。气郁、瘀血夹湿热应该选四逆散、桂枝茯苓丸再加上栀子柏皮汤。气郁、血瘀和寒湿选四逆散、桂枝茯苓丸、甘姜苓术汤。我们再考虑一个问题，气郁、血瘀能不能既有寒又有热，还有湿呢？有寒湿，有湿热，还有气郁，还有瘀血。比如说见到一个霉菌性妇科疾病、肿瘤性妇科疾病，病人既有气郁，还有瘀血，还有寒，还有热，还有湿。开什么方？四逆散、桂枝茯苓丸、栀子柏皮汤、甘姜苓术汤。临床中怎样把经方学好，怎样把经方用活，一定要第一步抓基本的证型，比如说气虚夹热，能不能选一个理中丸再加上清热的方呢？白虎汤，完全可行的。

这里面还要做一个补充，说气虚选用的是理中丸，理中丸是偏于热。气的运行是温容易得以运行，气的生成需要温。也就是说气虚妇科的病首先想到理中丸。如果有热了单用理中丸肯定不行。再一个方面气虚能不能夹湿热呢？都是可能的。

第8讲

经方辨治妇科气郁证

妇科疾病在诸多的情况下气郁证偏多。为何说气郁证偏多，主要是现实中不太顺心的事情偏多。中医在辨证的时候把它辨为气郁。相对而言，女同志气郁多。在认识问题的时候，既要重视气，还要重视血。女子以血为本，以气为用，气为女子百病之长。

西医妇科诸多疾病，在病变的过程中与中医气机郁滞往往是息息相关的。也就是说，气机郁滞既是妇科致病原因，又是加重妇科病变的重要方面。气郁又可加剧妇科疾病进一步演变导致妇科疾病更加复杂，更加难治。从我们经方最基本、最切入研究妇科疾病的辨治规律，以气机郁滞为最多。辨治气机郁滞，最基本的代表方是四逆散，四逆散是治疗气郁的基础方，因疾病的复杂性仅仅用四逆散有一定的局限性，所以选用四逆散，最好采用合方应用，合方是治病取得显著疗效的最佳选择。

下面，我们探讨一个病例，乳腺增生伴有子宫肌瘤，选择四逆散、橘枳姜汤与桃核承气汤3个方的合方去治疗。有一个女同志，54岁。经检查她是乳腺增生、子宫肌瘤。子宫肌瘤是12mm×14mm，曾经用中药治疗大概8个月左右，经彩超复查子宫肌瘤比原来增大了。由原来的12mm变成了13mm，由原来的14mm变成了16mm。在这种情况下，西医主张手术治疗，病人不愿意手术治疗，经过病友介绍来找我诊治。用四逆散、橘枳姜汤与桃核承气汤合方又加了海藻、甘遂。治疗3个月，经彩超复查，子宫肌瘤由原来的13mm变成了11mm，由原来的16mm变成了12mm。又治疗4个月，

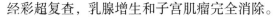

经彩超复查，乳腺增生和子宫肌瘤完全消除。

气郁证的基本代表方是四逆散，由柴胡、枳实、芍药、甘草所组成。张仲景在设四逆散的时候，没有说每一味药用量是多少。我结合本人在临床中用四逆散辨治气郁证的体会，我的认识是这样的，一般情况下，用四逆散治疗气郁证一定要重视用量相等。张仲景虽然没有说用多少量，但是他说了一个相等。换一句话说，用四逆散治疗气郁证用量调配没有恰到好处，直接影响疗效。这是要告诉同学们必须重视一个量的问题。量必须是相等。第二个大的方面，结合我在临床中治病的体会，在通常情况下，我用的是三个量。一般情况下，病比较轻，通常用各10g，如果病比较重，在通常情况下，用各15g。在临床实际中，特别轻的来看病的不太多；特别重的没有介于中间的多。所以，我在多数情况下用的柴胡、枳实、白芍、甘草各12g。

橘枳姜汤这个方有3味药。张仲景明确告诉我们，橘皮48g，枳实三两，就是9g，生姜半斤，就是24g。这里面，做一个补充说明，我在用张仲景方的时候，凡是张仲景的方，一两都按3g计算。桃核承气汤由桃仁、大黄、桂枝、甘草、芒硝5味药所组成。

在开方的时候，通常情况下是3个方的合方。我当时是这样给她开方的：柴胡12g，枳实21g，白芍12g，橘皮（实际上就是陈皮）48g，生姜24g，桃仁10g，大黄12g，桂枝6g，芒硝6g，又加了一个海藻24g，甘遂3g，炙甘草12g。刚才我强调一个问题，四逆散应该用量是相等的，现在看到开的方，用量不是相等的。这里面又出现了一个问题，相重复的药是如何定量的。

凡是两个方相重复的药治疗的病证是疾病的主要矛盾方面，应该用相重复药之和。现在我们来看一下，枳实用量21g，因为我们用四逆散中枳实是12g，橘枳姜汤枳实是9g。要用两味药用量之和。为何与桃核承气汤合方呢？我们要抓住两个问题，一个问题，她说胀痛，以胀为主，是气郁。她说痛，胀痛，固定不移，应该是瘀血。一看病人的舌质，是红。这样我们就抓住了病变的证机，有瘀热。在前面我们在学习的时候，就提到瘀热代表方我们选了3个，桃核承气汤、下瘀血汤，还有抵当汤。这3个方，根据病人的病情我们选一个就行。当然，特殊的病可以把3个方都合上。

为何用甘草的量是12g? 没有把甘草的用量相加？病人来看病的时候，病人不是以气虚为主要矛盾方面。得出一个结论，两个方相重复的药治疗的病变不是疾病的主要矛盾方面，如何选药？选两个方中最大的一个药的量。得出一个结论，凡是相重复的药治病的主要矛盾方面，相加，如果治病的主要矛盾方面不是相重复的药用这两个方中最大的一个量。

第五个方面，为何要加上海藻、甘遂呢？在辨证的时候，第一个，遇到这样的病人，相对来说，形体是肥胖。肥人多痰多湿，在辨证的时候，舌质是红的。舌苔应该是黄的，但是这个病人苔是腻的，腻就告诉我们是痰湿。相对而言，海藻软坚散结，甘遂利水逐痰这样的作用，可以说在利水逐痰方面所有的药都没有甘遂的作用明显，我们应该选甘遂。

结合多年治病的体会，我认为"十八反"这种理论虽然有根据，但是不符合临床。我在临床中相对而言开"十八反"是非常多的。所以，我得出一种结论，"十八反"的理论是不存在的。我对"十八反"的歌诀做了修订。给大家说一下：本草名言十八反，相反相乘妙中言，半蒌贝蔹及喜乌，藻戟遂芫俱爱草，诸参辛芍盼藜芦，辨治杂病效非凡。关于这方面的理论，我们在其他的时间再详细说。

下面我们探讨第二个病例，怎样辨证，怎样得到良好的治疗效果。四逆散与当归四逆汤辨治子宫腺肌症。这样的病从目前来说，西医是比较棘手的一个病，没有好的方法。有一个女同志，32岁。3年前经检查诊断为子宫腺肌症，经过中西药治疗，腹痛这个症状仍然没有得到有效的控制，病人经过病友介绍前来诊治。我给她开四逆散、当归四逆汤，又加人参、五灵脂、水蛭、海藻。治疗6个月多一点，经彩超复查子宫腺肌症痊愈了。

当归四逆汤这个方由当归、桂枝、芍药、细辛、甘草、通草、大枣所组成。刚才这个病例，我开的方是：柴胡12g，枳实12g，白芍12g，炙甘草12g，当归10g，桂枝10g，细辛10g，通草6g，大枣25枚，加了红参10g，五灵脂10g，水蛭3g，海藻12g。我在临床中治病的时候，凡是开方之后，都要告诉病人每1剂药服3次。分早中晚服。

我是如何选方呢？这个病人，一望诊，她表情沉默，语言不多，这样就得出一个结论：这个病人，在辨证的过程中，应该向气郁辨证。在辨证的时候，一看她的舌质是淡，舌苔是白。这就告诉我们，这个病人不是偏于热而是偏于寒。这个病人她给我们提供了两个重要的线索，一个她说她比一般人怕冷；再一个特点，她说她来月经的时候，月经常常夹有血块。这样的话辨证为虚寒瘀。摸脉象，脉象虚，怕冷，月经有血块，应该选当归四逆汤。为何处方中还要配伍点人参呢？脉象虚弱。

再一个方面，病人说，她一活动，尤其是一劳累，很容易引起腹痛。说明这个人有气虚。为何处方上加水蛭、五灵脂？相对而言，活血化瘀的药，水蛭作用是逐瘀破血的，五灵脂是活血化瘀止痛药。人参与五灵脂的关系是相畏。我认为人参最爱五灵脂。为何这样说呢？人参补气的作用最明显，有瘀血应该用活血的药。要想活血更快，更好地发挥治疗作用，一定要配伍补气药。我结合临床治病的体会，认为人参配伍五灵脂，无论是在配方方面，还是在疗效方面，都是非常好的一对药。比如说，一个女同志，是痛经，是子宫内膜异位症、子宫腺肌症及内分泌病引起的痛经，病人疼痛是非常明显的。在配方的时候，只要用上人参、五灵脂常常能取得显著治疗效果。

第六个方面，为何又要加上海藻呢？海藻的一个作用就是软坚散结，能取得好的疗效。也就是说，我们在治病的过程中，一定不能把思维局限在某一个方面，有什么样的病证就要用什么样的药。临床中，只要符合了气郁、瘀血、气虚还有寒证，都可以选用，都能取得良好的治疗效果。

第9讲

经方辨治妇科出血证

这一节我们讲运用经方辨治妇科出血证。出血主要表现特征有很多。认识问题的时候，我们从四大方面去认识，第一个方面，月经量过多，这也叫出血。

第二种情况，月经周期不正常，月经量过多，这个也算出血。当然如果是正常的月经，量恰到好处，这不叫出血，这叫月经。

第三个方面，怀孕女同志出现经血漏下不止，这里面要提出一个问题，在怀孕的前三个月之内有没有可能来月经呢？有的。这种情况我们中医把它叫作激经。"激"就是"刺激"的"激"，"经"就是"月经"的"经"。如果怀孕了，仍然来月经，有一个前提的条件，来的月经量一定要少；来的时间一定要短，不经治疗而消失。也就是说少数女同志在怀孕期间可以来少量（月经）一两天，两三天就结束了，古人叫作"激经"，是正常的。妊娠期漏下不止指的是量有点偏多了，持续的时间不止，淋漓不断。

第四种情况，有些女同志带下有月经。带下有月经实际上就是带有下血，叫作赤带。也就是说，选用经方辨治妇科出血一个病就是内分泌失调，一个病就是炎症，再一个就是怀孕之后出血的情况。

辨治妇科出血主要的病因病机有哪些？第一大的方面，就是热。热可以迫血妄行，引起出血。热分虚实，外热也可以引起出血，另外，热也可以从内而生，都可以引起出血。

第二大方面，寒怎样引起出血呢？这个问题就复杂了。寒也可以引起

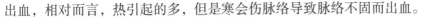

出血，相对而言，热引起的多，但是寒会伤脉络导致脉络不固而出血。

　　第三个方面，气虚怎样能引起出血呢？血之所以能够能运行于经脉之中，主要是靠的气来固摄。气虚，气不得固摄，血可以溢于脉外引起出血。为了在理论上有合理的解说，在临床中取得更好的治疗效果，凡是寒证的出血，中医在认识问题的时候，都把它认为是阳虚。阳虚是寒证加气虚。寒凝是不通的，应该是不出血的。气不得固摄是可以出血的。

　　再考虑一个问题，天气冷的时候，少数管子会冻破，一方面是由于寒，另一方面是由于气虚，气不得固摄，这是从理论上认识。凡是寒证的出血都要加一个气虚。从临床治病这个角度，凡是治疗寒证的出血都应该加上补气的药。如果我们在治病的过程中，仅仅用散寒的药达不到止血的效果，必须加上补气的药。这样我们对寒证引起的出血做了从理论上的认识，到临床中运用就有了比较妥善的解释。

　　血虚能不能引起出血？从理论上是不应该出血的。但是，血会因虚而出的。凡是气虚不一定有血虚，凡是血虚都有气虚。所以血虚的出血仍然归结于气的不固。换一句话说，在临床实际中，凡是治疗血虚出血都要用补血的药加补气的药。

　　瘀血怎样能引起出血呢？瘀血本来是不通。不通是应该不出血的，事实上瘀血也会引起出血。在前面介绍的时候，瘀血出血选的是桂枝茯苓丸。中医认为，瘀血不去，新血不得归经，而溢于脉外。瘀血可以引起出血的。

　　下面我们探讨一个病例，妊娠漏下不止，选用的是胶艾汤与当归散合方。举个例子，有一个女同志，36岁，这个病人说怀孕4周了，又说曾经有4次怀孕，均因为经血漏下而引起流产。西医检查得出的结论是说人绒毛膜促性腺激素偏低，4次流产都是一个原因。用了中药、西药都没有达到保胎的效果，病人经病友介绍前来治疗。我给她用胶艾汤、当归散，加人参取得保胎的效果。

　　胶艾汤由川芎、阿胶、甘草、艾叶、当归、芍药、干地黄所组成。当归散由当归、黄芩、芍药、川芎、白术所组成。当时，给她开的方是：当归24g，黄芩24g，白芍24g，川芎24g，白术12g，阿胶12g，艾叶20g，生地黄18g，这里面张仲景所说的干地黄就是我们今天的生地黄，红参10g，甘草12g。1天分3次吃。张仲景在《伤寒杂病论》中设方的时候，有相当一部分方明明是散剂，散剂的用量和今天用汤剂的用量是一致的，也有一些散剂的方与今天用汤剂的量不完全一致。当归散这个方用的量告诉我们它用量的比例关系。如果我们今天开汤剂，我在临床上基本上都是取方中用药量的二分之一，这就是我们刚才给同学们介绍的时候，用量由原来的48g变成了24g。

治疗妊娠漏下不止这样的病辨治的思路与方法主要有几个大的方面，第一个大的方面，血虚为何会引起出血？这个问题刚才已经说过了，不再重复说了。第二个问题，为何选用胶艾汤？这告诉我们，这个病人相对来说血虚比较明显。当时病人来的时候，我从两个方面得出她是血虚比较明显。一个方面，病人面色萎黄，一活动很容易出现心慌。这说明有血虚比较明显；她说和别人相比，走路的速度并不快，别人都没什么感觉，她就有心慌。根据这些症状我们辨为血虚。

为何我们又辨证选用当归散呢？当归散中的黄芩是清热的，白术是健脾的。芩、术为安胎之圣药。今天治疗妇科妊娠病在绝大多数情况下，都要选用白术、黄芩。为何处方用川芎24g，关键一个问题，病人给我们提供了一个重要的线索，就是说漏下不止，颜色是比较深暗的。我们老祖宗总结了这样一句话，有故无殒，故无殒也。也就是说有这样的病证表现，这要用这样的活血药，活血的药不是伤胎，而是祛除瘀血。当然我们在用这个方的时候，白术、黄芩用量都是偏大的。一方面要活血，一方面要补气，一方面还要清热。更重要的一个方面，用阿胶补血又安胎，取得的治疗效果是显著的。

下面举黄土汤与桂枝茯苓丸合方辨治子宫肌瘤合并卵巢无排卵性子宫内膜增生症，主要症状表现是出血。这个出血西医检查诊断为子宫肌瘤合并卵巢无排卵性子宫内膜增生症。这是一个女同志，34岁。月经淋漓不断已经达到了16个月。也就是说这个人来一次月经持续了一年多。经过多方治疗，没有达到预期止血的目的。这个病人经她同学介绍前来诊治。我给她开方加生半夏、海藻，治疗70余天而取得预期治疗效果。

黄土汤有甘草、干地黄，干地黄实际就是生地黄。再有白术、附子、阿胶、黄芩、灶心黄土。桂枝茯苓丸这个方非常重要，由桂枝、茯苓、牡丹皮、芍药、桃仁所组成。张仲景在设这个方的时候，他也没有告诉我们它的用量，仅仅告诉我们各等分。结合临床实际，我也是把这个方的用量按各 10g，各 12g，各 15g 区分。如果我们用桂枝茯苓丸，最好用量相等。如果合方运用的时候，不是完全相等。当时我给她开的方用桂枝 12g，茯苓 12g，牡丹皮 12g，白芍 12g，生地 10g，白术 10g，附子 10g，阿胶 9g，黄芩 10g，灶心黄土 24g，加了生半夏、海藻、甘草。海藻是 12g，甘草是 10g。1 天 3 次服。子宫肌瘤合并卵巢无排卵性子宫内膜增生症，辨治思路与方法有哪些？我们思考一个问题，为何出血还用桂枝茯苓丸？我们要抓住一个辨证的要点，病人本身出血，夹有血块。从我们中医这个角度，她属于瘀血，用桂枝茯苓丸治疗之后，出血会好转，不会引起新的出血。如果这个病人没有瘀血，她的出血用了桂枝茯苓丸，相对来说出血更多了。用桂枝茯苓丸一定要有瘀血的病证表现。

为何又用了黄土汤？因为在辨证的时候，发现病人的脉象是弱的，而且手足不温。据病人讲，她到秋天就会出现冻疮。这说明她就是阳气虚弱。黄土汤里边用了一个黄芩。相对来说，遇到一个病人，在绝大多数情况下，应该考虑的是热。病人是寒，不应该用热的药，用热的药有可能引起新的出血。换一句话说，在临床实际中治疗出血，只要是寒证，必须要用温热的药。用温热药的时候，为防止温热的药引起新的出血，一定要配伍寒凉的药。寒凉的药一定要重视温热的药与寒凉的药用量比例关系。为何处方又加上了海藻？当时病人给我们提供了一个思路，她说她自己感觉她的小腹比较硬。实际不硬，她自己感觉硬。

刚才我们说用黄土汤，它治疗的病证是手足不温，但是在临床实际中还有一种特殊的情况。你摸病人的手的时候，病人的手仍然是和我们的手的温度是一模一样的，但是病人自觉她的手是凉的。对于这样的病人，我们也把它辨为寒证。也就是说，我们中医的辨证，并不是说从直观上而是从病人的口述上给我们提供思路。前面说过，海藻有软坚散结消癥这样的作用。为何又加了一个半夏？半夏是燥湿化痰的。病人还给我们提供一个重要的思路，她说月经淋漓不断一年多了。她说她的淋漓不断不像血，她说血的颜色像胶漆，似痰样胶结，胶漆是黑色的，她说形状像痰一样。根据病人给我们提供的思路，我把它辨为痰。

这个方，我们在认识问题的时候，也要发现这样两个问题，一个我们用了附子，又用了半夏，用了海藻，用了甘草。附子和半夏是温阳之中去化痰，海藻与甘草起到的作用是软坚之中去补气，补气之中有软坚。张仲景的方中，就有十八反。不是我的发明，而是我们学习张仲景的用方，结合今天的临床实际，这样的配方取得的效果会更好一些。

第 10 讲

经方辨治妇科瘀血证

下面我们学习经方辨治妇科瘀血证。首先要搞清楚瘀血的基本概念。中医认识瘀血主要分两大类型。一大类型是有形瘀血，一大类型是无形瘀血。所谓有形瘀血指的是病人本身有瘀血的特有症状表现。无形瘀血，指的是病人本身并没有瘀血的特有症状表现，中医根据病人的症状表现特点而辨为瘀血。

辨治妇科病变瘀血的基本特征，主要有三大方面，第一个大的方面通过望诊而知之，第二个大的方面，通过问诊而知之，第三大方面通过脉诊而知之。望诊主要包括三大方面的内容，第一个方面是望舌质，在临床实际中凡是舌质暗或者是夹杂瘀紫，对这样的舌质，我们都可以把病辨为瘀血。第二个方面是望面色。凡是面色黧黑，均可辨为瘀血。第三个方面是望肌肤，凡是肌肤甲错或肌肤紫斑，都可以把它辨为瘀血，在临床实际中，辨瘀血这三个方面，不一定同时都具备，只要具备一个，就可以把病变的本质辨为瘀血。

问诊，问主要包括两个方面的内容，一个方面是问月经情况，凡是月经颜色偏暗，凡是月经夹有血块，都辨为瘀血。第二方面问疼痛，凡是痛如针刺，病变固定不移都辨为瘀血。也就是说，通过问诊可以了解到两方面的内容，这两个方面的内容在临床实际中不一定都具备，但只要具备一个方面我们就可以把妇科疾病辨为瘀血。

在脉诊的时候，只要这个病人她是妇科疾病，只要脉象涩，都可以辨为瘀血。也就是说，在临床实际中，我们辨妇科疾病，她的病变证机属于瘀血，辨证的要点还是比较多的。

通过望诊、问诊、脉诊，只要病人具备了瘀血的一个要点，都可以把她辨为瘀血，辨瘀血从大的方面考虑，最起码应该辨两个方面，一个是瘀热，一个是寒瘀。瘀热的代表方有桃核承气汤、抵当汤、下瘀血汤；寒瘀选择温经汤、当归四逆汤。当然，在临床实际中，有一些瘀血，寒不太明显，热不太明显，在前面学习的时候，有一个治疗瘀血的基本代表方叫桂枝茯苓丸。

下面，重点讨论一下温经汤与枳术汤合方辨治多囊卵巢。举个例子，有一个女同志，29 岁，月经已有 8 个月未至，之前多次用激素类西药，用西药治疗月经就来了；也曾多次做彩超检查，均诊断为多囊卵巢综合征，病人经过中医、西医治疗，均未达到预期治疗效果，近由病人的亲戚介绍前来诊治。我给她开温经汤与枳术汤合方加海藻，治疗半年，在治疗的过程中，女子已经怀孕，达到预期治疗效果。

温经汤的组成有吴茱萸 9g，当归 6g，川芎 6g，芍药 6g，人参 6g，桂枝 6g，阿胶 6g，生姜 6g，牡丹皮 6g，甘草 6g，半夏 12g，麦冬 24g。枳术汤，上面开方的时候，是吴茱萸 10g，当归 6g，川芎 6g，白芍 6g，红参 6g，桂枝 6g，阿胶珠 6g，生姜 6g，牡丹皮 6g，枳实 10g，白术 10g，生半夏 12g，麦冬 24g，海藻 10g，甘草 10g。每天 1 剂，水煎服，每天分早中晚 3 次服。

治疗多囊卵巢选用温经汤的标准是三个方面，一个是虚，即血虚。血虚的基本症状表现在通常情况下是面色苍白，头晕目眩，心悸。但这个病人既没有面色苍白，也没有头晕目眩，更没有心悸，怎样把她辨为血虚呢？其中一个要点，指的是月经量少，月经量少也是血虚，月经不来，来了量还少，少还夹有血块，说明了瘀血，同时，病人常常说怕冷，尤其是腹部怕冷辨为寒证。

为何又选用枳术汤呢？在应用枳术汤的时候，辨证的要点主要就是有脾胃气虚气滞。

处方加海藻，是病人自觉少腹坚硬，事实上我们用手摸一下，并不硬，这是自觉症状，用温经汤与枳术汤合方取得了应有的治疗效果。

　　下面我们举第二个例子，温经汤与白术散辨治子宫内膜炎。有一个女同志，41岁，有多年慢性子宫内膜炎病史，虽然经过中西药治疗，但是未能取得预期治疗效果，半年来病情加重，近由病友介绍前来诊治，我们用温经汤与白术散合方而达到了预期治疗效果。

　　温经汤刚才介绍过了，白术散这个方，要知道它由几味药组成，白术、川芎、蜀椒、牡蛎。我当时给她开的处方是吴茱萸，当归，川芎，白芍，红参，桂枝，阿胶珠，生姜，牡丹皮，白术，蜀椒，牡蛎，生半夏，麦冬，甘草。每天1剂，水煎服，每天分早中晚三次服。

　　认识子宫内膜炎的时候，一定要抓住辨治思路与方法。第一个方面，为何要选用温经汤，选择用温经汤，就三个字：虚、瘀、寒。在前面介绍温经汤治疗多囊卵巢，主要一个辨血虚的要点是月经量非常少。用温经汤辨治子宫内膜炎，这个病人她并不是月经量少，而是病人在月经之后出现腹痛，痛是一种空痛的感觉，这说明病人有血虚。我们把前面的病人和刚才所说的这个病人结合在一起，回想一下前面的血虚和这个病人的血虚症状表现是不完全一样的。在临床中要抓住不同，又要抓住不同之中的共同病变证机，即瘀血，这个病人的瘀血，表现出的特点主要是舌质有点暗。舌质偏淡，舌苔偏白，我们知道这是寒。

　　为何要用白术散，因为这个病人是子宫内膜炎，子宫内膜炎的病证表现，其中一个要点就是带下量多、色白。运用温经汤，方中用的苦寒药丹皮，有助寒的弊端。温经汤用的药相对来说，是温热的药，温热的药有可能伤人的阴津，伤人的阴血。在治病的过程中，一方面要考虑到药物治病，另外一个方面还要考虑到药物在发挥作用的时候可能出现弊端，可能出现的弊端一定要用药纠正，达到方药治病而没有不良反应的效果。

　　下面学习经方防治妇科瘀血证的第三个病例，桂枝茯苓丸与桃核承气汤合方辨治输卵管粘连不孕症。举个例子，有一个女同志有三十多岁，结婚五年未孕，经检查诊断为输卵管粘连不孕症，服用中西药已3年有余，但是没有达到预期治疗效果，近由病友介绍前来诊治，我们以桂枝茯苓丸与桃核承气汤合方加人参、五灵脂、海藻而达到预期治疗效果。

　　在前面介绍温经汤与枳术汤治疗的是多囊卵巢综合征，治疗这样的病，怎么知道达到了预期治疗效果，一个关键就是女同志在服药的过程中已经怀孕了。我们用桂枝茯苓丸与桃核承气汤合方辨治输卵管粘连不孕症，达到的治疗目的仍然是女子已怀孕。我本人在临床中应用桂枝茯苓丸而取得治疗效果和体会，我认为在通常情况下如果这个病人是瘀血，我们考虑用量是各 10g，如果病证比较重在定量的时候各 12g 或者是各 15g。在临床实际我们用桂枝茯苓丸一定要重视这五味药在用量方面是相等的。桃核承气汤主要有桃仁 50 个，大概就是 8.5g，大黄 12g，桂枝 6g，甘草 6g，芒硝 6g。当时我给她开的处方，是桂枝 12g，茯苓 12g，牡丹皮 12g，白芍 12g，桃仁 12g，大黄 12g，芒硝 6g，红参 10g，五灵脂 10g，海藻 24g，炙甘草 6g。每天 1 剂，水煎服，每天分早中晚 3 次服。

方中人参和五灵脂是相畏的关系，活血化瘀的五灵脂与人参配伍疗效是增强了，结合我在临床中治病的体会，我认为人参与五灵脂这个相畏是不存在的，从临床角度它是提高疗效的。

教科书上说海藻、甘草是相反的关系，海藻本身没有太大的毒性，假如说它有毒性对人有伤害，用上了甘草它的毒性应该说是既减除又消除，甘草和海藻应该能配合在一起。海藻软坚散结，甘草补气。这是我们用张仲景的方，完善张仲景的方，提高张仲景的方治病的效果。

输卵管粘连不孕症，对这样的病证，我们选用桂枝茯苓丸，因为这个病人自觉小腹硬如石头状。当然，我们在这种情况下，要强调一个问题，这是病人的自觉症状，还是病人的固有症状，两种可能性都有。如果这个人按按她的小肚不柔和，像石头一样，我们可以考虑到她是瘀血，假如我们用手按一按是柔软的，但是病人自觉是硬的，我们都把她辨为瘀血。选用桃核承气汤的标准要抓住几个方面，一个方面是病人舌质偏红，第二个方面是舌苔偏黄，这样的病人在大部分情况下常常是大便干结。

我们在方中加人参，是因为病人的脉象弱。又加了五灵脂，主要是因为有瘀血，病人常常感到小腹疼痛如针刺，我们在前面说辨瘀血的其中要点正是痛如针刺。

方中加海藻是病人自觉小腹硬，像石头一样，她又觉得少腹胀满好像是水一样，这样我们就知道海藻有软坚散结利水的作用。通过学习，可以明白，同样的温经汤可以治疗不同的疾病，疾病的共同点都是虚、瘀、寒。桃核承气汤不是虚、瘀、寒而是瘀热，瘀热的特点是舌质红，舌苔黄，这样我们就辨清楚了，在临床中用张仲景的方就有了思路，就能取得好的治疗效果。

第 11 讲
经方辨治妇科湿热证

　　下面讨论经方辨治妇科病变属于湿热的基本思路与方法，第一个方面，凡是妇科带下色黄，再结合舌质偏红，舌苔黄腻，或者是舌苔黄但不腻，均可辨为湿热。妇科带下色黄，凡是带下都有湿。在临床实际中，望舌苔辨妇科湿热证，有的人舌苔是黄腻的，有的人舌苔是黄而不腻，认识问题不要把辨证的核心局限在一个方面，知道辨证是相互结合的，只有全面考虑才能得出一个准确的辨证结论。

　　第二个方面，凡是妇科病变，结合病人的舌质红，苔黄腻，都可以把它辨为湿热。刚才说辨妇科带下病，为何辨为湿热，因为带下色黄。假如说是子宫肌瘤，子宫肌瘤的病人是不是就是有带下色黄，不一定。在诸多的情况下，子宫肌瘤并没有带下，更不用说带下色黄，不仅仅是子宫肌瘤，包括多囊卵巢、子宫内膜异位症，没有带下。我们如何把它辨为湿热呢，关键看舌质是红的，舌苔黄，还必须腻。换一句话说，对于非带下病，辨病变属于湿热，看舌苔最重要。在多数的情况下，单一的湿热病人少，湿热相互夹杂的病变多，后者治疗的难度比较大，见效的速度比较慢。我们在临床中一定要辨清楚，在诸多的情况下，病人既有湿热又有寒湿，这种可能性是完全有的。

　　下面我举一个例子，有一个慢性子宫内膜炎的病人，她说带下色黄，说明是湿热，她又说她感到腹部有发热的感觉，进一步证明了有湿热。一看她的舌质偏淡，舌苔偏白、白腻，这说明了既有下焦的湿热，又有上焦的寒湿，说明湿热夹杂了寒湿。

再举一个例子，这个病人仍然是子宫内膜炎，刚才我们说子宫内膜炎，它的带下颜色是黄的。现在这个人带下是白的。辨证的时候属于寒湿，病人的舌质偏红，舌苔偏黄，这说明是下有寒湿上有湿热，同样是一个病，都是子宫内膜炎，从我们中医认识是不同的。

湿热可以夹寒湿，那湿热能不能夹瘀血呢？湿热夹瘀血，我们在前面学习的时候就提到湿热基本代表方是栀子柏皮汤；如果病人有瘀血，代表方是桂枝茯苓丸。在认识问题的时候，还要认识到湿热能不能夹痰瘀呢？如果病人既有湿热又有痰瘀，我们在辨证的时候也要辨痰寒热的属性。寒痰的基础代表方是赤丸；如果病是痰热，痰热的基础代表方是小陷胸汤。换一句话说，辨痰一定要重视辨寒热；瘀血也要辨寒热。从这个最基本的思路去认识，我们就能抓住病变的证机。湿热也能与气郁夹杂在一起，我们在前面学习的时候提到了治疗妇科气郁最基本的代表方是四逆散。我们认识问题，必须重视问题的本质，夹杂什么样的病变证机，就要与什么样的方合在一起，在临床中才能取得预期治疗效果，取最佳治疗方法，务必做到相互兼顾，避免顾此失彼。

下面介绍第一个方面，栀子柏皮汤与牡蛎泽泻散合方辨治慢性盆腔炎。我在门诊上班，遇到一个女同志，30多岁，有多年慢性盆腔炎病史，曾经静脉用药、口服中药西药，但是都没有取得预期治疗效果，近由病友介绍前来诊治，我给她开栀子柏皮汤与牡蛎泽泻散的合方加生附子、苦参、五灵脂而达到预期治疗效果。

学习经方，首先要认清经方方药的组成与用量，栀子柏皮汤有3味药，栀子15g，甘草3g，黄柏6g，张仲景在用的时候，他用栀子是15个，甘草是一两，黄柏二两；牡蛎泽泻散由7味药所组成，牡蛎、泽泻、蜀漆、葶苈子、商陆、海藻、栝楼根。在用牡蛎泽泻散的时候，通常情况下，用量是相等的，只有用相等的量才能取得良好的治疗效果，当时我给她开的方是：栀子15g，黄柏6g，牡蛎12g，泽泻12g，蜀漆12g，葶苈子12g，商陆根12g，海藻12g，天花粉12g，生附子5g，红参10g，五灵脂10g，炙甘草3g。每天一剂，水煎服，每天分早中晚3次服。

大家注意我开的药，有海藻、甘草，这是一对什么药？又用了天花粉和生附子，天花粉的别名叫栝楼根，这个问题我们要引起重视。遇到了慢性盆腔炎，我们为何要选用栀子柏皮汤，主要原因就是病人给我们提供了一个重要的思路就是经常口苦；为何我们要选用牡蛎泽泻散呢，因为这个病人她有带下色黄，带下色黄说明她是湿热。可以这样说，张仲景所说的牡蛎泽泻散，它是治疗湿热下注的一个著名而有效的一个方；为何处方要加红参呢，主要是因为病人活动之后或者是劳累之后，带下量多，比平时要多得多，从我们中医认识说明活动伤气、劳累伤气，气的生理特性是主固摄，气伤了，气不得固摄，所以带下量增多了。前面我们举了一个例子，也用了红参，辨证的要点是脉弱，这次辨证要点和前面的不一样，症状表现不一样，但是它们的病变证机是相同的。

为何要加五灵脂？病人口苦，她的舌质应该是偏红，舌苔应该是偏黄的，舌质红，在什么样的情况下根据舌质而辨为瘀血呢？望诊时看病人舌边略有瘀紫。为何要在处方中加上生附子？是这样的，病是湿热应该用清热燥湿利湿的药。换一句话说，在临床实际中，凡是治疗湿热，都应该用苦寒的药，用苦寒的药虽然能治湿热，但是苦寒的药有一个弊端，有寒凝，一定要用温热的药。相对来说，温热的药作用比较明显的应该是附子，这样我们在治疗的过程中就取得了预期治疗效果。

下面我们继续第二个方面，栀子柏皮汤与当归四逆汤合方辨治慢性附件炎。有一个女同志，将近 60 岁了，有 10 多年慢性附件炎病史，多次服用中西药未能达到预期治疗效果，近由病友介绍前来诊治，我们用栀子柏皮汤和当归四逆汤加蛇床子、苍术而达到预期治疗效果。栀子柏皮汤大家都知道有哪些药，当归四逆汤组成有当归 9g，桂枝 9g，芍药 9g，细辛 9g，甘草 6g，通草 6g，大枣 25 枚。

我当时开的方是栀子 15g，黄柏 6g，当归 10g，桂枝 10g，白芍 10g，细辛 10g，通草 6g，大枣一般情况下最好用到 25 枚，蛇床子 24g，苍术 15g，甘草（炙）6g。这里面我要补充说明一个问题，我在临床中，凡是张仲景用的三两，我在绝大多数情况下不是开 9g，而是开 10g。做一个说明，也就是张仲景用的是三两，我们今天开的是 10g。每天一剂，水煎服，每天分早中晚 3 次服。

慢性附件炎的辨治思路与方法，第一个方面我们为何要选用栀子柏皮汤，辨证的要点是两个方面，病人告诉我们带下色黄，这说明了是湿热；她又告诉我们有时出现阴部灼热的感觉，这也说明了病人是湿热。为何选用当归四逆汤，刚才我们说了当归四逆汤是治疗寒瘀的，病人又告诉我们，腹痛因寒加重，从一般的思维上去认识，这个病人带下色黄，她是受凉应该是加重还是减轻呢？一般的思维应该是减轻的，因为这个病它不是单一的病，而是相互夹杂的病，所以出现了因寒加重，腹部怕冷，手足不温，得出一个结论，病人还有寒。

为何要加蛇床子呢？病人她阴部潮湿、瘙痒；为何还要加苍术呢？因为病人舌苔不是单一的黄，也不是单一的白，而是黄白夹杂，黄白夹杂在治疗的时候说明这个既有湿热，又有寒湿，所以在选方用药方面要考虑到每一个人的具体病情，我这样开方，最后取得了预期治疗效果。

下面我们介绍第三个方面，栀子柏皮汤与赤丸合方辨治霉菌性阴道炎。霉菌性阴道炎它是非常难治的一个病，对于这样的病从我们中医治疗，尤其是用经方治疗，常常能取得显著的治疗效果。我在门诊上班，遇到一个女同志，将近 40 岁，她说她有多年霉菌性阴道炎病史，也多次服用中西药治疗，总是没有达到预期治疗效果，怎样叫作没有达到预期治疗效果呢？其中一个方面就是说病人她说她一吃药有作用，药一停病又复发了。我们所说的经过用经方治疗而达到预期治疗效果，关键的是病人通过我们的治疗，症状消除了，用药停了，病证没有复发，这才叫达到预期治疗效果。

在临床实际中，只要是妇科的病，只要它是湿热，不管它是炎症性疾病还是内分泌性疾病，还是增生性疾病，还是其他方面的疾病，只要在临床中病变的本质是湿热，都可以选栀子柏皮汤，栀子柏皮汤治疗临床一切疾病病变的证机属于湿热，都是可以选用的。赤丸这个方组成有 4 味药，茯苓 12g，乌头 6g，半夏 12g，细辛 3g。

当时我开的处方是：栀子 15g，黄柏 6g，茯苓 12g，川乌 6g，生半夏 12g，细辛 3g，蛇床子 24g，苦参 12g，仙鹤草 24g，炙甘草 3g。这里面还要补充说明一个问题，我说的是两个方的合方，两个方一个方是栀子柏皮汤，一个方是赤丸。张仲景还有一个方叫蛇床子散，只有一味药。张仲景还有一个方叫苦参汤，也只有一味药。张仲景还有一个方叫狼牙汤，狼牙汤也只有一味药，张仲景说的是狼牙，就是我们今天说的仙鹤草。张仲景所说的蛇床子散、狼牙汤，都是治疗妇科病的，苦参汤治疗的范围会更大一些。病人每天一剂，水煎服，每天分早中晚3次服。

在认识问题的时候，要认识到霉菌性阴道炎的辨证思路与方法，第一个方面为何要选用栀子柏皮汤呢？病人告诉我们，主要就是口苦；通过望诊，病人舌质红，舌苔偏黄，这样我们就知道病属于湿热。为何还要选用赤丸呢？赤丸中有川乌，这味药是温热的药；半夏是温性的；细辛也是温性的；茯苓是平性的，平性遇到三个温热的，这个平性也是偏于温热。病人的湿热主要表现是口苦、舌红、苔黄；选用赤丸，它的主要的病证表现是少腹疼痛、怕冷。

现在我们还要考虑到霉菌性阴道炎，这样的病人带下是偏白的。

霉菌性阴道炎的带下像豆腐渣一样，从我们中医辨证，向寒痰靠拢。加上蛇床子有几个原因，首先是病人不怕冷，蛇床子是温性，温性的话治疗的带下应该是白色的。病人说在绝大多数情况下带下颜色是白的，她又告诉我时时不时带下黄白夹杂，说明了两个问题，一个问题在多数情况下是白的；有时出现了黄白夹杂的，这说明病人既有热又有寒。为何要加苦参、仙鹤草呢？因为我在治疗的时候，刚才说了病人的带下有时是黄的，多数情况下是白的，白的应该用赤丸为基础方。我刚才也提到了这样一个问题，凡是寒痰都用赤丸为基础方；凡是热痰在绝大多数情况下用小陷胸汤为基础方。现在辨的病它的主要特点是两个方面，一个方面是热，一个方面是寒痰，选的是栀子柏皮汤与赤丸的合方加味而成，最后达到了预期治疗效果。

第 12 讲

经方辨治妇科寒湿证

下面我们讲经方辨治妇科寒湿证。运用经方辨治妇科病变属于寒湿的基本思路与方法有两个方面，第一个方面凡是妇科带下色白，再结合舌质偏淡，舌苔不一定是腻的，都可以把它辨为寒湿；第二个方面，凡是妇科病变，再结合舌质淡，舌苔白腻，都可以把它辨为寒湿。在前面学习经方辨治妇科病变属性属于湿热的时候，我就强调说凡是带下都有湿，舌苔是腻的。辨妇科的病，没有带下，一定要重视辨舌苔，也就是说，病人没有带下，它就是舌苔腻，颜色偏白，我们就把这个病辨为寒湿。

在临床实际中，我们用经方辨治妇科疾病属于寒湿病变者，假如说病变仅仅是属于寒湿，相对来说这样的病治疗的难度比较小，见效的速度也偏快。在临床实际中，虽然有寒湿病变证机，但是我们一定要认识到单一的寒湿病变是比较少的，在绝大多数情况下，寒湿是与诸多病变相互夹杂的。湿热能夹寒湿，寒湿能夹湿热，湿热可以夹杂瘀血，寒湿能夹杂瘀血，我们在前面学习的时候，提到了湿热可以夹杂痰瘀，寒湿也能夹杂痰瘀，寒湿也能夹杂气郁。在认识问题时，我们一定要重视举一反三，触类旁通。确立治疗方药，必须根据病变的证机，辨清病变属于寒湿，夹杂什么样的病变证机，然后考虑用什么样的经方来治疗这样的病证表现。

结合在临床中治病的体会，举一个例子，甘姜苓术汤、薏苡附子败酱散与小半夏加茯苓汤合方辨治宫颈糜烂Ⅲ度。我在门诊上班，遇到一个女同志，有 30 多岁，她说 3 年前出现小腹不舒服，有时是拘急的感觉，带下量多。经妇科检查，诊断为宫颈糜烂Ⅲ度，多次服用中西药，但是没有达到预期治疗目的。近由病友介绍前来诊治，我给她开甘姜苓术汤、薏苡附子败酱散与小半夏加茯苓汤合方，又加蛇床子，最后达到了预期治疗效果。

甘姜苓术汤由四味药组成，甘草6g，白术6g，干姜12g，茯苓12g。在临床实际中，所有寒湿病变，统统首先考虑甘姜苓术汤。薏苡附子败酱散由三味药所组成，薏苡仁30g，附子6g，败酱草15g。小半夏加茯苓汤由三味药组成，半夏24g，生姜24g，茯苓9g。当时我开的处方是：白术6g，干姜12g，茯苓12g，薏苡仁30g，附子6g，败酱草15g，生半夏24g，生姜24g，蛇床子30g，甘草6g。

在开方的时候，大家又发现了个问题，这个方有两味药也属于中药的十八反。在临床中，我认为十八反十九畏这个理论是不成立的，也是不存在的，完全是一种人为的因素，这种因素很有可能是一种偶然因素，同时，我还要补充一句话，我查阅了大量的资料，这些资料结合当今的现代研究，它的化学成分并不是相反的，可以这样说，张仲景在《伤寒杂病论》中所设的260个方中就有用十八反的，凡是用十八反的，治疗的病证的难度都是比较大的。虽然难度大，但是取得的效果是理想的。

这样的病证我们为何要用甘姜苓术汤？为何要用薏苡附子败酱散？为何要用小半夏加茯苓汤？我们的思路是什么？用甘姜苓术汤，是病人说带下色白。为何还要选用薏苡附子败酱散呢？就是带下色白清稀，有时还夹了一点黄，说明病人是以寒湿为主，又有夹热。薏苡附子败酱散这个方治疗的病证就是寒热夹杂。为何选用小半夏加茯苓汤？关键一个问题就是带下清稀量多，清稀量多中医应该说的是有寒湿。为何组方加蛇床子？蛇床子有几个大的作用，一个大的作用它有散寒的作用，再一个作用它有祛湿的作用，再一个作用它有明显的止痒的作用。从今天现代研究的角度还有抗过敏、止痒的作用。用经方辨治宫颈糜烂Ⅲ度，辨证的思路是既有寒又有热，以寒为主导方面。

下面我们讲第二个方面，甘姜苓术汤与当归四逆汤合方辨治卵巢癌术后仍然少腹痛、带下量多。我在门诊上班，遇到一个女同志，60多岁，病人说在两年前因卵巢癌进行手术及化疗，经过治疗之后，从西医的角度手术成功，化疗取得了一定的治疗进展。在做手术之前，主要就是两个大的症状，一个大的症状是少腹拘急疼痛，一个大的症状是带下量多色白。做完手术、化疗之后，她自己感觉这两个症状没有减轻反而加重，这个手术是成功的，但是症状没有解决。从我的认识，西医手术非常重要，它仅仅改善的是病理变化。中医在治病的时候，虽然速度比较慢，但有效果。相对来说，要想把肿瘤复发率降到最低，应该用中药。

西医认为肿瘤是两方面的原因，一个方面的原因是抑制肿瘤这个基因被抑制了，肿瘤生长的基因被激活了。中医来治疗的时候，考虑的用药就是两个方面，一个方面就是抑制肿瘤的基因被抑制，让它激活；肿瘤生长这个基因激活了，应该被抑制。这是中医在治疗肿瘤方面明显优于西药的一个方面。比如说西药，它用的化疗药就是杀伤，而中医在治疗的时候既杀伤，又扶助正气，所谓扶助正气，就是让人被抑制的基因激活来抑制肿瘤，所谓杀伤就是生长的基因让它抑制，不再生长。中医在治疗方面相对来说，见效的速度慢一些，但是远期的效果会好一些。刚才我们还得出一个结论，西医改善的是病理变化，而中医治疗既改善病理变化，又改善症状表现。

由于西药、手术没有控制症状，这个病人经亲戚介绍前来诊治，我给她开的是甘姜苓术汤与当归四逆汤合方加红参、五灵脂而达到预期治疗效果。当时给她开的方是白术 6g，干姜 12g，茯苓 12g，当归 10g，桂枝 10g，白芍 10g，细辛 10g，炙甘草 12g，通草 6g，大枣 25 枚，红参 10g，五灵脂 10g。这个方我也用了人参、五灵脂。在前面介绍的时候，也提到了人参和五灵脂配合在一起活血化瘀的作用就是既增强又提高。在这种情况下，我用的甘草为何是 12g？甘姜苓术汤的时候甘草的用量是 6g，当归四逆汤用甘草的量是 6g。两个量加起来了。

下面讲运用经方辨治卵巢癌术后仍然少腹疼痛、带下量多的辨治思路与方法。第一个方面，为何选用甘姜苓术汤？因为病人在做手术之前，就有带下色白量多。手术之后还是带下色白量多，这为我们辨病变的证机寒湿提供了理论依据。为何选用当归四逆汤？一个方面，就是舌质暗淡，暗淡说明这个病变证机偏于寒偏于瘀血，进一步一看舌质有点瘀紫，说明这个瘀血还是比较明显的。为何要加红参呢？因为病人的脉象弱。为何处方用甘草12g，我们在辨证的时候，有两个要点，一个要点，病人在活动后或者是劳累后，带下量明显增多。中医认为气能化湿，气虚气不得化湿，所以带下量多；再一个方面，通过摸脉象，病人的脉象弱，就是我刚才所说的，相重复的药治疗的病的主要矛盾方面是虚，应该把相重复的药，两个药用量加起来。为何组方中要加五灵脂呢？现在病人仍然是少腹疼痛，疼痛在少腹，说明它是固定不移的，把它辨为瘀血。我们在治病的过程中，抓住了辨治思路与方法，取得良好治疗效果。

接着，我们讲第三个方面，甘姜苓术汤、橘皮汤与白术散合方辨治妊娠呕吐不止。我在门诊上班，有一个女同志，32岁，她说妊娠7周，素体有慢性浅表性胃炎，怀孕第二周就出现呕吐不止，经中西药治疗未能有效控制呕吐，近由同事介绍前来诊治，我给她开甘姜苓术汤、橘皮汤与白术散合方加砂仁而达到预期治疗目的。

甘姜苓术汤方的组成用量在前面多次介绍，不再重复；白术散也不再重复；橘皮汤有两味药，橘皮12g，生姜24g。当时我给她开的方是：白术18g，干姜12g，茯苓12g，川芎12g，蜀椒10g，牡蛎6g，陈皮24g，生姜24g，砂仁10g，炙甘草6g。每天1剂，水煎服，每天分早中晚3次服。

妊娠呕吐不止，运用经方怎样选方，辨治的思路与方法有哪些？第一个方面，通过望诊，一看病人的舌苔白腻，在前面我已经强调过很多次，凡是遇到寒湿首先选到的是甘姜苓术汤。为何选用白术散？因为这个病人素体有慢性胃炎。她的慢性胃炎属于寒证。为何选用橘皮汤？橘皮汤用的药如陈皮、生姜都是降逆和胃的药。为何要加砂仁，砂仁有什么好处？一个有开胃的作用，一个有醒脾的作用，再一个最重要是有安胎的作用。

运用经方，一定要针对病变的证机而选用切中病变证机的经方。我在门诊上班，其中遇到一个女同志，她是妊娠呕吐不止，吃什么吐什么，不吃什么也要吐。如果这样的病它是寒湿，应该考虑到用甘姜苓术汤为基础方；如果这个人她不是寒湿，而是湿热，应该用栀子柏皮汤；如果这个人她既不是以寒湿为主，也不是以湿热为主，而是以脾胃虚寒为主，应该用理中丸；如果这个人一说话，根据她的语言表达是不欲言语，表情沉默，应该属于气郁，气郁应该用什么方？换一句话说，同样是一个妊娠呕吐不止，它的病变证机是不一样的。中医的优势就是根据病人的症状表现，所开的方是不完全一样的，达到的治疗目标是一样的。

第 13 讲

经方辨治肝胆胰疾病的思路与方法

    下面我们学习经方辨治肝胆胰疾病的思路与方法，张仲景撰写《伤寒杂病论》既重视辨证用方针对各科杂病的宏观辨治思路与方法，又重视用方辨证针对各科杂病的具体辨治思路与方法，张仲景辨治肝胆胰杂病的思路与方法已经经过 2000 年的临床检验，他所创造的经方理法方药在临床中具有非常重要的指导意义。学习经方，要知道张仲景运用经方辨治肝胆胰疾病的特点是思路清晰，层次分明，简明实用，选方巧妙，用药切机，定量准确，并且灵活多变，疗效显著。在临床中只要合理运用经方辨治肝胆胰疾病，既能较快地消除病人痛苦，又能更好地提高治疗效果，所以在临床中运用经方是防治肝胆疾病的最佳选择用方。

    下面，我们思考一个问题，想一下张仲景当时有没有说过某某方可以治疗肝的病证，某某方可以治胆的病证，某某方可以治胰的病证呢？没有。张仲景当时并没有说，那我们今天怎么知道某某方可以辨治肝胆胰疾病呢，有没有理论根据呢？从临床到理论，再从理论到临床，经过本人在临床中无数次的检验与验证得出两点体会，第一点，根据经方治疗的病证表现而得出结论，张仲景论述的经方治疗的病证表现有没有可能与今天肝的病证表现、胆的病证表现、胰的病证表现相符合呢？有。从这个角度我们认为经方可以治疗肝胆胰的病变。第二个方面，我们是根据经方用药用量特点而得出的结论，学习张仲景的方要有两种认识，一种认识就是说根据张仲景所说的病证表现而用方，另外，从经方的用药用量而判断这个方可以治

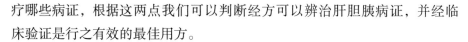

疗哪些病证，根据这两点我们可以判断经方可以辨治肝胆胰病证，并经临床验证是行之有效的最佳用方。

第一个大的方面，来看看西医是如何研究肝胆胰疾病的。西医主要分肝脏疾病、胆囊疾病、胰腺疾病。此三种疾病的主要病变有炎症病变，如肝炎、胆囊炎、胰腺炎，以及肿瘤病变、增生病变、硬化病变、结石病变、癌性病变。

肝脏疾病主要有慢性非酒精性脂肪性肝病、慢性酒精性肝病、自身免疫性肝炎、原发性胆汁性肝硬化、肝硬化、原发性肝癌、肝性脑病、病毒性肝炎等。胆囊疾病主要有急、慢性胆囊炎，胆结石，胆囊息肉，胆管肿瘤等。胰腺疾病主要有胰腺炎、胰腺囊肿、胰腺癌等。

第二个大的方面，经方辨治肝胆胰疾病，我们学习经方，要从经方这个角度去研究肝胆胰病变。当今，运用经方辨治肝胆胰疾病，除了重点研究肝胆胰特有的生理病理外，还要特别注重脏腑间的相互关系，以及气、血、精、津等之间的相互关系，并且还要考虑六淫、七情等因素对肝胆疾病的影响，以此我们才能辨清病变本质所在，运用经方辨治肝胆胰病变必须因人的个体差异，并根据疾病不同阶段所表现的特殊症状与体征，综合分析、归纳，然后才能有效地进行辨证论治，才能有针对性地选用方药，才能更好地取得预期治疗效果。

在临床中，运用经方辨治肝胆胰疾病的基本要素有几大方面，第一个方面，首先抓住疾病的主要症状，就是症状表现，症状表现从辨证的角度进行认识，就是辨清疾病的基本脉证。

第二个方面，根据辨证要点进一步辨清病变属性，这是辨别病变证型的核心。比如说肝胆胰病变，其中一个症状就是腹痛、胁痛。辨病变部位之后，紧接着就是要辨病变的属性，比如说一个人说胁痛、腹痛，一定要辨清楚，他这个腹痛是属于寒证、热证、瘀血、气郁哪一种。

第三个方面，就是辨疾病在病变过程中可能伴随的症状。在临床实际中，有些肝炎、胆囊炎、胰腺炎是以疼痛为主，也有肝胆胰的病证表现不是以疼痛为主。我刚才说，第一步辨他的主要症状，就是辨病变的部位，病变的部位就是要辨清楚疾病的基本脉证。第二个方面，辨清病变的属性，就是要辨清病变的寒热虚实，第三个方面，要知道疾病在病变过程中可能伴随的症状，比如说，同样是一个肝的疾病，因人不同，有的人会出现恶心想吐，有的人可能会出现大便干结，有的人可能会出现腹泻，这些症状我们都辨为可能伴随的症状。对于这样的症状，也要引起重视，这样，我们可以避免在临床中诊治疾病的片面性，也就是说我们辨任何疾病都要统筹兼顾，避免顾此失彼。

尽管肝胆胰疾病有很多，我们可以从五大方面去认识，第一个方面从寒辨治肝胆胰疾病，第二个方面从热辨治肝胆胰疾病，第三个方面从郁辨治肝胆胰疾病，第四个方面从瘀辨治肝胆胰疾病，第五个方面从病变夹杂中辨治肝胆胰疾病。

第一个方面，从寒辨治肝胆胰疾病。要知道张仲景所创造的经方，治疗寒证的方非常多。如吴茱萸汤、桂枝人参汤、小建中汤、四逆汤。这四个方我们在学习、应用的时候把吴茱萸汤作为治疗肝寒证的基础方。

结合临床实际，思考一个问题，吴茱萸汤这个方仅仅是四味药，即吴茱萸、生姜、人参、大枣。从临床角度治疗一个肝寒证，就开四味药是偏少的，刚才我的意思，是要把吴茱萸汤作为一个治疗肝寒证的基础方。我们在应用吴茱萸汤的时候，可以和桂枝人参汤合在一起，可以和小建中汤合在一起，可以和四逆汤合在一起。在临床中根据病变的情况也可以把三个方合在一起，三个方合在一起，也不一定超过十味药。我们学习要知道用方有两个思路，一个思路是基础方，第二个思路是在基础方的基础之上应该重视合方。

第二个方面，从热辨治肝胆胰疾病，结合临床我们把张仲景治疗诸多肝热证的方归纳了一下，重点学习茵陈蒿汤、茵陈五苓散、栀子柏皮汤、栀子大黄汤，这四个方作为治疗肝热证的基础方。茵陈蒿汤有三味药，茵陈五苓散有六味药，栀子柏皮汤有三味药，栀子大黄汤也不多。我们要把这四个方作为治疗肝热证的基础方。同时，还要重视四个基础方中最基础的一个方，就是茵陈蒿汤。我在门诊遇到了一个病人，他是慢性胰腺炎，我问他怎么不舒服，他说没有合适的名词来表达。刚才我们说了，痛不痛，胀不胀，满不满，他就是说不舒服。我们认识任何疾病都要有辨证的要点，都要辨病变的属性。我一摸脉象不虚，说明他不是虚证，我一看他的舌质红，说明是热证，同时他舌苔是黄腻，这样就知道热是湿热。选用茵陈蒿汤，这是我们从第二个大的方面考虑问题。

第三个方面，从郁辨治肝胆胰疾病，主要选了三个方，一个方是四逆散，一个方是橘枳姜汤，一个方是枳术汤。中医所说的肝郁，在某种程度上，包括胆的病证，也包括胰的病证。我们再想一个问题，在临床实际中，一个人有病了，在绝大多数情况下，有精神因素，情志不畅，中医把它辨为肝郁。我在门诊上班，遇到一个男同志，来复诊了，他说他有肝肿瘤，现在我们想一想，肝肿瘤是不是都是恶性，不一定，病人他知道肝脏上有肿瘤，有思想压力，思想上的压力有可能加重病情。在临床实际中，辨气郁结合我多年临床治病的体会，我认为摸脉象没有看面部的表情快和准确，我根据他的症状表现再结合他的表情，把他辨为肝郁，一方面要有针对性地选用经方，另外一个方面，一定还有考虑到这个病人有肝郁。病人来复诊的时候，他就明确告诉我们，吃我们给他开的方，症状明显缓解，尤其是他说他的思想在某种程度上好像比以前想问题的时候能把问题想开，不再总是想自己的肿瘤会变成癌。

第四个方面，从瘀辨治肝胆胰疾病，这个瘀是瘀血的瘀，瘀血在临床实际中，也是非常多的，我们从张仲景设方到应用张仲景的方辨治肝胆胰疾病而得出一个结论，就是桂枝茯苓丸、抵当汤、当归四逆汤、桃核承气汤、大黄䗪虫丸，把这五个方作为从瘀辨治肝胆胰疾病的基础方。这五个方中我们又把桂枝茯苓丸作为治疗瘀的最基本的方。在此还要补充说明一句话，张仲景论述桂枝茯苓丸，主要是治疗妇科疾病的，我们可以看一下，桂枝茯苓丸有五味药，没有一味药是妇科专用的，男同志能不能用？学习古人的方到应用古人的方，不要把经方作用局限在一个方面，而应该根据药物的用药用量而判断这个方的基本作用是什么，为了在临床中更好地治病，更快地选方而取得明显的治疗效果，选基础方非常重要。

第五个方面，从病变夹杂中辨治肝胆胰疾病，我们选了五个方，一个是小柴胡汤，一个是大柴胡汤，一个是柴胡桂枝汤，一个是半夏泻心汤，一个是黄连汤。当然，需要合方。也就是说病变的夹杂之中往往是病变既有寒又有热，既有虚又有实，既有气郁又有血瘀，病变的复杂性就告诉我们，单用一个方在治病的过程中都有局限性。治病为了提高疗效，为了克服一个方治病的局限性，就要选用合方。也就是说从病变夹杂中辨治肝胆胰疾病要选用小柴胡汤合方、大柴胡汤合方、柴胡桂枝汤合方、半夏泻心汤合方、黄连汤合方。

很多病人有病都是先看西医，西医效果不好再找我们，这样很多疾病就形成了虚实夹杂病、寒热夹杂病，我每次门诊病人大概在一百人左右。有个周末，一上午看了 142 个病人，当然时间比较长，从 6 点 55 分开始上班到 14 点 10 分才下班，看了 7 个小时，我总结一下，刚有病就找中医的人不多，往往很多是久治不愈的慢性病，这些慢性病，由于治疗的过程、用药的过程，本来是一个实证用过西药之后出现了虚实夹杂，多方面的因素导致疾病的发展与变化都是错综复杂的，所以我们从病变夹杂中辨治肝胆胰疾病，虽然仅仅举了五个方，但如果合方、变化，就会有无数种组合。

同样是一个肝炎，或者是一个胆囊炎，或者胰腺炎，有可能寒夹瘀。根据我们刚才所学习的知识，如果病人是寒夹瘀，选吴茱萸汤和桂枝茯苓丸。当然，也有寒夹虚，既有寒又有虚，在临床实际中可以这样说，病人是单一的寒证没有虚，不经治疗机体的自我调节会恢复正常的。只有在病人很难自我恢复正常的情况下，才既有寒又有虚。

现在我们想个问题，吴茱萸汤有没有补的药？方中有人参、大枣；桂枝人参汤有没有补的药，小建中汤，四逆汤呢？很多疾病应该起码有两个方的合方才能够提高治疗效果。有没有寒热夹瘀呢，既有寒又有热，还有瘀血，根据我们所学习的知识，应该选几个方？寒的选吴茱萸汤，热的选茵陈蒿汤，瘀血选桂枝茯苓丸。

我们在认识问题的时候知道寒可以夹瘀，寒可以夹虚，寒可以夹气郁，寒可以夹湿，寒可以夹热，这是从寒的角度；同时我们还要知道，寒热可以夹瘀，那寒热能不能夹虚呢，寒热能不能夹气郁呢，寒热能不能夹湿呢？比如说，病人既有气虚，又有郁热，我们怎样选方。现在我们要考虑到一个问题，气虚在绝大多数情况下，是偏于寒证还是偏于热证；气虚大部分情况下向寒证靠拢，因为中医在认识问题的时候，把气归于阳这一类。气虚可以夹郁热，气虚也能夹湿热，气虚也能夹寒湿，气虚也能夹寒瘀，气虚也能夹瘀热，气虚也能夹气逆，气虚也能夹郁瘀。在临床中辨治疾病的过程中，第一步是辨病变的基本证型，辨清病变的基本证型要抓两个内容，一个内容是基本的证型，要选基础方；一个证型有可能两个证型同时出现，要举一反三，触类旁通，这是我们学习经方防治肝胆胰疾病的重要的一个方面。

第14讲

从寒辨治肝胆胰疾病的思路与方法

下面，我们学习从寒辨治肝胆胰疾病的思路与方法。

中医肝的基本概念，既包括西医消化系统的肝胆胰，又包括西医心理精神因素，更包括西医内分泌、代谢、生殖等方面的生理和病理变化。肝的生理功能主要有几大方面：肝主疏泄，肝主藏血，肝主气机，肝主筋，肝开窍于目，还有肝与心有关系，肝与肾有关系，肝与脾有关系，肝与肺也有关系，也就是说肝与心肾脾肺等内脏，有内在的必然相互关系，肝是维系人体生命作用及外在表现的重要脏腑之一。

这就告诉我们这个肝包括肝胆胰，千万不能把它局限为西医所说的肝，中医在认识肝的功能的时候，最大的两个方面是肝主疏泄，肝主藏血。气运行的特点是气得温则行，得寒则滞；血得温则行，得寒则凝。肝气、肝血在某些情况下遇到寒会产生疾病。在临床实际中，无论是外寒还是内寒，只要寒邪侵犯肝，都有可能导致寒郁经气，寒凝血脉，以此病变演变为肝寒证为主。辨治肝寒证必须辨清肝寒病变是在血还是在气，以及辨气有虚实，辨血有虚实。我们想一个问题，肝血的病证有没有虚证？虚证叫什么，肝血虚。实证叫什么？肝瘀血。当然有没有虚实夹杂，既有血虚又有血瘀呢？应该有，还是比较多的。以此选用辨治方药常常能取得预期治疗效果。从寒辨治，我们主要讨论以下四个方面。

第一个方面，吴茱萸汤、赤丸、五苓散合方加味辨治脂肪肝、慢性浅表性胃炎。我在门诊上班，遇到一个男同志，50多岁，他说他有多年脂肪肝。并且告诉我们是重度，同时有慢性浅表性胃炎多年，经过中药西药治疗，既没有消除病理变化，又没有明显改善症状，最近经病友介绍前来诊治。当时，我根据他的症状用了三个方：吴茱萸汤、赤丸、五苓散合方，加藜芦、生甘草，治疗3个月，经复查，脂肪肝由原来的重度变为轻度，慢性浅表性胃炎基本痊愈。又治疗3个月，再次复查，脂肪肝消除，慢性浅表性胃炎消除。

吴茱萸汤中吴茱萸24g，人参9g，生姜18g，大枣12枚。赤丸方的组成有茯苓12g，乌头6g，半夏12g，细辛3g。五苓散中猪苓2.3g，泽泻3.8g，白术2.3g，茯苓2.3g，桂枝1.5g。当时我给他开的方是：吴茱萸24g，红参10g，生姜20g，大枣12枚，制川乌6g，生半夏12g，细辛3g，猪苓7g，泽泻12g，白术7g，茯苓12g，桂枝5g，藜芦1.5g，生甘草10g。每天一剂，水煎服，每天分早中晚三次服。

用吴茱萸汤、赤丸、五苓散辨治脂肪肝、慢性浅表性胃炎，思路是什么？方法是什么？是不是一个人既有脂肪肝，又有慢性浅表性胃炎，都用这三个方呢？我们为何选用吴茱萸汤，主要是病人的病证表现是口淡不渴，想吃热的东西。说明病人是寒证。为何与赤丸合用？我在临床中治疗任何疾病，只要是寒，有痰，我都把赤丸作为治疗寒痰的基础方。怎样知道病人是寒痰呢？主要看舌苔是白厚腻。为何与五苓散合用？病人告诉我总是感到腹中有水声，同时又告诉我经常大便溏泄，说明这有水湿。为何加藜芦？病人又说，平时总是感觉咽喉有痰，从来没有把痰吐出来，说明这个痰是无形之痰。他又告诉我们，经常出现手指震颤，也多次检查没有发现问题，我根据痰、震颤认为是风。藜芦主要有两大作用，祛风、化痰。张仲景在设藜芦甘草汤的时候，他怎样说呢，"病人常以手指臂肿动，此人身体瞤瞤者，藜芦甘草汤主之。"也就是说，我们在临床中诊治震颤这样的病证，它是由痰引起来的，要选用藜芦。加生甘草主要是防止温热的药、利水的药伤人的阴津。我们在治病的过程中，既要考虑到治病，又要遏制药物在发挥治疗作用时出现的弊端，只有这样才能取得好的疗效。

举第二个方面的病例，吴茱萸汤、赤丸、五苓散合方加味辨治慢性胆囊炎、胆结石。我在门诊上班，遇到一个女同志，有六十多岁。她告诉我有多年慢性胆囊炎病史。经治疗没有取得预期治疗效果，经同事介绍前来诊治。当时我用吴茱萸汤、赤丸、五苓散合方加五灵脂、生山楂治疗两个月，经复查，胆囊炎基本痊愈。胆结石较前缩小。又治疗近三个月，经复查，慢性胆囊炎痊愈，胆结石消除。刚才我们已经说过吴茱萸汤、赤丸、五苓散的组成，不再重复了。当时我给她开的方是：吴茱萸24g，红参10g，生姜20g，大枣12枚，制川乌6g，生半夏12g，细辛3g，猪苓7g，泽泻12g，白术7g，茯苓12g，桂枝5g，五灵脂10g，生山楂30g。

下面我们要思考一下，辨治慢性胆囊炎的思路与方法。换句话说，我们为何选用吴茱萸汤、赤丸、五苓散，为何首先选用吴茱萸汤呢？因为在前面第1讲的时候，就提到寒证首先选的是吴茱萸汤。病人表现的特点是胁痛怕冷，说明她是寒证。为何与赤丸合方应用，主要一看病人仍然是苔白厚腻，病人还有一个症状，手足不温。为何与五苓散合用？病人说她总是想喝水，喝了水又吐了。张仲景在《伤寒杂病论》中说："渴欲饮水，水入则吐，名曰水逆，五苓散主之。"为何加五灵脂？病人说胁痛，有时感觉像针刺一样，这样我们就知道疼痛像针刺一样，这是我们辨瘀血的一个要点。为何我们又加生山楂，主要是这个病人说整天感到肚子是饿的，但又不思饮食，说明她有饮食积滞，要用生山楂消食和胃。

第三个方面，吴茱萸汤、赤丸、五苓散合方加五灵脂、赤石脂辨治慢性胰腺炎、慢性直肠炎。有一个男同志，五十多岁，有多年慢性胰腺炎病史，两年前又诊断为慢性直肠炎，经病友介绍前来诊治，当时我用吴茱萸汤、赤丸、五苓散合方加五灵脂、赤石脂，经过一段时间的治疗，复查慢性胰腺炎、慢性直肠炎基本痊愈，症状完全消失。在前边我们说过吴茱萸汤、赤丸、五苓散药物组成，不再重复。当时我开的方是：吴茱萸24g，红参10g，生姜20g，大枣12枚，制川乌6g，生半夏12g，细辛3g，猪苓7g，泽泻12g，白术7g，茯苓12g，桂枝5g，五灵脂10g，赤石脂30g。

为何首先选用吴茱萸汤？这个病人必须是寒证。怎样知道他是寒证？主要是想吃热的东西。为何与赤丸合用？这个人说他解的大便胶冻样，就是像胶水一样粘连，说明他有痰湿。为何与五苓散合用？主要是病人感到腹中有水声。为何加五灵脂？主要是病人的舌质瘀紫，感到胁部有刺痛，刺痛是瘀血的辨证要点。舌质瘀紫也是瘀血的辨证要点。为何加赤石脂？主要就是病人大便溏泄，有时他会出现滑脱不禁。赤石脂有温涩的作用。

第四个方面，吴茱萸汤、赤丸、五苓散合方加味辨治肝纤维化、慢性胃炎。我在门诊上班，有个男同志，有多年慢性肝炎病史，在两年前又诊断为肝纤维化。检查结果，肝脏硬度中位数 7.9，相对偏差 3%，经病友介绍前来诊治。用吴茱萸汤、赤丸、五苓散合方加三棱、莪术治疗 6 个月，经复查，肝脏硬度中位数 6.5，相对偏差 8%，又治疗 5 个月，经彩超等复查，一切正常。

吴茱萸汤、赤丸、五苓散药物组成我们都知道了。当时我开的方是：吴茱萸 24g，红参 10g，生姜 20g，大枣 12 枚，制川乌 6g，生半夏 12g，细辛 3g，猪苓 7g，泽泻 12g，白术 7g，茯苓 12g，桂枝 5g，三棱 30g，莪术 30g。每天 1 剂，水煎服，每天分早中晚 3 次服。

应用吴茱萸汤、赤丸、五苓散辨治肝纤维化、慢性胃炎的思路与方法是什么？为何首先选用吴茱萸汤？因为这个病人虽然病位在肝，在胃，他经常说时不时头痛，尤其是胃中不舒服，胁部不舒服，加剧头痛，头痛是巅顶头痛最为明显，这样我们就可以从厥阴肝辨证。为何配伍赤丸呢？主要因为病人是身体沉重，沉重标志着痰湿。为何我们选用五苓散？因为病人经常大便溏泄似水。为何选用三棱、莪术呢？因为病人舌质夹有瘀紫，也就是说，在临床中治病的过程中，用什么方，定什么量，必须有症状表现。

在认识问题的时候，第一个，要知道病人症状表现的特点，第二个，针对病人症状表现的特点而选用有针对性的基础代表方。张仲景所设的一个方叫赤丸。赤丸的主要用药就是川乌、半夏，是十八反的药。张仲景有几个方都是这样应用的。我在临床中应用张仲景的赤丸、甘遂半夏汤及附子粳米汤等，我发现一个问题，凡是根据治病的需要，开相反的药，疗效能够明显提高。我的研究生也做了一个统计，我所开的方有 70% ～ 80%，基本上都用了十八反十九畏。用方符合病人的病情，疗效都是显著的。

下面我们思考一个问题，吴茱萸汤、赤丸、五苓散合方既可以辨治脂肪肝、慢性浅表性胃炎，又可以辨治慢性胆囊炎、胆结石，既可以辨治慢性胰腺炎、慢性直肠炎，又可以辨治肝纤维化、慢性胃炎。得出一个结论，学习经方，第一个概念，不能把经方治疗的病局限在一个方面；第二个概念，要认识到脂肪肝、慢性浅表性胃炎这两个病，同时在一个人身上，尽管病不同，但都是肝寒证，都是寒痰证，都是水气证，学习经方到应用经方，既要懂得相同的合方可以辨治不同的疾病，又要懂得相同的疾病应用不同的合方，以此才能学好用活经方，才能达到学以致用的目的，我们学习经方是为了应用经方，应用经方一定要有灵活的辨证思维。我给学生说过，我在门诊上班治疗所有的病人，都是以经方为基础方。用经方基本上用一个方是非常少的，基本上都是合方。经过有效的合方，使我们治疗的效果明显提高，达到预期治疗效果。

第 15 讲

从热辨治肝胆胰疾病的思路与方法

下面我们学习从热辨治肝胆胰疾病的思路与方法，热、寒从某种角度上讲它们是截然对立的。我们在学习的时候，要抓住各自的特点，然后认清病变的本质。在前面学的时候就知道肝主藏血，主疏泄。有一句话非常重要，即"肝体阴而用阳"，尤其是我们在理解"肝体阴而用阳"的时候，怎样解读"阴"，怎样解读"阳"。我是这样认为的，解读"阴"既代表寒证又代表阴伤，解读"阳"既代表热证又代表阳化为热。

临床上在绝大多数情况下，肝热证应该是偏多的。我们在学习中医诊断学的时候，一般不说肝热证，而说肝胆湿热证、肝湿热证。在中医诊断学中从没有提到肝寒证，那么临床中有没有肝寒证呢？我们前面主要讨论的就是从寒辨治肝胆胰疾病的思路与方法。在认识问题的时候，既要知道肝有寒证又有热证，相对来说热证是偏多的。

怎样知道一个病人是肝热证呢？辨治肝热证必须具有肝热证的症状表现，以此从症状表现中进一步权衡病变证机而决定具体治疗方法与方药。在临床中无论是外热还是内热，只要邪热侵犯于肝均有可能导致热伤筋脉，热浸血脉，病变以此演变为肝热证。辨治肝热证必须辨清肝热证病变主要在肝气还是在肝血，以及有没有夹寒、夹虚、夹痰、夹瘀，这样的病理变化必须分清病变在气在血，以此设立方药，这样在临床中治病常常能取得预期治疗效果。下面我们从四个方面讨论怎样运用经方辨治肝热证。

第一个方面，茵陈蒿汤、半夏泻心汤合方加味辨治脂肪肝、慢性萎缩性胃炎伴不典型增生。我在前面讲了四个病人，都不是一个病。因为在临床中复杂的病人太多了，我们针对病人一定要从复杂的角度认识问题。我在门诊上班，遇到一个男同志，50多岁，有多年重度脂肪肝和慢性萎缩性胃炎伴有不典型增生病史，经过多年的治疗未能取得预期治疗效果，近由病友介绍前来诊治。我用茵陈蒿汤、半夏泻心汤合方加五灵脂、藜芦治疗3个月，经复查脂肪肝为轻度，慢性萎缩性胃炎伴不典型增生明显减轻，又治疗近3个月，经复查脂肪肝痊愈，慢性萎缩性胃炎伴不典型增生消除。

当时我给病人开茵陈蒿汤和半夏泻心汤，茵陈蒿汤中茵陈蒿六两（18g），栀子擘，十四枚（14g），大黄去皮，二两（6g），茵陈蒿汤能不能取得预期治疗效果，其中一个主要方面就是用药用量是否恰到好处。半夏泻心汤中半夏洗，半升（12g），黄芩三两（9g），人参三两（9g），干姜三两（9g），甘草三两（9g），黄连一两（3g），大枣擘，十二枚。当时我给他开的处方是：茵陈蒿20g，栀子15g，大黄6g，生半夏12g，黄芩10g，红参10g，干姜10g，黄连3g，大枣12枚，五灵脂10g，藜芦3g，炙甘草10g。每天1剂，水煎服，每日早中晚分3次服。

运用茵陈蒿汤、半夏泻心汤合方加味，辨治脂肪肝、慢性萎缩性胃炎伴不典型增生。第一为何首先选用茵陈蒿汤？因为我们在认识疾病的时候，病人有急躁、口苦口腻、大便干结，根据这样的病证表现，可以判断病人有湿热。

第二，为何与半夏泻心汤合用？胃脘痞满灼热，即病人有胃中灼热、烧灼的感觉，病人说他的手心是冰凉冰凉的。我用手一摸，病人的手心一点都不凉。我用自己的手心摸摸他的手心，比较一下发现他的手心和我的手心温度差不多，说不定他的手心比我的手心还热，但是病人就是说他自己感觉是冰凉的。中医在辨证的时候，是不是在某种程度上就是病人给我们提供的信息呢？有时是，有时不是。假如说我们说的发热，是病人自觉发热还是体温升高呢？既可能是体温升高，也可能是自觉发热。关键是我们怎么去认识这个问题。半夏泻心汤既有清热的作用，又有散寒的作用。

第三，为何加五灵脂？因为当时病人舌质瘀紫，脉象略涩。

第四，为何加藜芦？病人说头晕、头沉、头昏，这说明都是痰邪的阻滞。病人又说他总是感到肌肉在跳动。我问他的肌肉跳动了没有，他说没有，是自觉跳动。这说明我们中医在辨证的时候，不能仅仅局限于肉眼能看到跳动，应该是病人的自觉症状。中医认为风是主动的，痰是阻塞清窍的，所以病人还有风痰。

我先用两个方：茵陈蒿汤与半夏泻心汤两个方的合方加味而取得了预期治疗效果。现在我们思考一个问题。前面我们讨论了吴茱萸汤、赤丸、五苓散合方加味辨治脂肪肝、慢性浅表性胃炎。都是脂肪肝，都是慢性胃炎，不过慢性胃炎不完全相同，一个是萎缩性胃炎，一个是非萎缩性胃炎，要因病人的病证表现而选用方药，进一步地说同样是一个脂肪肝，既有可能是热证，也有可能是寒证。是寒证从寒治，从热治行不行？不行，它和西医是不一样的。比如说西医见到一个病人，是脂肪肝，他是不分寒证、热证的，在西医治疗效果不太理想的情况下，选中医治疗常常比用西医治疗效果要显著得多。

第二个方面，茵陈蒿汤与半夏泻心汤合方加味辨治慢性胆囊炎、不完全性右束支传导阻滞。我在门诊上班，遇到一个男同志，有多年慢性胆囊炎病史，3 年前又诊断为不完全性右束支传导阻滞，经多方治疗但效果不够理想，近由病友介绍前来诊治。我给他开茵陈蒿汤、半夏泻心汤合方加延胡索、川楝子、生附子治疗 3 个月，经复查慢性胆囊炎基本痊愈，又治疗 2 个月，经动态心电图复查不完全性右束支传导阻滞消除。

茵陈蒿汤、半夏泻心汤这两个方的组成，我们在前面学习过了。茵陈蒿汤中茵陈蒿六两（18g），栀子擘，十四枚（14g），大黄去皮，二两（6g）。半夏泻心汤中半夏洗，半升（12g），黄芩三两（9g），人参三两（9g），干姜三两（9g），甘草三两（9g），黄连一两（3g），大枣擘，十二枚。我们要学习一个方，不能仅仅局限在由几味药组成，更要知道这个方用量是如何调配的。中医有这样一句话，"中医治病之秘不在药而在量"。我再把这句话改进一下，即"中医治病既在药又在量"，二者缺一不可。当时我给他开的处方是：茵陈蒿 20g，栀子 15g，大黄 6g，生半夏 12g，黄芩10g，黄连 3g，红参 10g，干姜 10g，大枣 12 枚，延胡索 12g，川楝子 10g，生附子 6g，炙甘草 10g。每天 1 剂，水煎服，每日早中晚分 3 次服。

运用茵陈蒿汤、半夏泻心汤辨治慢性胆囊炎、不完全性右束支传导阻滞思路与方法，主要有如下方面：第一，为何选用茵陈蒿汤？因为病人说口苦口腻，这就是湿热的主要症状表现。大便溏泄不爽，在这种情况下发现一个问题，茵陈蒿汤中大黄是不是泻下的？我刚才说大便溏泄不爽，能不能用大黄？用大黄的标志是什么？在临床实际中我们如果是治疗大便干结，大黄煎煮的时间是 15 分钟左右；如果我们治疗大便溏泄属于湿热引起的，大黄煎煮的时间应该不低于 30 分钟。得出一个结论，治疗大便干结，大黄煎煮的时间短一些；治疗大便溏泄煎煮的时间长一些。

第二，为何与半夏泻心汤合用？病人说胃脘嘈杂灼热，同时又说倦怠乏力。

第三，为何加延胡索？病人说心胸胁痛像针刺一样，说明有瘀血。

第四，为何又加川楝子？病人告诉我们，有时这边是刺痛，有时是那边刺痛。也就是说，有时是右边刺痛，有时是左边刺痛。这说明既有气郁，又有血瘀。

第五，为何加生附子？因为病人说心胸疼痛，因受凉诱发或者是加重。可以看出来病人虽然以热为主，仍然还夹有寒。夹有什么样的症状就要加什么样的药。针对病变的证机，针对病人的症状表现，只有从多方面相互结合，才能取得好的治疗效果。同样是用茵陈蒿汤、半夏泻心汤，治疗的病是不一样的，达到的治疗效果是一样的。这是我们中医既要重视"同病异治"，又要重视"异病同治"。

第三个方面，茵陈蒿汤、栀子柏皮汤与五苓散合方辨治新生儿黄疸。我在门诊上班，一个小孩子出生 18 天，全身尤其是面部、手部黄色鲜明。新生儿黄疸在一般情况下不治是可以自愈的。经过治疗无效，医院大夫推荐来找我诊治。用茵陈蒿汤、栀子柏皮汤、五苓散合方治疗 1 周，黄疸指数降至正常，又巩固治疗 3 天，黄疸完全消除。

茵陈蒿汤中茵陈蒿六两（18g），栀子擘，十四枚（14g），大黄去皮，二两（6g）。栀子柏皮汤中栀子擘，十五个（15g），甘草炙，一两（3g），黄柏二两（6g）。五苓散组成我们已经知道，不再重复了。我开的处方是：茵陈蒿 20g，栀子 15g，大黄 6g，黄柏 6g，猪苓 7g，泽泻 12g，白术 7g，茯苓7g，桂枝5g，甘草3g。这个新生儿18天，用量与成人没有什么差别。每天1剂，水煎服，每日服15次。每次服3mL左右。同时让新生儿母亲吃药，每天分3服，每次服150mL。两个月之前我在门诊上班，遇到一个小孩子大概是3个多月，他是原因不明血小板减少，西医完全靠输血，一输血小板升上了，过了几天又降下去了。目前我给他开方，达到了病人想要达到的效果，也就是说血小板还会降低，但是降得不是那么快。尤其是最近三周保持在一定的数目。原来血小板能降到10、8，现在基本上能保持在40多、80多，病人感到满意。对于这样的病人，我们是怎么治疗呢？既让小孩子服药，又让小孩子母亲吃药，两方面结合，治疗效果会更好一些。

运用经方辨治新生儿黄疸治疗的思路与方法，第一，为何首先选用茵陈蒿汤？因为肌肤黄色鲜明、大便干结。

第二，为何与栀子柏皮汤合用？摸着他的身体是发热的。

第三，为何与五苓散合用？小孩子吃奶，食入即吐，符合饮入口则吐的特征。

第四，新生儿用药为何选用成人用量？我治新生儿疾病的用量都是成人用量；结合本人多年临床诊治新生儿及小儿疾病的体会，认为对新生儿或小儿用药定量最好用成人用量，我历来没有按照教科书上说的小儿用量定。我在门诊上班不管遇到是多大的小孩子，用的统统都是成人的用量。我是这样认为的，每次服用量一定要少，每次服用次数一定要多。为何治疗小儿的疾病，要用成人的用量？我是这样思考的，在治病的过程中药物的浓度必须要达到，用量小达不到一定浓度，但是一次服用的量一定要少，只有这样才能取得良好治疗效果。

第四个方面，茵陈蒿汤、半夏泻心汤合方加味辨治肝损伤、慢性胃炎。我在门诊上班，遇到一个男同志，他有多年慢性胃炎病史，2年前因饮酒导致急性肝损伤，当时检查的结果是：血清谷丙转氨酶（ALT）540U/L，谷草转氨酶（AST）506U/L，总胆红素170μmol/L，经住院治疗病情基本痊愈，半年后又出现肝损伤，谷丙转氨酶460U/L，谷草转氨酶432U/L，总胆红素150μmol/L，经中西药治疗未能有效控制病情，反反复复达不到治疗效果，经病友介绍前来诊治。我给他开茵陈蒿汤、半夏泻心汤合方加白芍、生附子、五灵脂治疗两个月。经复查，谷丙转氨酶（ALT）86U/L，谷草转氨酶（AST）37U/L，总胆红素18μmol/L，慢性胃炎症状表现消除；又治疗1个月，复查各项指标均恢复正常。1年后，各项指标仍然在正常范围之内。

茵陈蒿汤中茵陈蒿六两（18g），栀子擘，十四枚（14g），大黄去皮，二两（6g）。半夏泻心汤中半夏洗，半升（12g），黄芩三两（9g），人参三两（9g），干姜三两（9g），甘草三两（9g），黄连一两（3g），大枣擘，十二枚。当时我给他开的处方是：茵陈蒿20g，栀子15g，大黄6g，生半夏12g，黄芩10g，黄连3g，红参10g，干姜10g，大枣12枚，白芍12g，生附子5g，五灵脂10g，炙甘草10g。每天1剂，水煎服，每日早中晚分3次服。经过我们用茵陈蒿汤、半夏泻心汤的治疗，取得了良好的治疗效果。

为何选用茵陈蒿汤、半夏泻心汤呢？运用茵陈蒿汤、半夏泻心汤辨治肝损伤、慢性胃炎的思路与方法有哪些呢？

第一，为何选用茵陈蒿汤？因为病人有口腻、腹胀、大便不爽。

第二，为何与半夏泻心汤合方？因为病人总是感到胃脘痞硬，是按之柔软，自觉是硬的，用手按是软的。

第三，为何加白芍？因为病人胁肋、胃脘拘急疼痛。

第四，为何加生附子？因为病人说痛时手足不温，冷汗出，说明是寒。

第五，为何加五灵脂？因为病人舌质暗紫。

我们在临床中治病，要重视辨证的思路与方法。相同的合方可以辨治不同的疾病，但必须辨清病变证机，同时又可发现虽然用相同合方辨治疾病，但病变证机不完全相同。对于病变证机不完全相同，一定要重视随症加减变化用药，以此才能更好地切中病变证机，才能取得最佳治疗效果。

第 16 讲

从郁辨治肝胆胰疾病的思路与方法

下面我们学习从郁辨治肝胆胰疾病的思路与方法。中医认识肝的生理特性，主要包括西医哪些脏腑生理特性？我们在上一讲学习的时候，和大家共同讨论过。在上一讲讨论的时候，提到了中医肝的生理特性，应该包括西医肝、胆、胰等功能的基本生理特性。在临床中运用经方辨治肝胆胰病变必须根据病证表现，结合病人的具体特征，也就是说我们在什么样的情况下，把病人的症状表现归纳、总结，辨为肝郁证呢？必须具备肝郁的症状。我们中医说的辨"证"，这个"证"就是从症状表现得出来的。辨任何疾病的一个证型，首先从病人的症状表现进行归纳、总结，然后再根据病人的舌、脉综合分析、判断，辨为疾病的某一个证型。如果我们遇到一个病人，辨清楚病的主要矛盾方面是肝郁，就可以用疏肝解郁的经方治疗病证，用经方常常能取得良好的治疗效果。

在临床实际中无论是辨肝寒证还是辨肝热证，疾病在病变过程中均有可能影响肝主气机。我们在学习基础知识的时候，认识到肝的生理特性，其中最主要的就是肝主疏泄，肝疏泄靠的是气机。所以我们在临床中辨治肝的病证，在绝大多数情况下有可能引起肝气郁滞，疾病以此演变为肝郁热证、肝郁寒证，以及肝气郁夹痰夹瘀等。在临床实际中，没有单一的肝气郁证，换一句话说，辨肝气郁证不是与寒相夹杂，就是与热相夹杂。辨治肝气郁滞证必须辨清肝郁病变的寒热属性，以此才能合理选用辨治方药而取得预期治疗效果。我们重点讨论四个病例，从这四个病例当中，领会一下在临床实际中，怎样从郁辨治肝胆胰疾病。

第一个方面，四逆散、小柴胡汤、桂枝汤合方加味辨治慢性乙型肝炎、肝损伤。我在门诊上班，遇到一个女同志，30多岁，她有多年乙肝病史，乙肝表面抗原阳性、乙肝表面抗体阴性、e抗原阳性、e抗体阴性、核心抗体阳性。最近3年反复出现肝损伤，当时检查的结果是血清谷丙转氨酶（ALT）368U/L，谷草转氨酶（AST）296U/L，总胆红素120μmol/L，这个病人虽经中西药结合治疗，但未能有效控制病情，最近由病友介绍前来诊治。当时我给她开四逆散、小柴胡汤、桂枝汤合方加生附子、五灵脂、炒白术，治疗3个月，复查肝功正常，又治疗6个月，经HBV-DNA定量检测DNA定量分析小于500cps/mL，即正常范围之内。又治疗6个月，经检测乙肝表面抗原阴性、乙肝表面抗体阳性、e抗原阴性、e抗体阳性、核心抗体阴性。从检查的结果分析，乙肝趋于痊愈，肝功能正常；2年后复查，各项指标检查结果均在正常范围之内。

这是我应用四逆散、小柴胡汤、桂枝汤合方所取得的治疗效果，四逆散由柴胡、枳实、芍药、甘草组成。再强调一次，在临床中用四逆散治疗肝胆胰病变的主要矛盾方面，以气郁为主，用量一定要用相等的量。我结合临床治病的体会，在通常情况下用的是各10g、各12g、各15g，如果病人的病证表现比较轻，通常情况下用多少克？如果病人的病证表现比较重用多少克？如果病证表现既不太重也不太轻，我们用多少克？就是刚才所说的用各10g、各12g、各15g，用量直接关系到治疗效果。

小柴胡汤的组成是柴胡半斤（24g），黄芩三两（9g），人参三两（9g），半夏洗，半斤（12g），甘草炙，三两（9g），生姜切，三两（9g），大枣擘，十二枚。桂枝汤由哪些药物组成？桂枝三两（9g），芍药三两（9g），甘草炙，二两（6g）。当时我给病人开的处方是：柴胡24g，枳实12g，白芍12g，生半夏12g，黄芩10g，红参10g，生姜10g，桂枝10g，大枣12枚，五灵脂10g，生附子5g，炒白术10g，炙甘草10g。这里我要对大家做两个解释。三个方，方中用药相重复的药，其中定量有两个选择的余地，一种情况是相重复的药正好是治病的主要矛盾方面，用相重复药之和；如果相重复的药不是治病的主要矛盾方面，我们选相重复的药最大的量。当时我

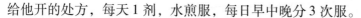

给他开的处方，每天 1 剂，水煎服，每日早中晚分 3 次服。

运用四逆散和小柴胡汤，在临床中治疗慢性乙肝、肝损伤的思路与方法有哪些？第一，为何首选四逆散？病人来看病的时候，其中一个主要症状表现就是情绪急躁。情绪急躁，从我们中医认识问题，主要从肝郁治疗。

第二，为何与小柴胡汤合用？这个病人说了一个主要的症状，情绪急躁在月经期最为明显。月经期症状明显属于热入血室，这是辨证的要点。

第三，为何与桂枝汤合用？这个病人体质偏弱，经常容易感冒。一提到病人说的感冒，我们思考一个问题，在绝大多数情况下，感冒是受凉了还是受热了？紧接着我们要问病人，平时出汗不出？病人说体质虚弱，经常出虚汗，这是我们选用桂枝汤的依据。

第四，为何加五灵脂？病人的舌质是瘀紫。

第五，为何加生附子？病人出现小腹怕冷。

第六，为何加炒白术？病人说她劳累后症状加重。

第二个方面，四逆散、小柴胡汤、葛根芩连汤合方加味辨治慢性胆囊炎、慢性结肠炎。我在门诊上班遇到一个女同志，50 多岁，有多年慢性胆囊炎、慢性结肠炎病史，经中西药治疗，效果不够理想，近由病友介绍前来诊治。当时我们用四逆散、小柴胡汤、葛根芩连汤合方加味治疗 1 个月，病人所有症状表现消除，又以前方治疗 3 个月。可能有人会问：病人症状表现消除，为何还要再治疗 3 个月呢？要认识到一个问题，慢性胆囊炎、慢性结肠炎，这样的病人症状消除了，不代表病就痊愈了。对于这样的病，在临床中必须要引起重视，病人说症状消除并不等于疾病痊愈，很容易复发。如果再巩固治疗，常常能达到预期治疗效果。

当时我开的处方是：柴胡 24g，枳实 12g，白芍 12g，生半夏 12g，黄芩 10g，红参 10g，生姜 10g，葛根 24g，黄连 10g，赤石脂 50g，肉桂 5g，大枣 12 枚，炙甘草 12g。每天 1 剂，水煎服，每天早中晚分 3 次服。

下面看看运用四逆散、小柴胡汤、葛根芩连汤合方加味辨治慢性胆囊炎、慢性结肠炎的思路与方法。第一，为何首先考虑选用四逆散？结合病人的症状表现，病人胁痛、腹泻、常常因情绪异常变化症状加重，这说明有肝郁。

第二，为何与小柴胡汤合用？病人又告诉我们，早上症状比较明显。

为何先想到小柴胡汤呢？张仲景在《伤寒杂病论》中论述的时候，提到少阳所主的时间是从寅至辰，时间就是在早上。我们在临床中辨证，一方面要结合病人的症状表现，一方面要结合时间进行辨证。只有从多方面思考才能有效地辨证，才能得出确切的诊断结论。

第三，为何与葛根芩连汤合用？因为病人肛门时时灼热。

第四，为何加赤石脂？因为病人大便滑脱不固。

第五，为何加肉桂？防止寒的药寒凝气机。

第三个方面，四逆散、桂枝茯苓丸、吴茱萸汤合方加味辨治胰腺假性囊肿。在门诊上班，遇到一个女同志，60多岁，她说10年前诊断为慢性胰腺炎，3年前经复查又诊断为胰腺假性囊肿（12cm×9.6cm），用中西药治疗但胰腺假性囊肿未见明显好转，经同事介绍前来诊治。我用四逆散、桂枝茯苓丸、吴茱萸汤合方加海藻、藜芦治疗3个月，经彩超复查胰腺假性囊肿为7.4cm×4.2cm，又治疗4个月，经彩超复查胰腺假性囊肿消失。四逆散方的组成前面已经讲过，不再提及。吴茱萸汤这个方的组成，前面也介绍过。在临床中，我把桂枝茯苓丸作为活血化瘀的基础方。在用量方面，最好用量相等。我给病人开的方是：柴胡12g，枳实12g，白芍12g，吴茱萸24g，红参10g，生姜20g，大枣12枚，桂枝12g，茯苓12g，桃仁12g，牡丹皮12g，海藻24g，藜芦3g，炙甘草12g。每天1剂，水煎服，每天分早中晚3次服。

下面讨论运用四逆散、桂枝茯苓丸、吴茱萸汤合方辨治胰腺假性囊肿的思路与方法。第一，为何首先选用四逆散？有肝郁的症状。

第二，为何与桂枝茯苓丸合用？病人告诉我们，她的腹痛像针刺一样，说明有瘀血。

第三，为何与吴茱萸汤合用？病人又告诉我们，口淡不渴，胁部不舒。我把吴茱萸汤作为一个治疗肝寒证的基础方。

第四，为何加藜芦？病人告诉我，她一急躁手足震颤，这说明有风。病人又告诉我，经常感到咽中有痰。当然这是无形之痰，没有吐出来。痰有有形之痰和无形之痰。病人既有风又有痰，选用藜芦效果最好。

第五，为何加海藻？由于病人胁下硬满，海藻软坚散结，治疗胁下痞硬；甘草益气和中，解百药之毒。

第四个方面，四逆散、茵陈蒿汤、黄连汤合方辨治乙肝肝损伤、慢性胆囊炎。我在门诊上班，遇到一个男同志，60多岁，他说有多年慢性乙肝、慢性胆囊炎病史，近2年来肝损伤反复发作，血清谷丙转氨酶（ALT）293U/L，谷草转氨酶（AST）267U/L，总胆红素130μmol/L，经中西药治疗但未能有效控制病情，近由病友介绍前来诊治。用四逆散、茵陈蒿汤、黄连汤合方治疗2个月，经复查血清谷丙转氨酶（ALT）36U/L，谷草转氨酶（AST）34U/L，总胆红素15μmol/L，各项指标恢复到正常，慢性胆囊炎症状消除，又以前方巩固治疗1个月。

四逆散、茵陈蒿汤这两个方，不再重复介绍。我重点介绍黄连汤组成。黄连三两（9g），甘草炙，三两（9g），干姜三两（9g），桂枝去皮，三两（9g），人参二两（6g），半夏洗，半升（12g），大枣擘，十二枚。当时我开的处方是：柴胡12g，枳实12g，白芍12g，茵陈20g，栀子15g，大黄6g，生半夏12g，桂枝10g，红参10g，干姜10g，黄连10g，大枣12枚，炙甘草10g。每天1剂，水煎服，每天分早中晚3次服。

运用四逆散、茵陈蒿汤、黄连汤合方加味辨治乙肝肝损伤、慢性胆囊炎的思路与方法是什么？第一，为何首先选用四逆散？仍然是病人的症状表现因情绪异常加重，辨为肝郁。

第二，为何与茵陈蒿汤合用？病人腹胀、大便干结、口腻、口苦，说明了病人有湿热。我们在认识问题的时候，要认识到肝热证首选方，就是其中的一个方即茵陈蒿汤。肝是体阴而藏血，很容易生湿，所以我们在认识肝热证的时候，一定不能忽视有湿。因为病人有个口腻的症状。口腻标志着病人有湿。

第三，为何与黄连汤合用？病人告诉我，经常感到胸中烦热，同时又说胃中怕冷。张仲景在论述黄连汤的时候就明确提出来"胸中有热，胃中有邪气"。张仲景所说的邪气，在某种程度上就是指寒邪。

用三个方的合方取得了预期治疗效果。在前面介绍的时候，就提到有肝气郁热证，还有肝气郁寒证。一定要知道，肝气郁单纯的气郁是不存在的，相夹的是存在的，只有在夹杂之中辨清肝郁证，才能在临床中取得更好的治疗效果。

第17讲
从瘀辨治肝胆胰疾病的思路与方法

下面我们学习从瘀辨治肝胆胰疾病的思路与方法。肝主疏泄、主藏血。气为血之帅，血为气之基。在临床中无论肝气郁还是肝血瘀，气郁病变可以影响到血行不利，血瘀病变可以影响到气机通畅。气郁不一定有血瘀，血瘀在某种程度上必定有气郁。辨治瘀血病变在选方用药方面尽可能考虑到这方面，一是辨治肝血瘀病常常能起到预期治疗效果，再一个方面在临床中无论是辨肝寒证还是辨热证在病变过程中均有可能影响到肝藏血。寒的特点是凝，伤人的经脉，则会出现血行不利而为瘀。热的特点是煎熬，煎熬的特点是伤人的脉络，同样会引起血行不畅而为瘀。可见辨治肝瘀血证，还必须辨清病变的寒热属性，也就是说热证瘀血、寒证瘀血或者是瘀血寒热夹杂证，以此选用方药常常能取得预期治疗效果。下面我们学习从瘀辨治肝胆胰疾病，重点从四个方面以举例的形式把辨治的核心、学习的目的、应用的要求介绍给大家。

第一个方面，桂枝茯苓丸、麻黄汤、小半夏汤合方加味辨治肝癌术后复发并转移至肺。我在门诊上班遇到一个女同志，她说在两年前经检查诊断为肝癌，手术治疗九个月后肝癌复发并转移至肺，虽经中西药治疗未能有效控制病情发展，近由病友介绍前来诊治。再补充说明一个小小的问题，就是最近在门诊上班，其中就有两个病人是肝癌术后复发转移到肺，当然也有肝癌复发转移到其他地方的。这两例病人经过最少半年的治疗，经检查都是肝肺病变病灶在缩小。当时我开的方是桂枝茯苓丸、麻黄汤、小半夏汤合方加生附子、红参、柴胡，治疗 4 个月，经复查肝肺占位病变较前缩小，又治疗 5 个月，经复查肝肺占位病变较前又有缩小，用前方继续巩固治疗。在临床中经过治疗，有时需要三年、五年或时间更长，病人一检查发现他的占位性病变消失。当然我说了治疗的时间比较长，用了三年、五年，有时候会更长。还要再补充说明一个问题，不同的疾病有相同的症状表现，比如说不是肝癌，而是胃癌转移到肺了，病证表现跟我们今天所说的症状表现大致相同，能不能用桂枝茯苓丸、麻黄汤、小半夏汤合方加味呢？是完全可以的。

　　桂枝茯苓丸方的组成有桂枝、茯苓、丹皮、桃仁、芍药，用量是相等的，最好用 12g。麻黄汤这个方，非常熟悉的一个方，即麻黄（三两）9g，桂枝（二两）6g，杏仁（七十个）12g，炙甘草（一两）3g。小半夏汤用半夏（一升）24g，生姜（半斤）24g。我们要知道麻黄汤既是治疗太阳伤寒证的重要基础方，也是治疗肺寒证的基础方，不要把麻黄汤治疗的病证表现局限在一个方面。当时我开的处方是：桂枝 12g，茯苓 12g，白芍 12g，桃仁 12g，牡丹皮 12g，麻黄 10g，杏仁 15g，生半夏 24g，生姜 24g，红参 10g，五灵脂 10g，生附子 5g，柴胡 12g，炙甘草 6g，每天 1 剂，水煎服，每天分早中晚 3 次服。

　　大家会发现一个问题，麻黄汤中杏仁用量是 12g。现在开的方杏仁量是 15g。在临床中发现了一个问题，张仲景用的杏仁应该是干的。今天药房的杏仁应该是半干不湿的。所以我们开的方最好用到 15g，一晒干，相当于是 12g。

　　下面讨论运用桂枝茯苓丸、麻黄汤、小半夏汤合方辨治肝癌术后复发并转移至肺的思路与方法。第一，为何首先想到桂枝茯苓丸？因为病人胁痛。我一看病人的舌质，舌质夹瘀紫，这说明病人有瘀血。

　　第二，为何与麻黄汤合用？因为肿瘤转移到肺，出现肺的基本症状如咳嗽气喘，是不是所有咳嗽气喘都用麻黄汤呢？不是的。运用麻黄汤辨证的要点是口淡不渴，也就是说用麻黄汤治肺的病证，必须是肺寒证。

　　第三，为何与小半夏汤合用？病人痰多、胸闷，痰邪阻滞，寒气上逆。

　　第四，为何加生附子？病人总是感觉胸中怕冷。

第五，为何加人参？摸脉象时，病人的脉象弱。

第六，为何加五灵脂？因为病人胁痛如刺。虽然用桂枝茯苓丸能活血化瘀，但是还是要加强治疗的效果，所以又加了五灵脂。

第七，为何要加柴胡？在前面我们学习的时候，提到了一个问题，肝瘀血，常常有什么样的病理变化？柴胡是不是疏肝解郁的？应该是。

第二个方面，桃核承气汤、五苓散、小陷胸汤合方加味辨治脂肪肝、慢性胆囊炎。我在门诊上班，遇到一个男同志，四十多岁，他有多年脂肪肝、慢性胆囊炎病史。经中西药治疗，效果不够理想，经病友介绍前来诊治。我用桃核承气汤、五苓散、小陷胸汤合方治疗四个月，经复查脂肪肝各项指标均恢复正常，经彩超复查慢性胆囊炎痊愈。

桃核承气汤组成是桃仁（50 个）8.5g，大黄 12g，桂枝（二两）6g，甘草（二两）6g，芒硝（二两）6g。五苓散组成是猪苓、泽泻、白术、茯苓、桂枝。小陷胸汤组成是黄连（一两）3g，半夏（半升）12g，瓜蒌实（一枚）30g。当时我开的处方是：桃仁 10g，大黄 12g，桂枝 6g，芒硝 6g，猪苓 7g，泽泻 12g，白术 7g，茯苓 7g，黄连 3g，生半夏 12g，瓜蒌实 30g，柴胡 12g，炙甘草 6g，每天 1 剂，水煎服，每天分早中晚 3 次服。

下面讨论运用桃核承气汤、五苓散、小陷胸汤合方辨治脂肪肝、慢性胆囊炎的思路和方法。第一，为何首选桃核承气汤？在辨证的时候，看病人的舌质非常重要，当时一看病人的舌质暗红夹瘀紫，这说明病人有瘀血。颜色偏于红，说明瘀热。

第二，为何与五苓散合用？病人口干舌燥不欲饮水，说明病人水气内停。

第三，为何与小陷胸汤合用？病人的舌苔黄腻，胸脘痞闷。

第四，为何又用柴胡呢？主要是照顾到肝的生理特性是主疏泄。我们所说的肝，在前面反复强调肝包括肝胆胰。也就是说西医的肝胆胰在某种程度上归我们中医肝的范围。

第三个方面，桂枝茯苓丸、桃核承气汤、赤丸合方辨治酒精性肝炎、酒精性脂肪肝。我在门诊上班，遇到一个男同志，四十多岁。他说 5 年前经检查诊断为酒精性肝炎、酒精性脂肪肝。当时我问他一句话，我说现在还喝酒不喝了？他说工作需要，朋友需要，还喝。酒可以喝，但一定要把握住一个度，如果这个度没有把握好，会引起肝炎、脂肪肝等。这个病人经过中西药治疗但未能有效控制症状表现，经病友介绍前来诊治。我用桂枝茯苓丸、桃核承气汤、赤丸合方辨治5个月，经彩超及肝功能复查各项指标均恢复正常。

当时我开的方是：桂枝12g，茯苓12g，牡丹皮12g，白芍12g，桃仁12g，大黄12g，桂枝6g，芒硝6g，生半夏12g，制川乌6g，细辛3g，柴胡12g，炙甘草10g。每天1剂，水煎服，每天分早中晚3次服。

下面讨论运用桂枝茯苓丸、桃核承气汤、赤丸合方辨治酒精性肝炎、酒精性脂肪肝的思路与方法。第一，为何首先考虑选用桂枝茯苓丸？因为病人说时时胁肋刺痛，标志着病人的病变证机是瘀血。

第二，为何与桃核承气汤合用？因为看病人舌质的时候，舌质暗红夹瘀。同时病人有一个症状表现：大便干结。舌质红，热；大便干结，热结；舌质瘀紫。桃核承气汤的特点就是泻热祛瘀，善于治疗瘀热。

第三，为何与赤丸合用？刚才我们说舌质暗红夹瘀紫，这是瘀热，但是病人手足不温，苔腻黄白夹杂，说明病人还有寒。进一步说明这个病人是既有热又有寒。

第四，为何要加柴胡？考虑到瘀血的特点，在病变的过程中常常影响到气机的畅通，兼顾肝的生理特性。

第四个方面，桃核承气汤、小柴胡汤合方加味辨治肝损伤、慢性胆囊炎、慢性胃炎。我在门诊上班，遇到一个男同志，四十多岁。他说有多年慢性乙肝、慢性胆囊炎、慢性胃炎病史，3年前至今肝损伤反复发作。经中西药多次治疗但未能有效控制病情。3个月前检查又发现血清谷丙转氨酶630U/L，谷草转氨酶605U/L，总胆红素160μmol/L。经住院及门诊治疗，病情还是反反复复，经病友介绍前来诊治。我开桃核承气汤、小柴胡汤加白芍、生附子、五灵脂治疗两个月，慢性胃炎、慢性胆囊炎症状基本消除，经复查肝功谷丙转氨酶106U/L，谷草转氨酶85U/L，总胆红素24μmol/L，又治疗45天，复查肝功各项指标均恢复正常。

桃核承气汤、小柴胡汤，这两个方，我在前面都介绍过了，在此不再重复。当时开的方是：桃仁 10g，大黄 12g，桂枝 6g，芒硝 6g，柴胡 24g，黄芩 10g，红参 10g，生半夏 12g，生姜 10g，大枣 12 枚，生附子 6g，五灵脂 10g，白芍 24g，炙甘草 10g，每天 1 剂，水煎服，每天分早中晚 3 次服。

下面讨论运用桃核承气汤、小柴胡汤合方辨治肝损伤、慢性胆囊炎、慢性胃炎的思路与方法。第一，为何首先选用桃核承气汤？病人说心胸烦热，躁动不安，大便干结。张仲景在《伤寒杂病论》中说"其人如狂"，说明症状就是烦躁不安，病变的证机是瘀血阻滞。

第二，为何用小柴胡汤？病人告诉我们胃脘胀痛，恶心呕吐，呕吐之后胃中舒服，像正常人一样。我们在临床中运用小柴胡汤的一个标准，其中就是呕吐之后胃中舒服，舒服得像正常人一样。张仲景在《伤寒杂病论》中说了两个字：喜呕。在临床中病人在什么情况下想呕吐呢？只有在胃中不舒服，或者是痛，或者是胀，或者是满，只有在呕吐之后胃中舒服，病人才想吐。假如说病人吐以后更难受，他想吐不想？只有在吐后胃中才舒服，这样的病证表现，我们首先想到用小柴胡汤。

第三，为何加白芍？病人出现胸胁肋拘急疼痛。当然，还要补充一点，病人的主要症状表现是胁肋疼痛，有时呢，它会放射到胸部也疼痛。

第四，为何加生附子？在摸脉象的时候，发现病人的手没有我的手温度高，这说明病人手足不温，偏于寒。病人又想喝水，想喝热水，进一步证实这个病人是寒证。

第五，为何加五灵脂？因为舌质暗，边夹瘀紫。

我们学习经方辨治肝胆胰疾病，在辨证的时候主要是辨寒，辨热，辨气郁，辨血瘀，几个方面辨清楚了，就可以选用经方，用经方就能取得很好的治疗效果。

第18讲

从病变夹杂中辨治肝胆胰疾病的思路与方法

下面我们学习从病变夹杂中辨治肝胆胰疾病的思路与方法。我们在前边学习的时候，已经多次说过，中医之肝在某种程度上包括西医肝胆胰，所以理解及应用肝的生理、病理，不能仅仅局限于西医之肝，而要从中医之肝进一步理解与应用。因为我们中医理论和西医理论在认识五脏功能时不完全一样。中医的理论来源于临床症状表现，经过推理判断，归纳总结与某种生理特性同时出现的病理变化。比如说肝郁出现的思想精神因素，从今天来看应该是在精神神经系统。古代把它归到肝，从肝治疗取得良好治疗效果。我们今天仍然说是肝郁，换句话说，就是今天用疏肝解郁的药，去调理西医所说的精神神志方面的病证。在临床中辨治肝病证，既有热证又有寒证，既有虚证又有实证，既有气证又有血证，更有寒热夹杂，虚实夹杂，气血夹杂，特别是有寒热夹虚，气血夹寒，气血夹热，以及寒热虚实在气在血相互夹杂，对此必须统筹兼顾。因为肝胆胰病变的复杂性而决定治疗用药只有借鉴张仲景临床诊治思维才能认清寒热夹杂或虚实夹杂的病变本质，才能确立切中病变证机的方药，才能取得预期治疗效果。

我们在前面学习从寒辨治肝胆胰疾病，主要从四个方面以经方合方治疗，说明治疗应该重视的重点就是从热，从气，从瘀血，都是从这几个方面辨治的。

第一个方面，吴茱萸汤、桂枝茯苓丸、四逆散合方加味辨治肝血管瘤术后复发。我在门诊上班，遇到一个男同志，五十多岁，他说四年前经检查诊断为肝血管瘤，大小为 3.1cm×2.8cm，术后两年复查肝血管瘤复发，为 0.8cm×0.6cm，一年前复查肝血管瘤变成 1.9cm×1.4cm，虽然在复发之后经中西药治疗，病情不仅没有控制，还在增长。近由病友介绍前来诊治。我给他开吴茱萸汤、桂枝茯苓丸、四逆散合方加海藻、五灵脂、藜芦治疗 6 个月，经彩超复查肝血管瘤为 0.6cm×0.4cm。又治疗 6 个月，经彩超复查，肝血管瘤消失。随访 2 年，一切正常。

当时我开的处方是：吴茱萸 24g，红参 10g，生姜 20g，大枣 12 枚，柴胡 12g，枳实 12g，白芍 12g，桂枝 12g，茯苓 12g，桃仁 12g，牡丹皮 12g，五灵脂 10g，海藻 24g，炙甘草 12g，每天 1 剂，水煎服，每天分早中晚 3 次服。

下面讨论运用吴茱萸汤、桂枝茯苓丸、四逆散合方辨治肝血管瘤思路与方法。第一，为何首先考虑到选用吴茱萸汤？口淡不渴，胁肋怕冷比较明显，我们在前面学习基础知识的时候就强调，肝寒证首先选择吴茱萸汤。当然，我们还要知道，治疗肝寒证的方不是就一个。

第二，为何与桂枝茯苓丸合用？病人的舌边夹瘀紫。

第三，为何与四逆散合用？病人急躁易怒。

第四，为何加海藻？海藻的主要作用，软坚散结。这样的病人，他说他总是感到胁下痞硬。当然病人他不会说胁下痞硬，他会说胁下好像有一个硬的东西。我们要选用海藻软坚散结。

第五，为何要用五灵脂？主要就是为了加强活血化瘀。

第二个方面，四逆散、桂枝茯苓丸、茵陈蒿汤合方加味辨治慢性胰腺炎、胰腺假性囊肿。想到了一个问题，我们在前面学习的时候，就提到运用经方可以治疗胰腺假性囊肿，同时取得了预期良好的治疗效果。现在，我们学习四逆散、桂枝茯苓丸、茵陈蒿汤合方，又可以治疗胰腺假性囊肿。得出一个结论，相同的病，症状表现中用的方不相同。通过学习，在我们的应用过程中，一定要实现相同的方治不同的病，把知识融会贯通。我在门诊上班，遇到一个女同志，六十多岁，她说 10 年前经检查诊断为慢性胰腺炎，3 年前复查又诊断为胰腺假性囊肿，大小为 12cm×9.6cm，经中西药治疗胰腺假性囊肿没有明显好转，病人经同事介绍前来诊治，当时我用吴茱萸汤、桂枝茯苓丸、茵陈蒿汤合方加海藻、藜芦治疗 3 个月，经彩超复查，胰腺囊肿为 8.2cm×5.3cm，又治疗 4 个月，经彩超复查，胰腺假性囊肿消失。

茵陈蒿汤、吴茱萸汤、桂枝茯苓丸这三个方，我们在前面学习的时候都学习过了。方的组成、用量不再重复，重点介绍我当时开的处方。吴茱萸 24g，红参 10g，生姜 20g，大枣 12 枚，茵陈 20g，栀子 15g，大黄 6g，白芍 12g，桂枝 12g，牡丹皮 12g，茯苓 12g，桃仁 12g，海藻 24g，藜芦 3g，每天 1 剂，水煎服，每天分早中晚 3 次服。

下面讨论运用吴茱萸汤、桂枝茯苓丸、茵陈蒿汤合方辨治慢性胰腺炎、胰腺假性囊肿的主要思路与方法，第一，为何首先选用吴茱萸汤？病人说左胁瘀积疼痛怕冷，这标志着病人是寒证。

第二，为何与桂枝茯苓丸合用？病人时时腹痛如针刺，这也标志着病变的证机是瘀血。

第三，为何与茵陈蒿汤合用？因为病人出现口苦、大便干结，说明病变的证机是湿热。

第四，为何要加海藻？因为病人说胁下痞硬。

第五，为何加藜芦？病人说经常感觉咽喉有痰，用力一咳，它出来了。说明病人是有形之痰。病人还说，一急躁手就震颤，说明有风痰。在临床中治疗风痰，最佳的选用药就是藜芦。我们再看一下第一个病例，用的方是吴茱萸汤、桂枝茯苓丸、四逆散。可以看出来，病变的证机大的方面有寒、有瘀血、有气郁，说明一个问题，在临床中治病，单一的病机是比较少的。

第二个方面，四逆散、桂枝茯苓丸、茵陈蒿汤，这三个方合在一起治疗的病证是几个方面？气郁、瘀血、湿热，瘀血、气郁，既可以是寒，又可以是热。

第三个方面，吴茱萸汤、下瘀血汤、四逆散合方加味辨治胆囊息肉术后复发。我在门诊上班，遇到一个女同志，五十多岁。她说，3 年前经检查诊断为胆囊息肉，检查的结果是 1.6cm×1.2cm，术后一年复查，大小为 1.3cm×1.1cm，经中西药治疗未能有效控制病情，经病友介绍前来诊治。

当时我用吴茱萸汤、下瘀血汤、四逆散合方加海藻、五灵脂、藜芦治疗6个月，经彩超复查胆囊息肉消失。当时我给他开的方是：吴茱萸24g，红参10g，生姜20g，大枣12枚，柴胡12g，枳实12g，白芍12g，大黄6g，桃仁5g，䗪虫10g，五灵脂10g，海藻24g，炙甘草12g。每天1剂，水煎服，每天分早中晚3次服。

应用吴茱萸汤、下瘀血汤、四逆散合方辨治胆囊息肉的思路与方法主要也是五个方面。第一，为何首先考虑选用吴茱萸汤？因为病人说口淡，总是流口水，这说明是肝寒证。再则，我们回想一下病人同样是肝寒，在辨证的时候他的症状表现不是一模一样的。我们在辨证的时候，一定要因人辨证，根据这个人的具体症状表现把握病变的病变证机。

第二，为何与下瘀血汤合用？在治病的过程中，望舌质是最重要的。舌质暗红，略瘀紫，苔黄，说明病人是有瘀热。

第三，为何与四逆散合用？因为病人情绪急躁易怒。说到这里，再补充说明一句话，不是肝胆胰疾病，是其他疾病在病变过程中，病人也是容易出现情绪急躁的。在其他疾病的辨治过程中，能不能选用四逆散呢？照样可以用。不要把四逆散局限在肝郁。但是，我们要明确知道，肝郁要选用四逆散。

第四，为何要加五灵脂？疼痛固定不移。

第五，为何加海藻？病人是胁下坚满不通。在前面我们学习的时候就提到，海藻的主要作用就是治疗胁下痞硬坚满。

第四个方面，吴茱萸汤、桂枝茯苓丸、四逆散合方辨治肝纤维化。我在门诊上班，遇到一个男同志，60多岁。他说20多年前经检查发现乙肝，4年前经检查又发现肝纤维化。肝脏检查肝脏硬度中位数9.2，相对偏差3%，病人说经多家省市医院门诊及住院治疗，病理变化未见好转。近由病友介绍前来诊治。我用吴茱萸汤、桂枝茯苓丸、四逆散合方加生附子、五灵脂、生半夏治疗6个月，经复查肝脏硬度中位数6.2，相对偏差3%。做一个补充说明，怎样知道这个病人肝纤维化？怎样知道他不是肝纤维化？从西医的角度认识，肝脏硬度中位数在7以上是肝纤维化，再高再高，那就是肝硬化，在7之下，就是正常。从西医的角度肝纤维化是可以逆转的，肝硬化是不可逆转的。我在临床治病过程中，发现用中药，治疗肝硬化是完全可以逆转的，不过有一点，吃药的时间最少也得两年以上，甚至更长一些。

当时我开的方是：吴茱萸24g，红参10g，生姜20g，大枣12枚，柴胡12g，枳实12g，白芍12g，桂枝12g，茯苓12g，桃仁12g，生附子3g，五灵脂10g，生半夏12g，炙甘草12g，每天1剂，水煎服，每天分早中晚3次服。

讨论一下辨治肝纤维化的思路与方法，换句话说，我们用吴茱萸汤、桂枝茯苓丸、四逆散辨治肝纤维化的思路与方法是什么？第一，为何首先选用吴茱萸汤？病人第一个口水多，第二个头痛，头痛的特点是巅顶疼。

第二，为何与桂枝茯苓丸合用？病人说时时胁痛如刺。

第三，为何与四逆散合用？病人是少言寡语。

第四，为何加五灵脂？痛处不移。

第五，为何加生附子？病人说他的头最高处总是觉得有一股冷气往头里钻。另外就是病人舌苔白厚腻。

这样我们就知道吴茱萸汤、桂枝茯苓丸、四逆散合方为何要用，用要达到什么目的。只有这样学习，才能提高我们的认识，才能达到我们学习经方、运用经方辨治肝胆胰疾病的目标。

附：

经方 260 首的组成及用法

一画

一物瓜蒂散

【组成】 瓜蒂二十个（6g）

【用法】 上锉，以水一升，煮取五合，去滓。顿服。

二画

十枣汤

【组成】 芫花熬　甘遂　大戟各等分

【用法】 上三味，等分，分别捣为散，以水一升半，先煮大枣肥者十枚，取八合，去滓。内药末，强人服一钱匕（1.5～1.8g），羸人服半钱，温服之，平旦服。若下少病不除者，明日更服，加半钱，得快下利后，糜粥自养。

三画

三物白散

【组成】 桔梗三分（9g）　巴豆去皮尖，熬黑，研如脂，一分（3g）贝母三分（9g）

【用法】 上三味，为散，内巴豆，更于臼中杵之，与白饮和服。强人半钱匕，羸者减之。病在膈上必吐，在膈下必利，不利，进热粥一杯，利过不止，进冷粥一杯。身热皮粟不解，欲引衣自覆，若以水潠之、洗之，益令热劫不得出，当汗而不汗，则烦。假令汗出已，腹中痛，与芍药三两，如上法。

三物备急丸

【组成】 大黄　干姜　巴豆各等分（各3g）

【用法】　上皆须精新，多少随意。先捣大黄、干姜，下筛为散。别研巴豆，如脂，内散中，合捣千杵。即尔用之为散亦好，下蜜为丸，密器贮之，莫令歇气。若中恶客忤，心腹胀满刺痛，口噤气急，停尸卒死者，以暖水、苦酒服大豆许三枚，老小量之，扶头起，令得下喉，须臾未醒，更与三枚，腹中鸣转，得吐利便愈。若口已噤，可先和成汁，倾口中令从齿间得入至良。

干姜附子汤

【组成】　干姜一两（3g）　附子生用，去皮，切八片，一枚（5g）

【用法】　上二味，以水三升，煮取一升，去滓。顿服。

干姜黄连黄芩人参汤

【组成】　干姜　黄连　黄芩　人参各三两（各9g）

【用法】　上四味，以水六升，煮取二升，去滓。分温再服。

干姜人参半夏丸

【组成】　干姜　人参各一两（各3g）　半夏二两（6g）

【用法】　上三味，末之，以生姜汁糊为丸，如梧桐子大，饮服十丸，日三服。

土瓜根散

【组成】　土瓜根　芍药　桂枝　蟅虫各三两（各9g）

【用法】　上四味，杵为散，酒服方寸匕，日三服。

土瓜根汁方

【组成】　土瓜根二十两（60g）（编者注：剂量乃编者所加，仲景方无剂量）

【用法】　上一味，以水四升，煮取二升，去滓。本方之用有二法：温服一升，分二服。又纳灌肛门内，急抱，欲大便时乃去之。（编者注：用法乃编者所加，仲景方无用法）

下瘀血汤

【组成】 大黄二两（6g） 桃仁二十枚（4g） 䗪虫熬，去足，二十枚（10g）

【用法】 上三味，末之，炼蜜和为四丸，以酒一升，煎一丸，取八合，顿服之，新血下如豚肝。

己椒苈黄丸

【组成】 防己 椒目 葶苈熬 大黄各一两（各3g）

【用法】 上四味，末之，蜜丸如梧子大，先食，饮服一丸，日三服。稍增，口中有津液。渴者，加芒硝半两。

大承气汤

【组成】 大黄酒洗，四两（12g） 厚朴炙，去皮，半斤（24g） 枳实炙，五枚（5g） 芒硝三合（9g）

【用法】 上四味，以水一斗，先煮二物，取五升，去滓，内大黄，更煮取二升，去滓。内芒硝，更上微火一两沸，分温再服。得下，余勿服。

大柴胡汤

【组成】 柴胡半斤（24g） 黄芩三两（9g） 芍药三两（9g） 半夏洗，半升（12g） 生姜切，五两（15g） 枳实炙，四枚（4g） 大枣擘，十二枚 ［大黄二两（6g）］

【用法】 上七（八）味，以水一斗二升，煮取六升，去滓。再煎，温服一升，日三服。一方，加大黄二两，若不加，恐不为大柴胡汤。（编者注：方药用法后10字，可能是叔和批注文。）

大青龙汤

【组成】 麻黄去节，六两（18g） 桂枝去皮，二两（6g） 甘草炙，二两（6g） 杏仁去皮尖，四十枚（7g） 生姜切，三两（9g） 大枣擘，十枚 石膏碎，如鸡子大（48g）

【用法】 上七味，以水九升，先煮麻黄，减二升，去上沫，内诸药，煮取三升，去滓，温服一升。取微似汗，汗出多者，温粉粉之。一服汗者，停后服。若复服，汗多亡阳，遂虚，恶风，烦躁，不得眠也。

大陷胸汤

【组成】　大黄去皮，六两（18g）　芒硝一升（24g）　甘遂一钱匕（1.5g）

【用法】　上三味，以水六升，先煮大黄，取二升，去滓。内芒硝，煮一两沸，内甘遂末，温服一升。得快利，止后服。

大陷胸丸

【组成】　大黄半斤（24g）　葶苈子熬，半升（12g）　芒硝半升（12g）　杏仁去皮尖，熬黑，半升（12g）

【用法】　上四味，捣筛二味，内杏仁、芒硝，合研如脂，和散，取如弹丸一枚，别捣甘遂一钱匕，白蜜二合，水二升，煮取一升，温，顿服之。一宿乃下，如不下，更服，取下为效，禁如药法。

大黄黄连泻心汤

【组成】　大黄二两（6g）　黄连一两（3g）

【用法】　上二味，以麻沸汤二升，渍之，须臾，绞去滓。分温再服。

大黄甘草汤

【组成】　大黄四两（12g）　甘草一两（3g）

【用法】　上二味，以水三升，煮取一升，分温再服。

大黄甘遂汤

【组成】　大黄四两（12g）　甘遂二两（6g）　阿胶二两（6g）

【用法】　上三味，以水三升，煮取一升，顿服之。其血当下。

大黄牡丹汤

【组成】　大黄四两（12g）　牡丹一两（3g）　桃仁五十个（8.5g）　瓜子半升（12g）　芒硝三合（9g）

【用法】　上五味，以水六升，煮取一升，去滓。内芒硝，再煎沸。顿服之。有脓当下，如无脓，当下血。

大黄附子汤

【组成】　大黄三两（9g）　附子炮，三枚（15g）　细辛二两（6g）

【用法】　上三味，以水五升，煮取二升。分温三服。若强人煮取二升半，分温三服。服后如人行四五里，进一服。

大黄硝石汤

【组成】　大黄四两（12g）　黄柏四两（12g）　硝石四两（12g）栀子十五枚（15g）

【用法】　上四味，以水六升，煮取二升，去滓，内硝，更煮取一升，顿服。

大建中汤

【组成】　蜀椒去汗，二合（5g）　干姜四两（12g）　人参二两（6g）

【用法】　上三味，以水四升，煮取二升，去滓。内胶饴一升，微火煎取一升半，分温再服。如一炊顷，可饮粥二升，后更服，当一日食糜，温服之。

大半夏汤

【组成】　半夏（洗完用）二升（48g）　人参三两（9g）　白蜜一升（60mL）

【用法】　上三味，以水一斗二升，和蜜，扬之二百四十遍，煮取二升半，温服一升，余分再服。

小半夏汤

【组成】　半夏一升（24g）　生姜半斤（24g）

【用法】　上二味，以水七升，煮取一升半。分温再服。

小半夏加茯苓汤

【组成】　半夏一升（24g）　生姜半斤（24g）　茯苓三两（9g）

【用法】 上三味,以水七升,煮取一升五合。分温再服。

小青龙汤

【组成】 麻黄去节,三两(9g) 芍药三两(9g) 细辛三两(9g) 干姜三两(9g) 甘草炙,三两(9g) 桂枝去皮,三两(9g) 五味子半升(12g) 半夏洗,半升(12g)

【用法】 上八味,以水一斗,先煮麻黄,减二升,去上沫,内诸药,煮取三升,去滓。温服一升。若渴,去半夏,加瓜蒌根三两;若微利,去麻黄,加荛花,如一鸡子,熬令赤色;若噎者,去麻黄,加附子一枚,炮;若小便不利,少腹满者,去麻黄,加茯苓四两;若喘,去麻黄,加杏仁半升,去皮尖。且荛花不治利,麻黄主喘,今此语反之,疑非仲景意(编者注:后20字恐是叔和按语混入正文,当删)。

小青龙加石膏汤

【组成】 麻黄去节,三两(9g) 芍药三两(9g) 细辛三两(9g) 干姜三两(9g) 甘草炙,三两(9g) 桂枝去皮,三两(9g) 五味子半升(12g) 半夏洗,半升(12g) 石膏二两(6g)

【用法】 上九味,以水一斗,先煮麻黄,去上沫,内诸药,煮取三升。强人服一升,羸者减之,日三服,小儿服四合。

小柴胡汤

【组成】 柴胡半斤(24g) 黄芩三两(9g) 人参三两(9g) 半夏洗,半升(12g) 甘草炙,三两(9g) 生姜切,三两(9g) 大枣擘,十二枚

【用法】 上七味,以水一斗二升,煮取六升,去滓。再煎取三升,温服一升,日三服。若胸中烦而不呕者,去半夏、人参,加全瓜蒌一枚;若渴,去半夏,加人参合前成四两半,瓜蒌根四两;若腹中痛者,去黄芩,加芍药三两;若胁下痞硬,去大枣,加牡蛎四两;若心下悸,小便不利者,去黄芩,加茯苓四两;若不渴,外有微热者,去人参,加桂枝三两,温覆微汗愈;若咳者,去人参、大枣、生姜,加五味子半升,干姜二两。

小承气汤

【组成】 大黄酒洗，四两（12g） 厚朴炙，去皮，二两（6g） 枳实大者，炙，三枚（5g）

【用法】 上三味，以水四升，煮取一升二合，去滓。分温二服。初服当更衣，不尔者，尽饮之，若更衣者，勿服之。

小建中汤

【组成】 桂枝去皮，三两（9g） 甘草炙，二两（6g） 芍药六两（18g） 生姜切，三两（9g） 大枣擘，十二枚 胶饴一升（70mL）

【用法】 上六味，以水七升，煮取三升，去滓。内饴，更上微火消解。温服一升，日三服。呕家不可与建中汤，以甜故也。

小陷胸汤

【组成】 黄连一两（3g） 半夏洗，半升（12g） 全瓜蒌大者一枚（30g）

【用法】 上三味，以水六升，先煮栝楼，取三升，去滓。内诸药，煮取二升，去滓。分温三服。

小儿疳虫蚀齿方

【组成】 雄黄 葶苈

【用法】 上二味，末之，取腊日猪脂熔，以槐枝绵裹头四五枚，点药烙之。

四画

五苓散

【组成】 猪苓去皮，十八铢（2.3g） 泽泻一两六铢（3.8g） 白术十八铢（2.3g） 茯苓十八铢（2.3g） 桂枝去皮，半两（1.5g）

【用法】 上五味，捣为散，以白饮和，服方寸匕，日三服。多饮暖水，汗出愈，如法将息。

天雄散

【组成】 天雄炮，三两（9g）　白术八两（24g）　桂枝六两（18g）
龙骨三两（9g）

【用法】 上四味，杵为散，酒服半钱匕。日三服。不知，稍增之。

王不留行散

【组成】 王不留行八月八采，十分（30g）　蒴藋细叶七月七采，十
分（30g）　桑东南根白皮三月三采，十分（30g）　甘草十八分（54g）
川椒除目及闭口，去汗，三分（9g）　黄芩二分（6g）　干姜二分（6g）
厚朴二分（6g）　芍药二分（6g）

【用法】 上九味，桑根皮以上三味烧灰存性，勿令灰过；各别杵筛，
合治之，为散，服方寸匕。小疮即粉之，大疮但服之，产后亦可服。如风
寒，桑根勿取之。前三物皆阴干百日。

木防己汤

【组成】 木防己三两（9g）　石膏十二枚，鸡子大（48g）　桂枝二
两（6g）　人参四两（12g）

【用法】 上四味，以水六升，煮取二升。分温再服。

木防己去石膏加茯苓芒硝汤

【组成】 木防己二两（6g）　桂枝二两（6g）　人参四两（12g）
芒硝三合（8g）　茯苓四两（12g）

【用法】 上五味，以水六升，煮取二升，去滓。内芒硝，再微煎。分
温再服，微利则愈。

文蛤散

【组成】 文蛤五两（15g）

【用法】 上一味，为散，以沸汤和方寸匕服。汤用五合。

文蛤汤

【组成】 文蛤五两（15g）　麻黄三两（9g）　甘草三两（9g）　生

姜三两（9g）　　石膏五两（15g）　　杏仁五十个（8.5g）　　大枣十二枚

　　【用法】　上七味，以水六升，煮取二升。温服一升，汗出即愈。

风引汤

　　【组成】　大黄四两（12g）　　干姜四两（12g）　　龙骨四两（12g）
桂枝三两（9g）　　甘草二两（6g）　　牡蛎二两（6g）　　寒水石六两（18g）
　滑石六两（18g）　　赤石脂六两（18g）　　白石脂六两（18g）　　紫石英六
两（18g）　　石膏六两（18g）

　　【用法】　上十二味，杵，粗筛，以韦囊盛之，取三指撮，井花水三
升，煮三沸。温服一升。

乌头汤

　　【组成】　麻黄三两（9g）　　芍药三两（9g）　　黄芪三两（9g）　　甘
草炙，三两（9g）　　川乌㕮咀，以蜜二升，煎取一升，即出乌头，五枚
（10g 或 15g）

　　【用法】　上五味，㕮咀四味，以水三升，煮取一升，去滓。内蜜煎
中，更煎之。服七合。不知，尽服之。

乌头煎（大乌头煎）

　　【组成】　乌头熬，去皮，不咀，大者五枚（15g）
　　【用法】　上以水三升，煮取一升，去滓。内蜜二升，煎令水气尽，取
二升。强人服七合；弱人服五合。不差，明日更服，不可日再服。

乌头桂枝汤

　　【组成】　乌头五枚（10g）　　桂枝去皮，三两（9g）　　芍药三两
（9g）　　甘草炙，二两（6g）　　生姜切，三两（9g）　　大枣十二枚［按：
仲景方中乌头无用量，本书引用剂量源于《医心方》］

　　【用法】　上一味（乌头），以蜜二升，煎减半，去滓。以桂枝汤五合
解之，得一升后，初服二合，不知，即服三合；又不知，复加至五合。其
知者，如醉状，得吐者，为中病。

　　上五味（桂枝汤），锉，以水七升，微火煮取三升，去滓。

乌头赤石脂丸

【组成】　蜀椒一两（3g）　乌头一分（0.8g）　附子炮，半两（1.5g）　干姜一两（3g）　赤石脂一两（3g）

【用法】　上五味，末之，蜜丸如桐子大，先服食一丸，日三服。不知，稍加服。

乌梅丸

【组成】　乌梅三百枚（500g）　黄连十六两（48g）　细辛六两（18g）　干姜十两（30g）　当归四两（12g）　黄柏六两（18g）　桂枝去皮，六两（18g）　人参六两（18g）　附子炮，去皮，六两（18g）　蜀椒出汗，四两（12g）

【用法】　上十味，异捣筛，合治之，以苦酒渍乌梅一宿，去核，蒸之五斗米下，饭熟捣成泥，和药令相得，内臼中，与蜜，杵二千下。丸如梧桐子大。先食饮，服十丸，日三服。稍加至二十丸，禁生冷、滑物、食臭等。

升麻鳖甲汤

【组成】　升麻二两（6g）　当归一两（3g）　蜀椒炒，去汗，一两（3g）　甘草二两（6g）　雄黄研，半两（1.5g）　鳖甲炙，手指大，一枚（10g）

【用法】　上六味，以水四升，煮取一升。顿服之。老小再服，取汗。

升麻鳖甲去雄黄蜀椒汤

【组成】　升麻二两（6g）　当归一两（3g）　甘草二两（6g）　鳖甲炙，手指大，一枚（10g）

【用法】　上四味，以水四升，煮取一升。顿服之。老小再服，取汗。

五画

四逆汤

【组成】　甘草炙，二两（6g）　干姜一两半（4.5g）　附子生用，去

皮，破八片，一枚（5g）

【用法】　上三味，以水三升，煮取一升二合，去滓。分温再服，强人可大附子一枚，干姜三两。

四逆加人参汤

【组成】　甘草炙，二两（6g）　干姜一两半（4.5g）　附子生用，去皮，破八片，一枚（5g）　人参一两（3g）

【用法】　上四味，以水三升，煮取一升二合，去滓。分温再服。

四逆散

【组成】　柴胡　枳实破，水渍，炙干　芍药　甘草（炙）

【用法】　上四味，各十分，捣筛，白饮和，服方寸匕，日三服。咳者，加五味子、干姜各五分，并主下利；悸者，加桂枝五分；腹中痛者，加附子一枚，炮令坼；泄利下重者，先以水五升，煮薤白三升，煮取三升，去滓。以散三方寸匕，内汤中，煮取一升半，分温再服。

甘草汤

【组成】　甘草二两（6g）

【用法】　上一味，以水三升，煮取一升半，去滓。温服七合，日二服。

甘草干姜汤

【组成】　甘草炙，四两（12g）　干姜炮，二两（6g）

【用法】　上咬咀二味，以水三升，煮取一升五合，去滓。分温再服。

甘草附子汤

【组成】　甘草炙，二两（6g）　附子炮，去皮，破，二枚（10g）白术二两（6g）　桂枝去皮，四两（12g）

【用法】　上四味，以水六升，煮取三升，去滓。温服一升，日三服。初服，得微汗则解，能食，汗止，复烦者，将服五合，恐一升多者，宜服六七合为始。

甘草泻心汤

【组成】 甘草炙，四两（12g） 黄芩三两（9g） 半夏洗，半升（12g） 大枣擘，十二枚 黄连一两（3g） 干姜三两（9g） 人参三两（9g）

【用法】 上七味，以水一斗，煮取六升，去滓。再煎煮三升，温服一升，日三服。

甘草麻黄汤

【组成】 甘草二两（6g） 麻黄四两（12g）

【用法】 上二味，以水五升，先煮麻黄，去上沫，内甘草，煮取三升。温服一升。重覆汗出，不汗，再服。慎风寒。

甘草粉蜜汤

【组成】 甘草二两（6g） 粉一两（3g） 蜜四两（12g）

【用法】 上三味，以水三升，先煮甘草，取二升，去滓。内粉、蜜，搅令和，煎如薄粥。温服一升，差即止。

甘麦大枣汤

【组成】 甘草三两（9g） 小麦一升（24g） 大枣十枚

【用法】 上三味，以水六升，煮取三升。温分三服，亦补脾气。

甘姜苓术汤

【组成】 甘草 白术各二两（各6g） 干姜 茯苓各四两（各12g）

【用法】 上四味，以水五升，煮取三升。分温三服。腰中即温。

甘遂半夏汤

【组成】 甘遂大者，三枚（5g） 半夏以水一升，煮取半升，去滓，十二枚（12g） 芍药五枚（15g） 甘草炙，如指大，一枚（5g）

【用法】 上四味，以水二升，煮取半升，去滓。以蜜半升，和药汁煎服八合。顿服之。

生姜泻心汤

【组成】 生姜切，四两（12g） 甘草炙，三两（9g） 人参三两
（9g） 干姜一两（3g） 黄芩三两（9g） 半夏洗，半升（12g） 黄连
一两（3g） 大枣擘，十二枚

【用法】 上八味，以水一斗，煮六升，去滓。再煮取三升，温服一
升，日三服。附子泻心汤，本云加附子、半夏泻心汤、甘草泻心汤，同体
别名耳。生姜泻心汤，本云理中人参黄芩汤去桂枝加黄连。并泻肝法。

生姜半夏汤

【组成】 半夏半升（12g） 生姜汁一升（60mL）

【用法】 上二味，以水三升，煮半夏，取二升，内生姜汁，煮取一升
半。小冷，分四服。日三夜一服，止，停后服。

白头翁汤

【组成】 白头翁二两（6g） 黄柏三两（9g） 黄连三两（9g）
秦皮三两（9g）

【用法】 上四味，以水七升，煮取二升，去滓。温服一升，不愈，更
服一升。

白头翁加甘草阿胶汤

【组成】 白头翁二两（6g） 甘草 阿胶各二两（各6g） 柏皮
（黄柏）三两（9g） 黄连三两（9g） 秦皮三两（9g）

【用法】 上六味，以水七升，煮取二升半，内胶令消尽。去滓。分温
三服。

白虎汤

【组成】 知母六两（18g） 石膏碎，一斤（48g） 甘草炙，二两
（6g） 粳米六合（18g）

【用法】 上四味，以水一斗，煮米熟，汤成，去滓。温服一升，日
三服。

白虎加人参汤

【组成】 知母六两（18g） 石膏碎，绵裹，一斤（48g） 甘草炙，二两（6g） 粳米六合（18g） 人参三两（9g）

【用法】 上五味，以水一斗，煮米熟，汤成，去滓。温服一升，日三服。

白虎加桂枝汤

【组成】 知母六两（18g） 石膏碎，一斤（48g） 甘草炙，二两（6g） 粳米六合（18g） 桂枝去皮，三两（9g）

【用法】 上锉，每五钱，水一盏半，煎至八分，去滓。温服，汗出愈。

白通汤

【组成】 葱白四茎 干姜一两（3g） 附子（生，去皮，破八片）一枚（5g）

【用法】 上三味，以水三升，煮取一升，去滓。分温再服。

白通加猪胆汁汤

【组成】 葱白四茎 干姜一两（3g） 附子生，去皮，破八片，一枚（5g） 人尿五合（30mL） 猪胆汁一合（6mL）

【用法】 上五味，以水三升，煮取一升，去滓。内胆汁、人尿，和令相得。分温再服，若无胆，亦可用。

白术散

【组成】 白术四分（12g） 川芎四分（12g） 蜀椒去汗，三分（9g） 牡蛎二分（6g）

【用法】 上四味，杵为散，酒服一钱匕，日三服，夜一服。但苦痛，加芍药；心下毒痛，倍加川芎；心烦吐痛，不能饮食，加细辛一两，半夏大者二十枚。服之后，更以醋浆水服之。若呕，以醋浆水服之；复不解者，小麦汁服之。已后渴者，大麦粥服之。病虽愈，服之勿置。

瓜蒂散

【组成】 瓜蒂熬黄，一分（3g）　赤小豆一分（3g）

【用法】 上二味，各别捣筛，为散已，合治之，取一钱匕，以香豉一合，用热汤七合，煮作稀粥，去滓。取汁和散，温，顿服之，不吐者，少少加，得快吐，乃止。诸亡血虚家，不可与瓜蒂散。

头风摩散

【组成】 大附子炮，一枚（8g）　盐等分

【用法】 上二味，为散，沐了，以方寸匕，已摩疾上，令药力行。

半夏泻心汤

【组成】 半夏洗，半升（12g）　黄芩三两（9g）　人参三两（9g）干姜三两（9g）　甘草三两（9g）　黄连一两（3g）　大枣擘，十二枚

【用法】 上七味，以水一斗，煮取六升，去滓，再煎取三升。温服一升，日三服。

半夏散及汤

【组成】 半夏洗　桂枝（去皮）　甘草炙

【用法】 上三味，等分，各别捣筛已，合治之。白饮和，服方寸匕，日三服。若不能服散者，以水一升，煎七沸，内散两方寸匕，更煮三沸，下火，令小冷。少少咽之。半夏有毒，不当散服。

半夏干姜散

【组成】 半夏　干姜等分

【用法】 上二味，杵为散，取方寸匕，浆水一升半，煮取七合。顿服之。

半夏厚朴汤

【组成】 半夏一升（24g）　厚朴三两（9g）　茯苓四两（12g）生姜五两（15g）　干苏叶二两（6g）

【用法】　上五味，以水七升，煮取四升。分温四服，日三夜一服。

半夏麻黄丸

【方药歌诀】　半夏麻黄能化饮，饮邪凌心证心悸，

亦主脾胃饮逆证，温阳通阳能止逆。

【组成】　半夏　麻黄等分

六画

当归散

【组成】　当归一斤（48g）　黄芩一斤（48g）　芍药一斤（48g）
川芎一斤（48g）　白术半斤（24g）

【用法】　上五味，杵为散，酒饮服方寸匕，日三服。妊娠常服即易产，胎无苦疾。产后百病悉主之。

当归芍药散

【组成】　当归三两（9g）　芍药一斤（48g）　川芎半斤（24g）
茯苓四两（12g）　白术四两（12g）　泽泻半斤（24g）

【用法】　上六味，杵为散，取方寸匕，酒服。日三服。

当归四逆汤

【组成】　当归三两（9g）　桂枝去皮，三两（9g）　芍药三两（9g）
细辛三两（9g）　甘草炙，二两（6g）　通草二两（6g）　大枣擘，二
十五枚

【用法】　上七味，以水八升，煮取三升，去滓。温服一升，日三服。

当归四逆加吴茱萸生姜汤

【组成】　当归三两（9g）　桂枝去皮，三两（9g）　芍药三两（9g）
细辛三两（9g）　甘草炙，二两（6g）　通草二两（6g）　大枣擘，二
十五枚　生姜切，半斤（24g）　吴茱萸二升（48g）

【用法】　上九味，以水六升，清酒六升，和，煮取五升，去滓。温分

五服。

当归生姜羊肉汤

【组成】 当归三两（9g） 生姜五两（15g） 羊肉一斤（48g）

【用法】 上三味，以水八升，煮取三升，温服七合，日三服。若寒多者，加生姜成一斤；痛多而呕者，加橘皮二两，白术一两；加生姜者，亦加水五升，煮取三升二合，服之。

当归贝母苦参丸

【组成】 当归 贝母 苦参各四两（各12g）

【用法】 上三味，末之，炼蜜丸，如小豆大，饮服三丸，加至十丸。

竹叶石膏汤

【组成】 竹叶二把（20g） 石膏一斤（48g） 半夏洗，半升（12g） 麦门冬去心，一升（24g） 人参二两（6g） 甘草炙，二两（6g） 粳米半升（12g）

【用法】 上七味，以水一斗，煮取六升，去滓。内粳米，煮米熟，汤成，去米。温服一升，日三服。

竹叶汤

【组成】 竹叶一把（10g） 葛根三两（9g） 防风 桔梗 桂枝 人参 甘草各一两（各3g） 附子炮，一枚（5g） 大枣十五枚 生姜五两（15g）

【用法】 上十味，以水一斗，煮取二升半，分温三服，温覆使汗出。颈项强，用大附子一枚，破之如豆大，煎药扬去沫；呕者，加半夏半斤，洗。

竹皮大丸

【组成】 生竹茹二分（6g） 石膏二分（6g） 桂枝一分（3g） 甘草七分（21g） 白薇一分（3g）

【用法】 上五味，末之，枣肉和丸如弹子大，以饮服一丸，日三夜二服。有热者倍白薇，烦喘者加柏实一分。

红蓝花酒

【组成】 红蓝花一两（3g）

【用法】 上一味，以酒一大碗，煎减半。顿服一半，未止再服。

防己地黄汤

【组成】 防己一钱（1.8g） 桂枝三钱（5g） 防风三钱（5g）甘草二钱（3.6g）

【用法】 上四味，以酒一杯，浸之一宿，绞取汁，生地黄二斤，哎咀，蒸之如斗米饭久，以铜器盛其汁，更绞地黄汁，和，分再服。

防己茯苓汤

【组成】 防己三两（9g） 黄芪三两（9g） 桂枝三两（9g） 茯苓六两（18g） 甘草二两（6g）

【用法】 上五味，以水六升，煮取二升，分温三服。

防己黄芪汤

【组成】 防己一两（3g） 甘草炙，半两（1.5g） 白术七钱半（12g） 黄芪去芦，一两一分（3.8g）

【用法】 上锉，麻豆大，每抄五钱匕，生姜四片，大枣一枚，水盏半，煎八分，去滓。温服，良久再服。喘者，加麻黄半两；胃中不和者，加芍药三分；气上冲者，加桂枝三分；下有陈寒者，加细辛三分。服后当如虫行皮中，从腰下如冰，后坐被上，又以一被绕腰以下，温令微汗，差。

百合知母汤

【组成】 百合擘，七枚（14g） 知母切，三两（9g）

【用法】 上先以水洗百合，渍一宿，当白沫出，去其水，更以泉水二升，煎取一升，去滓。别以泉水二升煎知母，取一升，去滓。后合和，煎取一升五合，分温再服。

百合洗方

【组成】 百合一升（24g）

【用法】 上以百合一升，以水一斗，渍之一宿，以洗身，洗已，食煮饼，勿以盐豉也。

百合地黄汤

【组成】 百合擘，七枚（14g）　生地黄汁一升（80mL）

【用法】 上先以水洗百合，渍一宿，当白沫出，去其水，更以泉水二升，煎取一升，去滓。内地黄汁，取其一升五合，分温再服。中病，勿更服，大便当如漆。

百合滑石散

【组成】 百合炙，一两（3g）　滑石三两（9g）

【用法】 上为散，饮服方寸匕，日三服。当微利者，止服，热则除。

百合鸡子汤

【组成】 百合擘，七枚（14g）　鸡子黄一枚

【用法】 上先以水洗百合，渍一宿，当白沫出，去其水，更以泉水二升，煎取一升，去滓。内鸡子黄，搅匀，煎五分，温服。

芍药甘草汤

【组成】 芍药四两（12g）　甘草四两（12g）

【用法】 上二味，以水三升，煮取一升五合，去滓，分温再服。

芍药甘草附子汤

【组成】 芍药　甘草各三两（各9g）　附子炮，去皮，破八片，一枚（5g）

【用法】 上三味，以水五升，煮取一升五合，去滓。分温三服。

七画

赤丸

【组成】 茯苓四两（12g）　乌头炮，二两（6g）　半夏洗，四两

（12g）　细辛一两（3g）

【用法】　上四味，末之，内真朱为色，炼蜜丸如麻子大，先食酒饮下三丸，日再夜一服；不知，稍增之，以知为度。

赤石脂禹余粮汤

【组成】　赤石脂碎，一斤（48g）　太一禹余粮碎，一斤（48g）

【用法】　上二味，以水六升，煮取二升，去滓。分温三服。

赤小豆当归散

【组成】　赤小豆浸，令牙出，曝干，三升（72g）　当归十两（30g）

【用法】　上二味，杵为散，浆水服方寸匕，日三服。

吴茱萸汤（茱萸汤）

【组成】　吴茱萸洗，一升（24g）　人参三两（9g）　生姜切，六两（18g）　大枣擘，十二枚

【用法】　上四味，以水七升，煮取二升，去滓。温服七合，日三服。

牡蛎泽泻散

【组成】　牡蛎熬　泽泻　蜀漆暖水洗，去腥　葶苈子熬　商陆根熬　海藻洗去咸　栝楼根各等分

【用法】　上七味，异捣，下筛为散，更于臼中治之，白饮和，服方寸匕，日三服。小便利，止后服。

附子汤

【组成】　附子炮，去皮，破八片，二枚（10g）　茯苓三两（9g）　人参二两（6g）　白术四两（12g）　芍药三两（9g）

【用法】　上五味，以水八升，煮取三升，去滓。温服一升，日三服。

附子泻心汤

【组成】　大黄二两（6g）　黄连一两（3g）　黄芩一两（3g）　附子炮，去皮，破，别煮取汁，一枚（5g）

【用法】 上四味，切三味，以麻沸汤二升渍之，须臾，绞去汁，内附子汁，分温再服。

附子粳米汤

【组成】 附子炮，一枚（5g）　半夏半升（12g）　甘草一两（3g）
大枣十枚　粳米半升（12g）

【用法】 上五味，以水八升，煮米熟，汤成，去滓。温服一升，日三服。

鸡屎白散

【组成】 鸡屎白

【用法】 上一味，为散，取方寸匕，以水六合，和。温服。

诃梨勒散

【组成】 诃梨勒煨，十枚（10g）

【用法】 上一味，为散，粥饮和，顿服。

皂荚丸

【组成】 皂荚刮去皮，用酥炙，八两（24g）

【用法】 上一味，末之，蜜丸梧子大，以枣膏和汤，服三丸，日三夜一服。

杏子汤

【组成】杏仁五两（15g）（仲景原书无用量，乃编者所加）

【用法】上一味，以水八升，煮取三升，温分三服。

麦门冬汤

【组成】 麦门冬七升（168g）　半夏一升（24g）　人参三两（9g）
甘草二两（6g）　粳米三合（9g）　大枣十二枚

【用法】 上六味，以水一斗二升，煮取六升，温服一升，日三夜一服。

八画

抵当丸

【组成】　水蛭熬（40g）　虻虫去翅足，熬，各二十个（4g）　桃仁去皮尖，二十五个（5g）　大黄三两（9g）

【用法】　上四味，捣，分四丸，以水一升，煮一丸，取七合服之。晬时当下血，若不下，更服。

抵当汤

【组成】　水蛭熬（60g）　虻虫去翅中，熬，各三十个（6g）　桃仁去皮尖，二十个（4g）　大黄酒洗，三两（9g）

【用法】　上四味，以水五升，煮取三升，去滓。温服一升，不下，更服。

苦酒汤

【组成】　半夏洗，碎如枣核，十四枚（5g）　鸡子去黄，内上苦酒，着鸡子壳中，一枚

【用法】　上二味，内半夏，著苦酒中，以鸡子壳置刀环中，安火上，令三沸，去滓。少少含咽之。不差，更作三剂。

苦参汤

【组成】　苦参十两（30g）（方药及用量引自《经方辨治疑难杂病技巧》）

【用法】　上一味，以水二斗半，煮取一斗半，去滓。熏洗，分早晚。（用法引自《经方辨治疑难杂病技巧》）

炙甘草汤

【组成】　甘草炙，四两（12g）　生姜切，三两（9g）　人参二两（6g）　生地黄一斤（48g）　桂枝去皮，三两（9g）　阿胶二两（6g）　麦门冬去心，半升（12g）　麻仁半升（12g）　大枣擘，三十枚

【用法】 上九味，以清酒七升，水八升，先煮八味，取三升，去滓。内胶烊消尽，温服一升，日三服。一名复脉汤。

泽泻汤

【组成】 泽泻五两（15g）　白术二两（6g）

【用法】 上二味，以水二升，煮取一升。分温再服。

泽漆汤

【组成】 半夏半升（12g）　紫参（一作紫菀）五两（15g）　泽漆以东流水五斗，煮取一斗五升，三斤（150g）　生姜五两（15g）　白前五两（15g）　甘草　黄芩　人参　桂枝各三两（各9g）

【用法】 上九味，㕮咀，内泽漆汁中，煮取五升，温服五合，至夜尽。

泻心汤

【组成】 大黄二两（6g）　黄连　黄芩各一两（各3g）

【用法】 上三味，以水三升，煮取一升。顿服之。

矾石汤

【组成】 矾石二两（6g）

【用法】 上一味，以浆水一斗五升，煎三五沸，浸脚良。

矾石丸

【组成】 矾石烧，三分（9g）　杏仁一分（3g）

【用法】 上二味，末之，炼蜜和丸枣核大，内脏中，剧者再内之。

奔豚汤

【组成】 甘草　川芎　当归各二两（各6g）　半夏四两（12g）　黄芩二两（6g）　生葛五两（15g）　芍药二两（6g）　生姜四两（12g）　甘李根白皮一升（24g）

【用法】 上九味，以水二斗，煮取五升。温服一升，日三夜一服。

苓甘五味姜辛汤

【组成】 茯苓四两（12g） 甘草三两（9g） 干姜三两（9g） 细辛三两（9g） 五味子半升（12g）

【用法】 上五味，以水八升，煮取三升，温服半升，日三。

苓甘五味加姜辛半夏杏仁汤

【组成】 茯苓四两（12g） 甘草三两（9g） 细辛三两（9g） 干姜三两（9g） 五味子半升（12g） 半夏半升（12g） 杏仁去皮尖，半升（12g）

【用法】 上七味，以水一斗，煮取三升，去滓。温服半升，日三。

苓甘五味加姜辛半杏大黄汤

【组成】 茯苓四两（12g） 甘草三两（9g） 细辛三两（9g） 干姜三两（9g） 五味子半升（12g） 半夏半升（12g） 杏仁去皮尖，半升（12g） 大黄三两（9g）

【用法】 上八味，以水一斗，煮取三升，去滓。温服半升，日三。

肾气丸

【组成】 干地黄八两（24g） 薯蓣（即山药）四两（12g） 山茱萸四两（12g） 泽泻三两（9g） 茯苓三两（9g） 牡丹皮三两（9g） 桂枝一两（3g） 附子炮，一两（3g）

【用法】 上八味，末之，炼蜜和丸，梧子大，酒下十五丸，加至二十五丸，日再服。

九画

茵陈蒿汤

【组成】 茵陈蒿六两（18g） 栀子擘，十四枚（14g） 大黄去皮，二两（6g）

【用法】 上三味，以水一斗二升，先煮茵陈减六升，内二味，煮取三

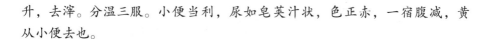

升，去滓。分温三服。小便当利，尿如皂荚汁状，色正赤，一宿腹减，黄从小便去也。

茵陈五苓散

【组成】　茵陈蒿末十分（30g）　五苓散五分（15g）

【用法】　上二物，和，先食，饮方寸匕，日三服。

茯苓甘草汤

【组成】　茯苓二两（6g）　桂枝去皮，二两（6g）　甘草炙，一两（3g）　生姜切，三两（9g）

【用法】　上四味，以水四升，煮取二升，去滓。分温三服。

茯苓四逆汤

【组成】　茯苓四两（12g）　人参一两（3g）　附子生用，去皮，破八片，一枚（5g）　甘草炙，二两（6g）　干姜一两半（4.5g）

【用法】　上五味，以水五升，煮取三升，去滓。温服七合，日三服。

茯苓桂枝甘草大枣汤（苓桂草枣汤）

【组成】　茯苓半斤（24g）　桂枝去皮，四两（12g）　甘草炙，二两（6g）　大枣擘，十五枚

【用法】　上四味，以甘烂水一斗，先煮茯苓减二升，内诸药，煮取三升，去滓。温服一升，日三服。作甘烂水法，取水二斗，置大盆内，以杓扬之，水上有珠子五六千颗相逐，取用之。

茯苓桂枝白术甘草汤（苓桂术甘汤）

【组成】　茯苓四两（12g）　桂枝去皮，三两（9g）　白术　甘草各二两（各6g）

【用法】　上四味，以水六升，煮取三升，去滓。分温三服。

茯苓戎盐汤

【组成】　茯苓半斤（24g）　白术二两（6g）　戎盐弹丸大一枚

（15g）

【用法】 上三味（编者注：上三味之后用法乃《四部备要》补注），先将茯苓、白术煎成，入戎盐煎，分三服。

茯苓泽泻汤

【组成】 茯苓半斤（24g）　泽泻四两（12g）　甘草二两（6g）　桂枝二两（6g）　白术三两（9g）　生姜四两（12g）

【用法】 上六味，以水一斗，煮取三升，内泽泻，再煮取二升半。温服八合，日三服。

茯苓杏仁甘草汤

【组成】 茯苓三两（9g）　杏仁五十个（8.5g）　甘草一两（3g）

【用法】 上三味，以水一斗，煮取五升。温服一升，日三服。不差，更服。

柏叶汤

【组成】 柏叶　干姜各三两（各9g）　艾三把（15g）

【用法】 上三味，以水五升，取马通汁一升，合煮取一升。分温再服。

枳术汤

【组成】 枳实七枚（7g）　白术二两（6g）

【用法】 上二味，以水五升，煮取三升，分温三服，腹中软即当散也。

枳实芍药散

【组成】 枳实烧令黑，勿太过　芍药等分

【用法】 上二味，杵为散，服方寸匕，日三服。并主痈脓，以麦粥下之。

枳实栀子豉汤

【组成】 枳实炙，三枚（3g）　栀子擘，十四个（14g）　香豉绵裹，

一升（24g）

【用法】　上三味，以清浆水七升，空煮取四升，内枳实、栀子，煮取二升，下豉，更煮五六沸，去滓。温分三服，覆令微似汗。若有宿食，内大黄，如博棋子大五六枚，服之愈。

枳实薤白桂枝汤

【组成】　枳实四枚（4g）　厚朴四两（12g）　薤白半斤（24g）桂枝一两（3g）　全瓜蒌捣，一枚（15g）

【用法】　上五味，以水五升，先煮枳实、厚朴，取二升，去滓。内诸药，煮数沸，分温三服。

栀子豉汤

【组成】　栀子擘，十四个（14g）　香豉绵裹，四合（10g）

【用法】　上二味，以水四升，先煮栀子得二升半，内豉，煮取一升半，去滓。分为二服，温进一服。得吐者，止后服。

栀子甘草豉汤

【组成】　栀子擘，十四个（14g）　香豉绵裹，四合（10g）　甘草炙，二两（6g）

【用法】　上三味，以水四升，先煮栀子、甘草得二升半，内豉，煮取一升半，去滓。分二服，温进一服。得吐者，止后服。

栀子生姜豉汤

【组成】　栀子擘，十四个（14g）　香豉绵裹，四合（10g）　生姜，五两（15g）

【用法】　上三味，以水四升，先煮栀子、生姜得二升半，内豉，煮取一升半，去滓。分二服，温进一服。得吐者，止后服。

栀子柏皮汤

【组成】　栀子擘，十五个（15g）　甘草炙，一两（3g）　黄柏二两（6g）

【用法】　上三味，以水四升，煮取一升半，去滓。分温再服。

栀子厚朴汤

【组成】 栀子擘，十四个（14g） 厚朴炙，去皮，四两（12g） 枳实水浸，炙令黄，四枚（4g）

【用法】 上三味，以水三升半，煮取一升半，去滓。分二服，温进一服。得吐者，止后服。

栀子干姜汤

【组成】 栀子擘，十四枚 干姜二两（6g）

【用法】 上二味，以水三升半，煮取一升半，去滓。分二服，温进一服。得吐者，止后服。

栀子大黄汤

【组成】 栀子十四枚（14g） 大黄一两（3g） 枳实五枚（5g）豉一升（24g）

【用法】 上四味，以水六升，煮取三升。分温三服。

厚朴生姜半夏甘草人参汤

【组成】 厚朴炙，去皮，半斤（24g） 生姜切，半斤（24g） 半夏洗，半升（12g） 甘草炙，二两（6g） 人参一两（3g）

【用法】 上五味，以水一斗，煮取三升，去滓。温服一升，日三服。

厚朴七物汤

【组成】 厚朴半斤（24g） 甘草三两（9g） 大黄三两（9g） 大枣十枚 枳实五枚（5g） 桂枝二两（6g） 生姜五两（15g）

【用法】 上七味，以水一斗，煮取四升，温服八合，日三服。呕者加半夏五合，下利去大黄，寒多者加生姜至半斤。

厚朴三物汤

【组成】 大黄酒洗，四两（12g） 厚朴炙，去皮，八两（24g） 枳实炙，五枚（5g）

【用法】 上三味，以水一斗二升，先煮二味，取五升，内大黄，煮取二升。温服一升。以利为度。

厚朴大黄汤

【组成】 大黄六两（18g）　厚朴一尺（30g）　枳实四枚（4g）

【用法】 上三味，以水五升，煮取二升。分温再服。

厚朴麻黄汤

【组成】 厚朴五两（15g）　麻黄四两（12g）　石膏如鸡子大（48g）　杏仁半升（12g）　半夏半升（12g）　干姜二两（6g）　细辛二两（6g）　小麦一升（24g）　五味子半升（12g）

【用法】 上九味，以水一斗二升，先煮小麦熟，去滓。内诸药，煮取三升，温服一升，日三服。

侯氏黑散

【组成】 菊花四十分（120g）　白术十分（30g）　细辛三分（9g）　茯苓三分（9g）　牡蛎三分（9g）　桔梗八分（24g）　防风十分（30g）　人参三分（9g）　矾石三分（9g）　黄芩五分（15g）　当归三分（9g）　干姜三分（9g）　川芎三分（9g）　桂枝三分（9g）

【用法】 上十四味，杵为散，酒服方寸匕，日一服，初服二十日，温酒调服，禁一切鱼肉，大蒜，常宜冷食，自能助药力，在腹中不下也。热食即下矣，冷食自能助药力。

禹余粮丸

【组成】 禹余粮二斤（100g）（仲景原书无用量，乃编者所加）

【用法】 上一味，捣碎，以蜜为丸，为十二丸，温服一丸，日分三服。（仲景原书无用法，乃编者所加）

十画

真武汤

【组成】 茯苓三两（9g）　芍药三两（9g）　生姜切，三两（9g）

白术二两（6g）　附子炮，去皮，破八片，一枚（5g）

　　【用法】　上五味，以水八升，煮取三升，去滓。温服七合，日三服。若咳者，加五味子半升，细辛、干姜各一两；若小便利者，去茯苓；若下利者，去芍药，加干姜二两；若呕者，去附子，加生姜足前成半斤。

桂枝汤

　　【组成】　桂枝三两（9g）　芍药三两（9g）　甘草炙，二两（6g）生姜切，三两（9g）　大枣十二枚，擘

　　【用法】　上五味，哎咀三味，以水七升，微火煮取三升，去滓。适寒温，服一升。服已须臾，啜热稀粥一升余，以助药力。温服令一时许，遍身漐漐微似有汗者益佳，不可令如水流漓，病必不除。若一服汗出病差，停后服，不必尽剂。若不汗，更服依前法。又不汗，后服小促其间，半日许令三服尽。若病重者，一日一夜服，周时观之。服一剂尽，病证犹在者，更作服。若不汗出，乃服至二、三剂。禁生冷，黏滑，肉面，五辛，酒酪，臭恶等。

桂枝二麻黄一汤

　　【组成】　桂枝去皮，一两十七铢（5.4g）　芍药一两六铢（3.7g）麻黄去节，十六铢（2.1g）　生姜切，一两六铢（3.7）　杏仁去皮尖，十六个（2.5g）　甘草炙，一两二铢（3.2g）　大枣擘，五枚

　　【用法】　上七味，以水五升，先煮麻黄一二沸，去上沫，内诸药，煮取二升，去滓。温服一升，日再。本云：桂枝汤二分，麻黄汤一分，合为二升，分再服。今合为一方，将息如前法。

桂枝二越婢一汤

　　【组成】　桂枝去皮，十八铢（2.3g）　芍药十八铢（2.3g）　麻黄十八铢（2.3g）　甘草炙，十八铢（2.3g）　大枣擘，四枚　生姜切，一两二铢（3.3g）　石膏碎，绵裹，一两（3g）

　　【用法】　上七味，以水五升，煮麻黄一二沸，去上沫，内诸药，煮取二升，去滓。温服一升。本云：当裁为越婢汤，桂枝汤合之，饮一升。今合为一方，桂枝汤二分，越婢汤一分。

桂枝麻黄各半汤

【组成】 桂枝去皮，一两十六铢（5.2g） 芍药 生姜切 甘草炙 麻黄去节，各一两（各3g） 大枣擘，四枚 杏仁汤渍，去皮尖及两仁者，二十四枚（4g）

【用法】 上七味，以水五升，先煮麻黄一二沸，去上沫，内诸药，煮取一升八合，去滓。温服六合，本云：桂枝汤三合，麻黄汤三合，并为六合。顿服，将息如上法。

桂枝人参汤

【组成】 桂枝别切，四两（12g） 甘草炙，四两（12g） 白术三两（9g） 人参三两（9g） 干姜三两（9g）

【用法】 上五味，以水九升，先煮四味，取五升，内桂，更煮取三升，去滓。温服一升，日再夜一服。

桂枝甘草汤

【组成】 桂枝去皮，四两（12g） 甘草炙，二两（6g）

【用法】 上二味，以水三升，温服一升，去滓。顿服。

桂枝甘草龙骨牡蛎汤

【组成】 桂枝去皮，一两（3g） 甘草炙，二两（6 芍 g） 牡蛎熬，二两（6g） 龙骨二两（6g）

【用法】 上四味，以水五升，煮取二升半，去滓。温服八合，日三服。

桂枝附子汤

【组成】 桂枝去皮，四两（12g） 附子炮，去皮，破，三枚（15g） 生姜切，三两（9g） 大枣擘，十二枚 甘草炙，二两（6g）

【用法】 上五味，以水六升，煮取二升，去滓。分温三服。

桂枝茯苓丸

【组成】 桂枝 茯苓 牡丹去心 芍药 桃仁去皮尖，熬，各等分

（各12g）

【用法】 上五味，末之，炼蜜和丸，如兔屎大，每日食前服一丸。不知，加至三丸。

桂枝生姜枳实汤

【组成】 桂枝 生姜各三两（各9g） 枳实五枚（5g）

【用法】 上三味，以水六升，煮取三升。分温三服。

桂枝芍药知母汤

【组成】 桂枝四两（12g） 芍药三两（9g） 甘草二两（6g） 麻黄二两（6g） 生姜五两（15g） 白术五两（15g） 知母四两（12g） 防风四两（12g） 附子炮，二枚（10g）

【用法】 上九味，以水七升，煮取二升。温服七合，日三服。

桂苓五味甘草汤

【组成】 桂枝去皮，四两（12g） 茯苓四两（12g） 甘草炙，三两（9g） 五味子半升（12g）

【用法】 上四味，以水八升，煮取三升，去滓。分三温服。

桂苓五味甘草去桂加姜辛夏汤

【组成】 茯苓四两（12g） 甘草二两（6g） 细辛二两（6g） 干姜二两（6g） 五味子半升（12g） 半夏半升（12g）

【用法】 上六味，以水八升，煮取三升，去滓。温服半升，日三。

桂枝去芍药加附子汤

【组成】 桂枝去皮，三两（9g） 生姜切，三两（9g） 甘草炙，二两（6g） 大枣擘，十二枚 附子炮，去皮，破八片，一枚（5g）

【用法】 上五味，以水七升，煮取三升，去滓。温服一升。本云：桂枝汤，今去芍药，加附子，将息如前法。

桂枝去芍药加蜀漆牡蛎龙骨救逆汤

【组成】 桂枝去皮，三两（9g） 甘草炙，二两（6g） 生姜切，三

两（9g）　大枣擘，十二枚　牡蛎熬，五两（15g）　龙骨四两（12g）
蜀漆洗去腥，三两（9g）

【用法】　上七味，以水一斗二升，先煮蜀漆减二升，内诸药，煮取三
升，去滓。温服一升。本云：桂枝汤，去芍药，加蜀漆、牡蛎、龙骨。

桂枝去芍药加麻黄附子细辛汤

【组成】　桂枝三两（9g）　生姜三两（9g）　甘草二两（6g）　大
枣十二枚　麻黄二两（6g）　细辛二两（6g）　附子炮，一枚（5g）

【用法】　上七味，以水七升，煮麻黄，去上沫，内诸药，煮取二升，
分温三服。当汗出，如虫行皮中，即愈。

桂枝去芍药汤

【组成】　桂枝去皮，三两（9g）　生姜切，三两（9g）　甘草炙，二
两（6g）　大枣擘，十二枚

【用法】　上四味，以水七升，煮取三升，去滓。温服一升。本云：桂
枝汤，今去芍药，将息如前法。

桂枝去桂加茯苓白术汤

【组成】　芍药三两（9g）　甘草炙，二两（6g）　生姜切，三两
（9g）　白术　茯苓各三两（各9g）　大枣擘，十二枚

【用法】　上六味，以水八升，煮取三升，去滓。温服一升，小便利则
愈。本云：桂枝汤，今去桂枝，加茯苓、白术。

桂枝附子去桂加白术汤（白术附子汤）

【组成】　附子炮，去皮，破，三枚（15g）　白术四两（12g）　生姜
切，三两（各9g）　大枣擘，十二枚　甘草炙，二两（6g）

【用法】　上五味，以水六升，煮取二升，去滓。分温三服。初一服，
其人身如痹，半日许复服之，三服都尽，其人如冒状，勿怪。此以附子、
术并走皮内，逐水气未得除，故使之耳。法当加桂枝四两，此本一方二法。
以大便硬，小便自利，去桂也；以大便不硬，小便不利，当加桂。附子三
枚，恐多也，虚弱家及产妇，宜减服之。

桂枝加桂汤

【组成】　桂枝去皮，五两（15g）　芍药三两（9g）　甘草炙，二两（6g）　生姜切，三两（9g）　大枣擘，十二枚

【用法】　上五味，以水七升，煮取三升，去滓。温服一升。本云：桂枝汤，今加桂满五两，所以加桂者，以泄奔豚气也。

桂枝加芍药汤

【组成】　桂枝去皮，三两（9g）　芍药六两（18g）　甘草炙，二两（6g）　生姜切，三两（9g）　大枣擘，十二枚

【用法】　上五味，以水七升，煮取三升，去滓。温分三服。本云：桂枝汤，今加芍药。

桂枝加大黄汤

【组成】　桂枝去皮，三两（9g）　芍药六两（18g）　大黄二两（6g）　甘草炙，二两（6g）　生姜切，三两（9g）　大枣擘，十二枚

【用法】　上六味，以水七升，煮取三升，去滓。温服一升，日三服。

桂枝加芍药生姜各一两人参三两新加汤（桂枝新加汤）

【组成】　桂枝去皮，三两（9g）　芍药四两（12g）　生姜切，四两（12g）　甘草炙，二两（6g）　人参三两（9g）　大枣擘，十二枚

【用法】　上六味，以水一斗二升，煮取三升，去滓。温服一升。本云：桂枝汤，今加芍药、生姜、人参。

桂枝加附子汤

【组成】　桂枝去皮，三两（9g）　芍药三两（9g）　甘草炙，二两（6g）　生姜切，三两（9g）　大枣擘，十二枚　附子炮，去皮，破八片，一枚（5g）

【用法】　上六味，以水七升，煮取三升，去滓。温服一升。本云：桂枝汤，今加附子，将息如前法。

桂枝加葛根汤

【组成】 葛根四两（12g） 桂枝去皮，二两（6g） 芍药，二两（6g） 生姜切，三两（9g） 甘草炙，二两（6g） 大枣擘，十二枚 ［麻黄去节，三两（9g）］

【用法】 上六味，以水一斗，先煮葛根，减二升，去上沫，内诸药，煮取三升，去滓。温服一升，覆取微似汗，不须啜粥，余如桂枝法将息及禁忌。

桂枝加厚朴杏仁汤

【组成】 桂枝去皮，三两（9g） 甘草炙，二两（6g） 生姜切，三两（9g） 芍药三两（9g） 大枣擘，十二枚 厚朴炙，去皮，二两（6g） 杏仁去皮尖，五十枚（8.5g）

【用法】 上七味，以水七升，微火煮取三升，去滓。温服一升。覆取微似汗。

桂枝加黄芪汤

【组成】 桂枝三两（9g） 芍药三两（9g） 甘草二两（6g） 生姜三两（9g） 大枣十二枚 黄芪二两（6g）

【用法】 上六味，以水八升，煮取三升，温服一升，须臾，饮热稀粥一升余，以助药力，温服，取微汗；若不汗，更服。

桂枝加龙骨牡蛎汤

【组成】 桂枝 芍药 生姜各三两（各9g） 甘草二两（6g） 大枣十二枚 龙骨 牡蛎各三两（各9g）

【用法】 上七味，以水七升，煮取三升。分温三服。

桃花汤

【组成】 赤石脂一半全用，一半筛末，一斤（48g） 干姜一两（3g） 粳米一升（24g）

【用法】 上三味，以水七升，煮米令熟，去滓。温服七合，内赤石脂末方寸匕，日三服。若一服愈，余勿服。

桃核承气汤

【组成】 桃仁去皮尖，五十个（8.5g）　大黄四两（12g）　桂枝去皮，二两（6g）　甘草炙，二两（6g）　芒硝二两（6g）

【用法】 上五味，以水七升，煮取二升半，去滓。内芒硝，更上火微沸，下火。先食，温服五合，日三服。当微利。

桔梗汤

【组成】 桔梗一两（3g）　甘草二两（6g）

【用法】 上二味，以水三升，煮取一升，去滓。温分再服。（又，《金匮要略》云：上二味，以水三升，煮取一升，分温再服，则吐脓血也。）

栝楼桂枝汤

【组成】 栝楼根二两（6g）　桂枝三两（9g）　芍药三两（9g）　甘草二两（6g）　生姜三两（9g）　大枣十二枚

【用法】 上六味，以水九升，煮取三升，分温三服，取微汗。汗不出，食顷，啜热粥发之。

栝楼薤白白酒汤

【组成】 全瓜蒌捣，一枚（15g）　薤白半升（24g）　白酒七升

【用法】 上三味，同煮，取二升，分温再服。

栝楼薤白半夏汤

【组成】 全瓜蒌捣，一枚（15g）　薤白三两（9g）　半夏半升（12g）　白酒一斗（50mL）

【用法】 上四味，同煮，取四升，温服一升，日三服。

栝楼瞿麦丸

【组成】 栝楼根二两（6g）　茯苓三两（9g）　薯蓣三两（9g）　附子炮，一枚（5g）　瞿麦一两（3g）

【用法】 上五味，末之，炼蜜丸，梧子大，饮服三丸，日三服。不

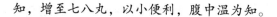

知，增至七八九，以小便利，腹中温为知。

栝楼牡蛎散

【组成】　栝楼根　牡蛎熬，各等分

【用法】　上为细末，饮服方寸匕，日三服。

柴胡加芒硝汤

【组成】　柴胡二两十六铢（8g）　黄芩一两（3g）　人参一两（3g）　甘草炙，一两（3g）　生姜切，一两（3g）　半夏二十铢（2.1g）　大枣擘，四枚　芒硝二两（6g）

【用法】　上八味，以水四升，煮取二升，去滓。内芒硝，更煮微沸，分温再服，不解，更作。

柴胡桂枝汤

【组成】　桂枝去皮，一两半（4.5g）　黄芩一两半（4.5g ）　芍药一两半（4.5g）　人参一两半（4.5g）　甘草炙，一两（3g）　半夏洗，二合半（6g）　大枣擘，六枚　生姜切，一两半（4.5g）　柴胡四两（12g）

【用法】　上九味，以水七升，煮取三升，去滓。温服一升。本云：人参汤，作如桂枝法，加半夏、柴胡、黄芩，复如柴胡法，今用人参作半剂。（编者注："本云……"至末29字，与方意不符，恐为叔和批注混入正文，宜删。）

柴胡桂枝干姜汤

【组成】　柴胡半斤（24g）　桂枝去皮，三两（9g）　干姜二两（6g）　栝楼根四两（12g）　黄芩三两（9g）　牡蛎熬，三两（9g）　甘草炙，二两（6g）

【用法】　上七味，以水一斗二升，煮取六升，去滓。再煎取三升，温服一升，日三服。初服微烦，复服，汗出便愈。

柴胡加龙骨牡蛎汤

【组成】　柴胡四两（12g）　龙骨一两半（4.5g）　黄芩一两半

（4.5g）　生姜切，一两半（4.5g）　铅丹一两半（4.5g）　人参一两半（4.5g）　桂枝去皮，一两半（4.5g）　茯苓一两半（4.5g）　半夏洗，二合（6g）　大黄二两（6g）　牡蛎熬，一两半（4.5g）　大枣擘，六枚

【用法】　上十二味，以水八升，煮取四升，内大黄，切如棋子，更煮一两沸，去滓。温服一升。本云：柴胡汤，今加龙骨等。

调胃承气汤

【组成】　大黄酒洗，四两（12g）　芒硝半升（12g）　甘草炙，二两（6g）

【用法】　上三味，以水三升，煮取一升，去滓。内芒硝，更上火微煮，令沸，少少温服之（编者注：此用法是《伤寒论》第29条所言）。温顿服之（此四字是《伤寒论》第207条所言）。

胶艾汤

【组成】　川芎　阿胶　甘草各二两（各6g）　艾叶　当归各三两（各9g）　芍药四两（12g）　干地黄六两（18g）

【用法】　上七味，以水五升，清酒三升，合煮取三升，去滓，内胶，令消尽。温服一升，日三服。不差，更作。

胶姜汤

【组成】　阿胶三两（9g）　干姜三两（9g）（方药及剂量引自《经方辨治疑难杂病技巧》）

【用法】　上二味，以水四升，煮干姜减一升，去滓，内胶烊化，微沸。温服一升，日三服。（用法引自《经方辨治疑难杂病技巧》）

狼牙汤

【组成】　狼牙三两（9g）

【用法】　上一味，以水四升，煮取半升，以绵缠箸如茧，浸汤沥阴中，日四遍。

射干麻黄汤

【组成】　射干十三枚（9g）　麻黄四两（12g）　生姜四两（12g）

细辛　紫菀　款冬花各三两（各 9g）　五味子半升（12g）　大枣七枚半夏大者，洗，八枚（12g）

【用法】　上九味，以水一斗二升，先煮麻黄两沸，去上沫，内诸药，煮取三升，分温三服。

烧裈散

【组成】　妇人中裈近隐处，剪烧作灰

【用法】　上一味，以水服方寸匕，日三服。小便即利，阴头微肿，此为愈也。妇人病，取男子裈，烧，服。

通脉四逆汤

【组成】　甘草炙，二两（6g）　干姜三两（9g）［强人可四两（12g）］附子生用，去皮，破八片，大者一枚（8g）

【用法】　上三味，以水三升，煮取一升二合，去滓。分温再服。其脉即出者愈。面色赤者，加葱九茎；腹中痛者，去葱，加芍药二两；呕者，加生姜二两；咽痛者，去芍药，加桔梗一两；利止脉不出者，去桔梗，加人参二两。病皆与方相应者，乃服之。

通脉四逆加猪胆汁汤

【组成】　附子生用，去皮，破八片，大者一枚（8g）　干姜三两（9g）［强人可四两（12g）］　猪胆汁半合（3mL）　甘草炙，二两（6g）

【用法】　上四味，以水三升，煮取一升二合，去滓。内猪胆汁。分温再服。其脉即来，无猪胆，以羊胆代之。

十一画

理中丸

【方药歌诀】　理中汤主理中乡，参术甘草与干姜，脾胃虚寒证与霍乱，虚寒胸痹在温阳。

【组成】　人参　干姜　甘草炙　白术各三两（各 9g）

【用法】　上四味，捣筛，蜜和为丸，如鸡子黄许大。以沸汤数合，和一丸，研碎，温服之。日三四，夜二服。腹中未热，益至三四丸，然不及汤。汤法：以四物依两数切，用水八升，煮取三升，去滓。温服一升，日三服。若脐上筑者，肾气动也，去术加桂四两；吐多者，去术加生姜三两；下多者，还用术；悸者加茯苓二两；渴欲得水者，加术，足前成四两半；腹中痛者，加人参，足前成四两半；寒者，加干姜足前成四两半；腹满者，去术，加附子一枚。服汤后，如食顷，饮热粥一升许，微自温，勿发揭衣被。

黄芩汤

【组成】 黄芩三两（9g） 芍药二两（6g） 甘草炙，二两（6g） 大枣擘，十二枚

【用法】 上四味，以水一斗，煮取三升，去滓。温服一升，日再夜一服。

黄芩加半夏生姜汤

【组成】 黄芩三两（9g） 芍药二两（6g） 甘草炙，二两（6g） 大枣擘，十二枚 半夏洗，半升（12g） 生姜切，一两半（4.5g）

【用法】 上六味，以水一斗，煮取三升，去滓。温服一升，日再夜一服。

黄连汤

【组成】 黄连三两（9g） 甘草炙，三两（9g） 干姜三两（9g） 桂枝去皮，三两（9g） 人参二两（6g） 半夏洗，半升（12g） 大枣擘，十二枚

【用法】 上七味，以水一斗，煮取六升，去滓。温服一升，日三服，夜二服。

黄连粉方

【组成】 黄连十两（30g）（编者注：原方无剂量，此乃编者所加。）

【用法】 上一味，研末为散，和水内服二两半。亦可外用涂患处，剂量斟酌用之。（编者注：仲景未言用法，此乃编者所加）

黄连阿胶汤

【组成】 黄连四两（12g） 黄芩二两（6g） 芍药二两（6g） 鸡子黄二枚 阿胶三两（9g）

【用法】 上五味，以水六升，先煮三物，取二升，去滓。内胶烊尽，小冷，内鸡子黄，搅令相得。温服七合，日三服。

黄土汤

【组成】 甘草三两（9g） 干地黄三两（9g） 白术三两（9g） 附子炮，三两（9g） 阿胶三两（9g） 黄芩三两（9g） 灶心黄土半斤（24g）

【用法】 上七味，以水八升，煮取三升。分温二服。

黄芪建中汤

【组成】 桂枝去皮，三两（9g） 甘草炙，二两（6g） 芍药六两（18g） 生姜切，三两（9g） 大枣擘，十二枚 胶饴一升（70mL） 黄芪一两半（4.5g）

【用法】 上七味，以水七升，煮取三升，去滓。内饴，更上微火消解。温服一升，日三服。呕家，不可用建中汤，以甜故也。气短，胸满者，加生姜；腹满者，去枣，加茯苓一两半；及疗肺虚损不足，补气加半夏三两。

黄芪桂枝五物汤

【组成】 黄芪三两（9g） 芍药三两（9g） 桂枝三两（9g） 生姜六两（18g） 大枣十二枚

【用法】 上五味，以水六升，煮取二升。温服七合，日三服。

黄芪芍桂苦酒汤

【组成】 黄芪五两（15g） 芍药三两（9g） 桂枝三两（9g）

【用法】 上三味，以苦酒一升，水七升，相和，煮取三升，温服一升。当心烦，服至六七日乃解。若心烦不止者，以苦酒阻故也。

猪苓汤

【组成】　猪苓去皮　茯苓　泽泻　阿胶　滑石碎，各一两（各3g）

【用法】　上五味，以水四升，先煮四味，取二升，去滓。内阿胶烊消。温服七升。日三服。

猪苓散

【组成】　猪苓　茯苓　白术各等分

【用法】　上三味，杵为散，饮服方寸匕，日三服。

猪肤汤

【组成】　猪肤一斤（48g）

【用法】　上一味，以水一斗，煮取五升，去滓。加白蜜一升，白粉五合，熬香，和令相得，温分六服。

猪胆汁方

【组成】　猪胆一枚

【用法】　又大猪胆汁一枚，泻汁，和少许法醋，以灌谷道内，如一食顷，当大便出宿食恶物，甚效。

猪膏发煎

【组成】　猪膏半斤（24g）　乱发如鸡子大，三枚（10g）

【用法】　上二味，和膏中煎之，发消药成。分再服。病从小便出。

排脓汤

【组成】　甘草二两（6g）　桔梗三两（9g）　生姜一两（3g）　大枣十枚

【用法】　上四味，以水三升，煮取一升。温服五合。日再服。

排脓散

【组成】　枳实十六枚（16g）　芍药六分（18g）　桔梗二分

（6g）

【用法】 上三味，杵为散，取鸡子黄一枚，以药散与鸡黄相等，揉和令相得，饮和服之，日一服。

旋覆花汤

【组成】 旋覆花三两（9g） 葱十四茎 新绛少许（6g）（编者注：按陶弘景释新绛为茜草）

【用法】 上三味，以水三升，煮取一升。顿服之。

旋覆代赭汤

【组成】 旋覆花三两（9g） 代赭石一两（3g） 人参二两（6g） 生姜五两（15g） 甘草炙，三两（9g） 半夏洗，半升（12g） 大枣擘，十二枚

【用法】 上七味，以水一斗，煮取六升，去滓。再煎取三升。温服一升，日三服。

蛇床子散

【组成】 蛇床子仁

【用法】 上一味，末之，以白粉少许，和令相得，如枣大，绵裹内之，自然温。

麻黄汤

【组成】 麻黄去节，三两（9g） 桂枝二两（6g） 杏仁去皮尖，七十个（12g） 甘草炙，一两（3g）

【用法】 上四味，以水九升，先煮麻黄减二升，去上沫，内诸药，煮取二升半，去滓。温服八合，覆取微似汗，不需啜粥，余如桂枝法将息。

麻黄加术汤

【组成】 麻黄去节，三两（9g） 桂枝去皮，二两（6g） 甘草炙，一两（3g） 杏仁去皮尖，七十个（12g） 白术四两（12g）

【用法】 上五味，以水九升，先煮麻黄，减二升，去上沫，内诸药，煮取二升半，去滓。温服八合，覆取微似汗。

麻黄连轺赤小豆汤

【组成】 麻黄去节，二两（6g） 连翘二两（6g） 杏仁去皮尖，四十个（7g） 赤小豆一升（24g） 大枣擘，十二枚 生梓白皮切，一升（24g） 生姜切，二两（6g） 甘草炙，二两（6g）

【用法】 上八味，以潦水一斗，先煮麻黄，再沸，去上沫，内煮药，煮取三升，去滓。分温三服，半日服尽。

麻黄附子细辛汤

【组成】 麻黄去节，二两（6g） 细辛二两（6g） 附子炮，去皮，破八片，一枚（5g）

【用法】 上三味，以水一斗，先煮麻黄，减二升，去上沫，内诸药，煮取三升，去滓。温服一升，日三服。

麻黄附子甘草汤（麻黄附子汤）

【组成】 麻黄去节，二两（6g） 甘草炙，二两（6g） 附子炮，去皮，破八片，一枚（5g）

【用法】 上三味，以水七升，先煮麻黄一两沸，去上沫，内诸药，煮取三升，去滓。温服一升，日三服。

麻黄杏仁石膏甘草汤（麻杏石甘汤）

【组成】 麻黄去节，四两（12g） 杏仁去皮尖，五十个（8.5g） 甘草炙，二两（6g） 石膏碎，绵裹，半斤（24g）

【用法】 上四味，以水七升，煮麻黄，减二升，去上沫，内诸药，煮取二升，去滓。温服一升。本云：黄耳杯。

麻黄杏仁薏苡甘草汤（麻杏薏甘汤）

【组成】 麻黄去节，汤泡，半两（1.5g） 杏仁（去皮尖，炒）十个（1.8g） 薏苡仁半两（1.5g） 甘草炙，一两（3g）

【用法】 上锉，麻豆大，每服四钱匕，水盏半，煮八分，去滓。温服。有微汗，避风。

麻黄升麻汤

【组成】 麻黄去节，二两半（7.5g） 升麻一两一分（3.7g） 当归一两一分（3.7g） 知母十八铢（2.2g） 黄芩十八铢（2.2g） 葳蕤十八铢（2.2g） 芍药六铢（0.8g） 天门冬去心，六铢（0.8g） 桂枝去皮，六铢（0.8g） 茯苓六铢（0.8g） 甘草炙，六铢（0.8g） 石膏碎，绵裹，六铢（0.8g） 白术六铢（0.8g） 干姜六铢（0.8g）

【用法】 上十四味，以水一斗，先煮麻黄一两沸，去上沫，内诸药，煮取三升，去滓。分温三服。相去如炊三斗米顷，令尽，汗出愈。

麻子仁丸

【组成】 麻仁二升（48g） 芍药半斤（24g） 枳实炙，半斤（24g） 大黄去皮，一斤（48g） 厚朴炙，去皮，一尺（30g） 杏仁去皮尖，熬，别作脂，一升（24g）

【用法】 上六味，蜜和丸，如梧桐子大。饮服十丸，日三服，渐加，以知为度。

十二画

葛根汤

【组成】 葛根四两（12g） 麻黄去节，三两（9g） 桂枝去皮，二两（6g） 生姜切，三两（9g） 甘草炙，二两（6g） 芍药二两（6g） 大枣擘，十二枚

【用法】 上七味，以水一斗，先煮麻黄、葛根，减二升，去白沫，内诸药，煮取三升，去滓。温服一升，覆取微似汗，余如桂枝法将息及禁忌，诸汤皆仿此。

葛根加半夏汤

【组成】 葛根四两（12g） 麻黄去节，三两（9g） 甘草炙，二两（6g） 芍药二两（6g） 桂枝去皮，二两（6g） 生姜切，二两（6g） 半夏洗，半升（12g） 大枣擘，十二枚

【用法】 上八味，以水一斗，先煮葛根、麻黄，减二升，去白沫。内

诸药，煮取三升，去滓。温服一升。覆取微似汗。

葛根芩连汤

【组成】 葛根半斤（24g） 甘草炙，二两（6g） 黄芩三两（9g） 黄连三两（9g）

【用法】 上四味，以水八升，先煮葛根，减二升，内诸药，煮取二升，去滓。分温再服。

温经汤

【组成】 吴茱萸三两（9g） 当归二两（6g） 川芎二两（6g） 芍药二两（6g） 人参二两（6g） 桂枝二两（6g） 阿胶二两（6g） 生姜二两（6g） 牡丹皮去心，二两（6g） 甘草二两（6g） 半夏半升（12g） 麦门冬去心，一升（24g）

【用法】 上十二味，以水一斗，煮取三升，分温三服。亦主妇人少腹寒，久不受胎；兼取崩中去血，或月水来过多，及至期不来。

滑石代赭汤

【组成】 百合擘，七枚（14g） 滑石碎，绵裹，三两（9g） 代赭石碎，绵裹，如弹丸大，一枚（15g）

【用法】 上先以水洗百合，渍一宿，当白沫出，去其水，更以泉水二升，煎取一升，去滓。别以泉水二升煎滑石、代赭，取一升，去滓。后合和重煎，取一升五合，分温服。

滑石白鱼散

【组成】 滑石二分（6g） 乱发烧，二分（6g） 白鱼二分（6g）

【用法】 上三味，杵为散，饮服方寸匕，日三服。

硝石矾石散

【组成】 硝石 矾石烧，等分

【用法】 上二味，为散，以大麦粥汁和，服方寸匕，日三服。病随大小便去，小便正黄，大便正黑，是候也。

雄黄熏方

【组成】 雄黄二两（6g）（用量引自《经方辨治疑难杂病技巧》）
【用法】 上一味，为末，筒瓦二枚合之，烧，向肛熏之。

紫参汤

【组成】 紫参半斤（24g）　甘草三两（9g）
【用法】 上二味，以水五升，先煮紫参，取二升，内甘草，煮取一升半。分温三服。

越婢汤

【组成】 麻黄六两（18g）　石膏半斤（24g）　生姜三两（9g）
甘草二两（6g）　大枣十五枚
【用法】 上五味，以水六升，先煮麻黄，去上沫，内诸药，煮取三升，分温三服。恶风者加附子一枚，炮；风水加术四两。

越婢加术汤

【组成】 麻黄六两（18g）　石膏半斤（24g）　生姜三两（9g）
大枣十五枚　甘草二两（6g）　白术四两（12g）
【用法】 上六味，以水六升，先煮麻黄去沫，内诸药，煮取三升，分温三服。恶风加附子一枚，炮。

越婢加半夏汤

【用法】 麻黄六两（18g）　石膏半斤（24g）　生姜三两（9g）
大枣十五枚　甘草二两（6g）　半夏半升（12g）
【组成】 上六味，以水六升，先煮麻黄，去上沫，内诸药，煮取三升，分温三服。

葶苈大枣泻肺汤

【组成】 葶苈子熬令黄色，捣丸如弹子大，二十枚（10g）　大枣十二枚按：仲景方中大枣无剂量，本书引用剂量源于《千金要方》《外台秘要》。

葶苈丸

【组成】 葶苈子二斤（100g）（仲景原书无用量，乃编者所加）

【用法】 上一味，捣碎，以蜜为丸，共为二十丸，温服一丸，日分三服。（仲景原书无用法，乃编者所加）

葵子茯苓丸

【组成】 葵子一斤（48g） 茯苓三两（9g）

【用法】 上二味，杵为散，饮服方寸匕，日三服。小便利则愈。

十三画

蜀漆散

【组成】 蜀漆洗，去腥 云母烧二日夜 龙骨等分

【用法】 上三味，杵为散，未发前以浆水服半钱。温疟加蜀漆半分，临发时，服一钱匕。

蒲灰散

【组成】 蒲灰七分（21g） 滑石三分（9g）

【用法】 上二味，杵为散，饮服方寸匕，日三服。

十四画

蜜煎导

【组成】 食蜜七合（50mL）

【用法】 上一味，于铜器内，微火煎，当须凝如饴状，搅之勿令焦著，欲可丸，并手捻作挺，令头锐，大如指，长二寸许，当热时急作，冷则硬，以内谷道中，以手急抱，欲大便时乃去之。

蜘蛛散

【组成】　蜘蛛熬焦，十四枚　桂枝半两（1.5g）

【用法】　上二味，为散，取八分一匕，饮和服。日再服，蜜丸亦可。

酸枣仁汤

【组成】　酸枣仁二升（48g）　甘草一两（3g）　知母二两（6g）茯苓二两（6g）　川芎二两（6g）

【用法】　上五味，以水八升，煮酸枣仁，得六升，内诸药，煮取三升，分温三服。

十六画

薏苡附子散

【组成】　薏苡仁十五两（45g）　大附子炮，十枚（80g）

【用法】　上二味，杵为散，服方寸匕，日三服。

薏苡附子败酱散

【组成】　薏苡仁十分（30g）　附子二分（6g）　败酱五分（15g）

【用法】　上三味，杵为散，取方寸匕，以水二升，煎减半，顿服，小便当下。

橘皮汤

【组成】　橘皮四两（12g）　生姜半斤（24g）

【用法】　上二味，以水七升，煮取三升。温服一升，下咽即愈。

橘枳姜汤

【组成】　橘皮一斤（48g）　枳实三两（9g）　生姜半斤（24g）

【用法】　上三味，以水五升，煮取二升。分温三服。

橘皮竹茹汤

【组成】　橘皮二升（48g）　竹茹二升（48g）　大枣三十枚　人参一

两（3g）　　生姜半斤（24g）　　甘草五两（15g）

【用法】　上六味，以水一斗，煮取三升。温服一升，日三服。

薯蓣丸

【组成】　薯蓣三十分（90g）　　当归　桂枝　曲　干地黄　豆黄卷各十分（各30g）　　甘草二十八分（84g）　　人参七分（21g）　　川芎　芍药　白术　麦门冬　杏仁各六分（各18g）　　柴胡　桔梗　茯苓各五分（各15g）　　阿胶七分（21g）　　干姜三分（9g）　　白蔹二分（6g）　　防风六分（18g）　　大枣百枚为膏

【用法】　上二十一味，末之，炼蜜为丸，如弹子大，空腹酒服一丸，一百丸为剂。

十八画

藜芦甘草汤

【组成】　藜芦一两（3g）　　甘草二两（6g）

【用法】　以水二升，煮取一升五合，分二服，温服之。（仲景原方无用量及用法，为笔者所加）

十九画

鳖甲煎丸

【组成】　鳖甲炙，十二分（36g）　　乌扇烧，三分（9g）　　黄芩三分（9g）　　柴胡六分（18g）　　鼠妇熬，三分（9g）　　干姜三分（9g）　　大黄三分（9g）　　芍药五分（15g）　　桂枝三分（9g）　　葶苈熬，一分（3g）　　石韦去毛，三分（9g）　　厚朴三分（9g）　　牡丹去心，五分（15g）　　瞿麦二分（6g）　　紫葳三分（9g）　　半夏一分（3g）　　人参一分（3g）　　䗪虫熬，五分（15g）　　阿胶炙，三分（9g）　　蜂窝炙，四分（12g）　　赤硝十二分（36g）　　蜣螂熬，二分（6g）　　桃仁二分（6g）

【用法】　上二十三味，为末。取煅灶下灰一斗，清酒一斛五斗，浸灰，候酒尽一半，着鳖甲于中，煮令泛烂如胶漆，绞取汁，内诸药，煎如丸，如梧子大，空心服七丸。日三服。